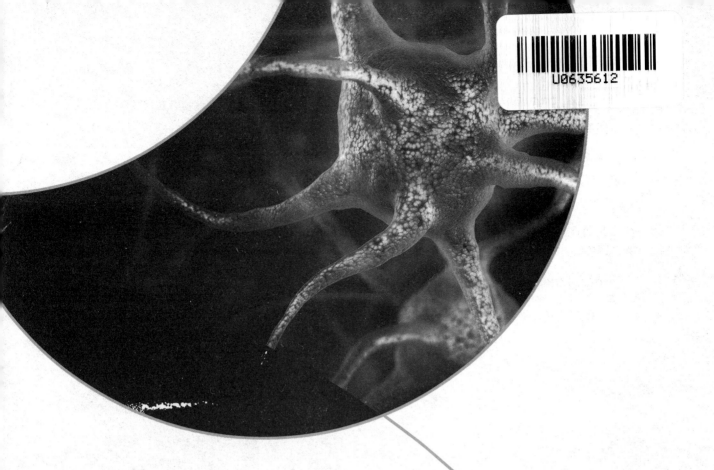

临床神经外科
诊断治疗精要

主 编 张志勇 王洪波 范经世 罗小程 张奉丽 郭连勋

LINCHUANG SHENJING WAIKE
ZHENDUAN ZHILIAO JINGYAO

黑龙江科学技术出版社

图书在版编目（CIP）数据

临床神经外科诊断治疗精要 / 张志勇等主编. -- 哈
尔滨：黑龙江科学技术出版社, 2018.2
　　ISBN 978-7-5388-9748-7

Ⅰ.①临… Ⅱ.①张… Ⅲ.①神经外科学—诊疗
Ⅳ.①R651

中国版本图书馆CIP数据核字(2018)第114609号

临床神经外科诊断治疗精要
LINCHUANG SHENJING WAIKE ZHENDUAN ZHILIAO JINGYAO

主　　编	张志勇　王洪波　范经世　罗小程　张奉丽　郭连勋
副主编	付　超　刘守跃　赵　彬　徐　宁　郭志钢　赵　鸽
责任编辑	李欣育
装帧设计	雅卓图书
出　　版	黑龙江科学技术出版社
	地址：哈尔滨市南岗区公安街70-2号 邮编：150001
	电话：（0451）53642106 传真：（0451）53642143
	网址：www.lkcbs.cn　www.lkpub.cn
发　　行	全国新华书店
印　　刷	济南大地图文快印有限公司
开　　本	880 mm×1 230 mm　1/16
印　　张	10
字　　数	315 千字
版　　次	2018年2月第1版
印　　次	2018年2月第1次印刷
书　　号	ISBN 978-7-5388-9748-7
定　　价	88.00元

前　言

　　随着科学技术不断发展和人们对神经系统疾病的深入研究，神经外科的发展日新月异。新设备、新技术的应用，诊断水平的提高，使神经外科许多疾病的治疗取得了令人瞩目的成就。为了适应神经外科的发展的需求，该行业的临床医师必须不断学习，与时俱进，只有这样才能更好地为患者提供高质量的医疗服务。

　　本书先详细介绍了神经外科解剖学基础、神经外科疾病体格检查与诊治基本原则、神经外科常用诊疗技术的内容，然后系统阐述了神经外科常见疾病的诊疗，包括颅脑损伤、脑血管疾病、颅内感染性疾病、颅内肿瘤等常见病的手术治疗和相关护理文献的新知识、新技术、新进展，适于各级医院的神经外科主治医师、进修医师及医学院校师生学习参考。

　　由于编者较多，且编写时间和篇幅有限，难免有疏漏和不足之处，期望广大读者见谅，并予以批评指正，以便再版时修订。

编　者

2018 年 2 月

目 录

第一章 神经外科解剖学基础 ··· 1
    第一节 神经元 ··· 1
    第二节 头皮与颅骨 ··· 1
    第三节 脑 ··· 3
    第四节 颅脑局部解剖定位 ··· 7
    第五节 周围神经系统 ··· 8
    第六节 脊髓 ·· 8
    第七节 脑与脊髓的血液供应、被膜 ··· 9
    第八节 颅脑横断层解剖 ··· 12

第二章 神经外科疾病体格检查与诊治基本原则 ···························· 19
    第一节 意识障碍及其检查 ··· 19
    第二节 语言障碍及其检查 ··· 24
    第三节 神经外科疾病诊断程序 ··· 27
    第四节 神经外科疾病定位定性诊断基础 ····································· 28
    第五节 神经疾病的规范化与个体化治疗 ····································· 34

第三章 神经外科常用诊疗技术 ·· 36
    第一节 神经系统体格检查 ··· 36
    第二节 脑脊液检查 ··· 52
    第三节 周围神经活检术 ··· 56
    第四节 肌肉组织活检术 ··· 57

第四章 颅脑损伤 ·· 59
    第一节 头皮损伤 ··· 59
    第二节 颅骨骨折 ··· 61
    第三节 脑震荡 ··· 62
    第四节 脑挫裂伤 ··· 63
    第五节 弥漫性轴索损伤 ··· 66
    第六节 外伤性颅内血肿 ··· 67
    第七节 急性脑疝 ··· 74
    第八节 儿童颅脑创伤 ··· 78

第五章 脑血管疾病 ··· 86
    第一节 自发性蛛网膜下隙出血 ··· 86
    第二节 自发性脑室内出血 ··· 91
    第三节 脑动、静脉畸形 ··· 97
    第四节 脑缺血性疾病 ··· 101
    第五节 脑血管痉挛 ··· 113

第六节　海绵状血管瘤……………………………………………………………………117

第七节　脑底异常血管网症………………………………………………………………118

第六章　颅内感染性疾病……………………………………………………………………120

第一节　颅骨的感染………………………………………………………………………120

第二节　颅内感染性疾病…………………………………………………………………122

第三节　颅内寄生虫病……………………………………………………………………130

第七章　颅内肿瘤……………………………………………………………………………135

第一节　颅内肿瘤的临床表现及治疗……………………………………………………135

第二节　脑肿瘤影像学及治疗技术进展…………………………………………………137

第三节　脑胶质瘤…………………………………………………………………………145

第四节　脑膜瘤……………………………………………………………………………146

第五节　垂体腺瘤…………………………………………………………………………149

第六节　颅内神经鞘瘤……………………………………………………………………153

第七节　其他颅内原发肿瘤………………………………………………………………156

参考文献………………………………………………………………………………………159

第一章

神经外科解剖学基础

第一节　神经元

神经元（neuron）是构成神经系统的结构和功能单位，包括细胞体和突起两部分，具有感受刺激和传导冲动的功能。神经元按照突起的数目，可以分为单极神经元、双极神经元和多极神经元三大类。按照神经元的功能可以分为感觉神经元、中间神经元及运动神经元。神经胶质具有支持、保护和营养神经元的作用。

1. 细胞体　神经元胞体由细胞核、细胞质和细胞膜构成。

（1）细胞核：大多数神经元含有一个大而圆的细胞核，有些细胞可有 2~3 个。胞核的染色质较少，有一深染的核仁。小神经元此特点并不明显。核膜为双层膜结构，连续并有等距离的核孔，其数目依细胞的类型、功能状态及细胞周期而不同。

（2）细胞质：神经元的细胞质除含有细胞器和包含物外，还含有特有的尼氏体和神经元纤维。尼氏体分布于整个胞体和树突，而不存在于轴突。神经元纤维存在于神经元胞体和突起中。

（3）细胞膜：为包被在胞质表面的薄层质膜，由双分子层的脂类和球状蛋白分子组成。

2. 突起

（1）树突：树突可看作是细胞体的延伸部，逐渐变细而终止。细胞器大多也进入树突近端部分，但远离细胞体段细胞器则逐渐减少。多种神经元树突表面发出多种形状的细小突起，被称之为树突棘。

（2）轴突：大多数神经元都有一条细而均匀的轴突。轴突在胞体起始部位的锥形隆起被称之为轴丘。轴突在不同的神经元长短不一，最长的可达 1m 以上，短者仅及胞体周围。

3. 神经纤维　神经纤维成自轴突。周围神经的轴突外都包被有 Schwann 细胞，粗大的周缘轴突在 Schwann 细胞鞘内还包着髓鞘。周围神经中最细的轴突没有髓鞘。根据有无髓鞘可将神经纤维分为有髓神经纤维和无髓神经纤维，髓鞘的折光性使新鲜的有髓纤维呈白色。

（张志勇）

第二节　头皮与颅骨

1. 头皮（scalp）　头皮按位置可分为额、颞、顶、枕部。由外向里可分为五层（颞部无帽状腱膜及其下层，为颞浅、深筋膜及颞肌）（图 1-1）。

（1）皮肤：由表皮和真皮组成，含有汗腺、皮脂腺、毛囊、血管、淋巴等。

（2）皮下组织：由脂肪和粗大而垂直的纤维束构成。富含血管、神经和脂肪。

（3）帽状腱膜：前后分别与额肌以枕肌相连，两侧与颞浅筋膜相连。它以纤维束与皮肤紧密相连。

（4）帽状腱膜下层：位于帽状腱膜下，为疏松的结缔组织，其下为骨膜。故当发生帽状腱膜下血肿时，血液向各方向发展，血肿量多时可充满整个帽状腱膜下层。

（5）骨膜：位于颅骨表面，于颅缝处与颅骨结合紧密，故骨膜下血肿常局限，一般不超过一块颅骨。

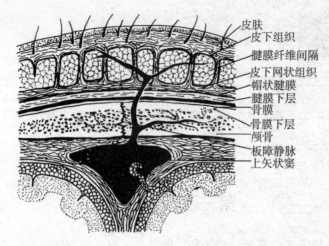

图1-1　头颅组织结构

（6）头皮的重要血管、神经与淋巴：

①血管：眶上动脉、滑车上动脉为眼动脉分支，来自颈内动脉。颞浅动脉、枕动脉耳后动脉则为颈外动脉的分支。导静脉位于帽状腱膜下层，与颅内静脉窦相通，导静脉无瓣膜，故颅外感染亦可经导静脉引起颅内感染。

②神经：眶上神经与眶上血管伴行，分布于额部皮肤。滑车上神经为眼神经分支，分布于额下部和上睑皮肤和结合膜。耳颞神经为下颌神经分支，分布于颞部皮肤。枕大神经为第二颈神经后支分支，与枕血管分布于头后部皮肤。

③淋巴：头皮内有大量淋巴管，但大多无淋巴结，一般均汇流至头颈交界处的淋巴结。

2. 颅骨　颅骨共8块，由额骨、筛骨、蝶骨、枕骨各一块及颞骨、顶骨各一对组成（图1-2）。

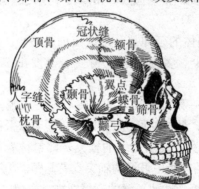

图1-2　颅骨侧面

（1）颅底内面：颅底凸凹不平，分为颅前窝、颅中窝和颅后窝（图1-3）。

①颅前窝：由筛骨筛板、额骨眶部、蝶骨体上面前部和蝶骨小翼构成。筛板正中有鸡冠，两侧有多个筛孔，嗅神经丝由此入颅。由于筛板较薄，如此处发生骨折，易致脑脊液鼻漏，丧失嗅觉。

②颅中窝：由蝶骨体、大翼、颞骨岩部前面和颞鳞构成。其中间部由蝶鞍构成，中部是垂体窝，窝的前方为鞍结节，鞍前有横行的交叉前沟。其两侧为视神经孔。垂体窝后方的骨板称为鞍背。颞骨岩部前面有弓状隆起，外侧为鼓室盖。岩部近尖端处有三叉神经压迹。颅中窝有很多孔、裂，有许多重要的神经血管穿过。眼血管、动眼神经、滑车神经、三叉神经第一支和展神经经此裂出入眶。三叉神经第二支通过圆孔、第三支通过卵圆孔、脑膜中动脉通过棘孔出入颅。视神经通过视神经管由眶入颅。颅中窝骨折，伤及血管和神经，可引起相应的症状。如眶上裂骨折可出现眶上裂综合征；岩部骨折、硬脑膜撕裂并伴有鼓膜破裂，可引起脑脊液耳漏等。

③颅后窝：由枕骨、蝶骨体和颞骨的一部分构成。窝的中央有枕骨大孔，其前为斜坡，后方有枕内嵴。枕内隆凸位于其后方。两侧为横窦沟，延续为乙状窦沟，止于颈静脉孔。枕骨大孔两侧有舌下神经管。颞骨岩部后有内耳门，向外入内耳道，有面神经和位听神经通过。舌咽神经、迷走神经、副神经和颈内静脉通过颈静脉孔，舌下神经经舌下神经管出颅。颅后窝骨折发生后，可引起乳突部、颈部皮下瘀血，若伤及颈静脉孔，可致颈静脉孔综合征。

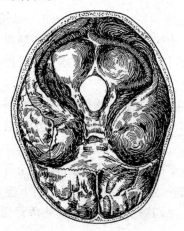

图 1-3　颅骨内面观

（2）颅外面观：颅盖骨两侧顶骨结合处为矢状缝，两顶骨与额骨结合处为冠状缝，顶骨后缘与枕骨结合处为人字缝。冠状缝与矢状缝相交处为前囟点，矢状缝与人字缝相交处为人字点。额、颞、蝶、顶骨相交于翼点，此处骨质菲薄，其颅内面有脑膜中动脉前支通过，若骨折线通过此处，易致损伤出血。颅后枕外隆突两侧为上项线。

（张志勇）

第三节　脑

脑（brain）位于颅腔内，平均重量约 1 400g，可分为端脑、间脑、脑干和小脑。中脑、脑桥和延髓合称脑干，延髓向下在枕骨大孔处与脊髓相连续。脑桥、延髓和小脑之间为宽而浅的第四脑室。第四脑室向下与脊髓中央管相连，向上经中脑导水管与第三脑室相通。第三脑室经室间孔与侧脑室相通。在脑桥、延髓之间有脑桥延髓沟。由后连合至乳头体后缘的连线为中脑与间脑的分界线。室间孔至视交叉前部的连线为间脑和端脑的分界线（图 1-4）。

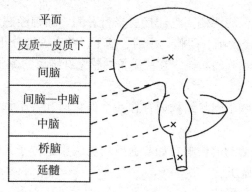

平面

| 皮质—皮质下 |
| 间脑 |
| 间脑—中脑 |
| 中脑 |
| 桥脑 |
| 延髓 |

图 1-4　脑及脑干各平面

一、脑干

脑干由中脑、脑桥和延髓组成。脑干腹侧面伏于枕骨大孔前方的斜坡上。

1. 延髓 延髓下与脊髓相连，与脊髓无明显边界；上与脑桥之间以脑桥延髓沟分界。延髓呈锥体形，前正中裂两侧为锥体，有锥体交叉，锥体外侧的卵圆形隆起为橄榄（olive）其内为下橄榄核。上端因中央管扩大而成为第四脑室底下部。延髓背侧每侧有两个明显隆起，称为薄束结节和楔束结节。延髓通过一对小脑下脚与小脑相连。位于延髓的脑神经共有 4 对，舌咽神经、迷走神经、副神经根丝自上而下依次由橄榄后方的沟内出入脑干。舌下神经由锥体与橄榄之间的沟内出入脑干。

2. 脑桥 脑桥下与延髓相续，上连中脑。脑桥腹侧面正中线有一纵行浅沟，称为基底沟。基底动脉通行其内。脑桥两侧逐渐形成一对小脑中脚与小脑相联系。脑桥背侧面构成第四脑室底上部，位于脑桥的脑神经共有 4 对，三叉神经自脑桥与小脑之间出入脑干。展神经、面神经、前庭蜗神经自内向外由延髓脑桥沟出入脑干。

3. 中脑 中脑下连脑桥，上接间脑。中脑腹侧面两侧的明显柱状隆起称为大脑脚。大脑脚之间为脚间窝，窝底有许多穿动脉穿过，称为后穿质。中脑背侧成为顶盖，有上丘、下丘各一对。上丘发出上丘臂连于外侧膝状体，下丘发出下丘臂与内侧膝状体相连。中脑共有两对脑神经附着，动眼神经自大脑脚内侧穿出，滑车神经则自前髓帆系带两侧穿出，是唯一自脑干背侧出脑的脑神经。

4. 第四脑室 第四脑室位于延髓、脑桥及小脑之间。向下连于脊髓中央管，向上通中脑导水管，向两侧扩展称为第四脑室外侧隐窝。第四脑室底由延髓及脑桥背侧面构成，顶由前髓帆和后髓帆构成，向后上深入小脑。

菱形窝即第四脑室底，因其似菱形而名。其上界为小脑上脚，下界为薄束结节、楔束结节和小脑下脚。两个侧角为外侧隐窝。横行的髓纹可作为延髓与脑桥在脑干背侧的分界线。菱形窝纵行的正中沟将其分为两半。每侧的界沟又将一侧分为内侧区和外侧区。脑干的运动性脑神经核团一般位于内侧区，而感觉性核团则位于外侧区。内侧区有面神经丘、舌下神经三角和迷走神经三角，其深面分别为展神经核、舌下神经核和迷走神经背核。外侧区的听结节深面含有蜗神经核。

后髓帆是由室管膜上皮、软脑膜和少许白质组成的薄膜，向上入小脑，向下终于第四脑室脉络组织。第四脑室脉络组织是由室管膜上皮及富含血管的软脑膜组成。其深入脑室内，产生脑脊液。后髓帆上有正中孔和一对侧孔，第四脑室借此孔与蛛网膜下隙相通。

5. 脑干网状结构 脑干网状结构是指脑干内神经元细胞体与纤维相互混杂的部分。它不似灰质、白质那样边界清楚。几乎所有来自外周的传入纤维，都有终支和侧支进入网状结构，而网状结构又直接或间接与中枢神经系保持密切联系，影响中枢神经的各方面活动。网状结构内含有的核团目前还无统一意见，但大致分为以下三类核群。

（1）中缝及附近的核群：主要为中缝核及附近的旁正中网状核、被盖网状核、被盖背核和被盖腹核等。其功能尚不十分清楚。

（2）内侧核群：位于正中区的两侧，它们接受来自脊髓、脑神经感觉核和大脑皮质的信息，发出上行、下行纤维，广泛地投射至大脑、间脑、小脑、脑干，并有一部分止于脊髓。

（3）外侧核群：主要为小细胞网状核，它接受长的感觉纤维束的侧支，并将冲动传给内侧核群。

脑干网状结构的功能：

（1）对躯体运动的影响：脑干网状结构内存在一个易化区和一个抑制区，易化区和抑制区共同维持机体的肌紧张平衡。

（2）对自主神经和内分泌活动的影响：如心血管的初级中枢位于延髓网状结构内，在失去较高的中枢影响后，仍能维持正常的血压。

（3）对感觉冲动中枢传导的影响。

（4）对睡眠、觉醒和意识的影响：在脑干中有一网状上行激活系统（ascending reticular activating system，ARAS）和网状上行抑制系统。中脑和间脑的尾侧区是 ARAS 的关键部位。如此部位损伤可引起昏睡或昏迷。网状结构的上行影响，使皮质维持一定的觉醒程度，而网状结构的活动又受大脑皮质的影响。

二、小脑

小脑位于颅后窝内，脑桥与延髓的背面，借小脑幕与大脑枕叶相隔，借小脑上脚、小脑中脚和小脑下脚与延髓、脑桥和中脑相连。小脑上面平坦，下面中部凹陷称为小脑谷，两侧隆起为小脑半球，中间狭细部为小脑蚓（vermis），小脑谷两侧的半球状突起称为小脑扁桃体。小脑表面有大量的横行平行窄沟，被分为若干小叶。按照先后的发生顺序可将小脑分为古小脑、旧小脑和新小脑。古小脑即绒球小结叶，又称前庭小脑，主要接受前庭的纤维，维持身体的平衡。旧小脑即前叶蚓部、蚓锥体和蚓垂，又称脊髓小脑。主要接受来自脊髓的纤维，控制肌张力和肌协调。新小脑为其余大部，又称脑桥小脑，主要接受大脑皮质的投射，控制随意运动的协调性和力量、方向和范围的准确性。

三、间脑

位于中脑与大脑半球之间，背侧面借大脑横裂与大脑半球分割，外侧面与大脑半球的实质愈合。间脑的脑室为第三脑室。间脑可分为五部分：背侧丘脑、上丘脑、下丘脑、后丘脑和底丘脑。

1. 背侧丘脑　又称丘脑。为一对椭圆形的灰质团块，两侧丘脑之间借丘脑间连合相连。从背侧观察，丘脑前端狭窄隆凸，称为丘脑前结节。丘脑后端粗大，伸向后外方，为丘脑枕。

2. 后丘脑　恰在枕的下方，由两个小丘状的内、外侧膝状体组成。外侧膝状体表面呈椭圆形，连接视束，内侧膝状体连接下丘脑。

3. 上丘脑　位于第三脑室顶部周围，包括丘脑髓纹、缰三角、松果体和后连合。

4. 下丘脑　位于下丘脑沟以下。构成第三脑室的侧壁和下壁。从脑底面看，下丘脑的前界为视交叉，后界为乳头体的后缘。下丘脑包括视交叉、漏斗、灰结节和乳头体。

5. 底丘脑　位于背侧丘脑的腹侧部和下丘脑外侧之间的一个移行区域。它的背侧为丘脑，内侧为下丘脑，外侧为内囊。

6. 第三脑室　位于两侧背侧丘脑和下丘脑之间，正中矢状位，呈一狭窄腔隙。前壁为前连合与终板，后壁的上部为缰连合、松果体和后连合，下部为大脑脚的前端。上壁成自第三脑室顶。下壁主要由下丘脑组成。侧壁为背侧丘脑和下丘脑。

四、端脑

端脑主要包括两侧大脑半球。大脑半球表面被覆灰质，为大脑灰质。灰质的深面为白质。白质内的灰质核团为基底核。大脑半球内的腔室为侧脑室。半球的前端为额极，后端为枕极，颞叶的前端为颞极。皮质表面布满深浅不等的沟，称大脑沟。沟与沟之间的隆起部分称大脑回。

大脑半球分为三面、五叶，表面有许多不等的沟回。需要指出，大脑的分叶为人为区分，各叶之间并非严格分界。三面：宽阔膨隆的外侧面、较平坦的内侧面和凹凸不平的下面。

外侧裂和中央沟最为显著。外侧裂在脑底面以一深裂起于前穿质的外侧斜向后上终于顶叶的缘上回。外侧裂的上方为额、顶二叶，下方为颞叶。外侧裂深部埋藏有三角形的脑岛。额叶、顶叶和颞叶掩盖脑岛的部分，为岛盖。中央沟分隔额叶与顶叶。

1. 大脑半球背外侧面　额叶前至额极，后界以中央沟与枕叶分割，下界以外侧裂与颞叶分割。在中央沟的前方有大致与其平行的中央前沟。中央沟与中央前沟之间为中央前回。自中央沟水平向前发出额上、下沟。额上沟和额下沟分出额上回、额中回和额下回。外侧裂的前支和升支将额下回分为三部：眶部、三角部和岛盖部。额叶有许多重要的皮质功能区。

（1）第Ⅰ躯体运动区：位于中央前回与中央旁小叶前部（4、6区）。

（2）第Ⅱ躯体运动区：位于大脑外侧裂的中央前、后回处上壁的皮质和邻近岛叶。

（3）补充运动区：位于大脑半球内侧面的额内侧面皮质。

（4）Broca区：位于额下回后部皮质（44区），为运动性语言中枢。

（5）书写中枢：位于额中回的后部，若受损，可引起失写症。

顶叶前至中央沟，后界为顶枕沟，顶枕沟上端与枕前切迹连线的中点与外侧裂末端的连线为下界。中央沟的后方有与之大致平行的中央后沟，其与中央沟之间为中央后回。顶内沟与半球上缘平行，起自中央沟，延向后方。顶内沟把顶叶分为顶上小叶和顶下小叶。顶下小叶又分为缘上回和角回。顶叶的主要功能区：

(1) 第Ⅰ躯体感觉区：位于中央后回和中央旁小叶后部（3，1，2区）。

(2) 第Ⅱ躯体感觉区：位于中央后回最下部。

(3) Wernicke区：位于顶叶及颞叶，包括角回、缘上回、颞上、中回的后部，为感觉性语言中枢。

颞叶上界为外侧裂，后方以顶枕沟和枕前切迹的连线与枕叶分界。颞叶的前端称为颞极。颞上沟、颞下沟将颞叶分为颞上回、颞中回和颞下回。颞上回的上面有数个自前外斜向后内的短回，称为颞横回。颞叶的底面，靠外侧的为枕颞外侧回。靠内侧的为枕颞内侧回。颞叶的主要功能区：

(1) 听觉区：位于颞横回（41，42区），为听觉中枢。

(2) Wernicke区：见顶叶部分。

枕叶在外侧面自顶枕沟上端至枕前切迹连线为前界后方，在内侧面以顶枕沟为界。视觉中枢即位于枕叶内侧面距状裂两侧的皮质（17区）。

岛叶借岛环状沟与额、顶和颞叶分界，岛中央沟将岛叶分为前后两部，与Rolando氏中央沟平行，前方有三四个岛短回，后有岛长回。岛叶可能与内脏感觉有关。

2. 大脑半球的内侧面和底面　最显著的结构为连接左右大脑半球的新皮质的胼胝体。由前至后分为胼胝体嘴部、膝部、干部和压部。胼胝体沟环绕于胼胝体外周。扣带沟则平行于胼胝体沟，位于其外周。扣带回位于胼胝体沟与扣带沟之间。自胼胝体中部向上发出的沟为中央旁沟。距状裂自胼胝体后方向枕极上方走行。中央旁小叶为中央前、后回向大脑半球内侧面的延伸。顶枕沟与距状裂之间为楔叶。

大脑半球的底面有枕极伸向颞极的脑回，后部为舌叶，前部为海马旁回。海马旁回前端向内侧钩绕为钩。额叶的底面有许多短小的眶沟，分隔为若干眶回。内侧为嗅束，嗅束前端为嗅球，后端为嗅三角。三角后方为前穿质，有许多血管穿行。海马旁回和扣带回围绕胼胝体几近一环。

3. 基底核　基底核又称为基底神经节，为大脑半球内的灰质核团。包括尾状核、豆状核、屏状核和杏仁体。豆状核和尾状核合称为纹状体。豆状核被内囊分为内侧的苍白球和外侧的壳。在种系发生上苍白球较早，称为旧纹状体。尾状核和壳称为新纹状体。尾状核位于岛叶深面，与豆状核之间以外囊分隔。杏仁体位于海马旁回沟内，与尾状核尾相续。

4. 大脑半球白质　大脑半球白质是由起联系作用的纤维束构成，可分为3种纤维：联络纤维、连合纤维和投射纤维。

(1) 联络纤维：是连接一侧大脑半球内不同部位皮质的纤维，可分为长、短纤维两种。长纤维位置较深，联合成束。短纤维位置浅，联系邻近的脑回。主要有：

①钩束：联系额叶与颞叶前部的纤维。

②上纵束：联系额、顶、枕、颞叶的纤维。

③下纵束：联系枕、颞叶的纤维。

④扣带：联系穹窿回各部及该回与邻近颞叶的纤维束。

(2) 连合纤维：是连接两侧大脑半球的纤维，包括胼胝体、前连合和穹窿连合。胼胝体在大脑纵裂底，是连接两侧大脑半球新皮质的纤维。穹窿是嗅脑的联合纤维，也是嗅脑的投射纤维。

(3) 投射纤维：是连接大脑皮质和皮质下结构的纤维。其于皮质下方呈扇形放射，称为辐射冠。向下聚成一宽厚致密的白质层，通过基底核与背侧丘脑之间，称为内囊。

内囊位于尾状核、豆状核和背侧丘脑之间，在水平切面上呈<形，开口向外侧。内囊可分为三部分：

①内囊前肢：位于尾状核头部及豆状核之间，有额桥束及丘脑前放射通过。

②内囊后肢：位于豆状核与背侧丘脑之间，内囊后肢可分为3部分：丘脑豆状核部、豆状核后部和豆状核下部。皮质脊髓束和丘脑上放射通过丘脑豆状核部，视放射和顶枕桥束通过豆状核后部，枕颞桥

束和听辐射通过豆状核下部。

③内囊膝：位于前、后肢之间，有皮质核束通过。如果内囊后肢受到损害如内囊出血，可出现三偏综合征：对侧偏瘫，对侧偏身感觉障碍，双眼对侧偏盲。

（4）侧脑室：侧脑室位于大脑半球内，左右各一腔内衬以室管膜上皮，分为前角、后角、下角和体部。中央部位于顶叶，前、后和下角分别伸入额、枕和颞叶。

5. 嗅脑和边缘系统　嗅脑是指大脑半球中接受与整合嗅觉冲动的皮质部分，主要包括嗅球、嗅束、前嗅核、嗅结节、嗅纹、部分杏仁体及梨状区皮质等结构。

边缘叶包括扣带回、海马旁回、海马结构、隔区和梨状叶等。边缘叶再加上与起功能和联系上较为密切的一些皮质下结构（杏仁体、下丘脑、上丘脑、隔核、丘脑前核和中脑被盖等）共同构成边缘系统。因为边缘系统与内脏联系密切，又称为内脏脑。边缘系统与嗅觉、内脏活动、情绪行为、性活动和记忆等有关。

（张志勇）

第四节　颅脑局部解剖定位

一、骨性标志和颅缝体表投影

1. 骨性标志

（1）枕外隆凸：枕骨后方突出的骨结节。其深面标志窦汇，两侧平伸的骨嵴为项上线，标志横窦水平。

（2）额隆凸：额骨前部两侧最突出的部分。标志额中回。

（3）顶隆凸：即顶骨结节。约在耳后上方6cm，偏后1cm。其深面对缘上回。

（4）颧弓：双侧颞骨的前下方，其上缘对大脑颞叶前端下缘。

（5）眶上缘：其中内1/3为眶上切迹或眶上孔，有眶上神经、血管穿过。

（6）额骨外侧角突：额骨外侧端突起部分，为翼点入路颅骨钻孔时的重要标志。

（7）翼点：额、顶、颞、蝶骨交界处。

（8）星点：顶骨、枕骨、颞骨乳突部交界处。标志着横窦转为乙状窦的部位。

（9）冠矢点：冠状缝与矢状缝交点。约在鼻根至枕外隆凸的1/3交界处。

（10）人字点：矢状缝与人字缝交点。约在枕外隆凸上6cm。

2. 颅缝的体表投影

（1）冠状缝：冠矢点到颧弓中点的中上2/3。

（2）人字缝：人字点到双侧乳突根部的中上2/3。

（3）矢状缝：冠矢点和人字点的正中连线。其后1/3交界处两侧常有顶骨孔。

（4）枕骨缝：枕骨和乳突的交界处，其深面有导血管。

（5）额中缝：未闭合的双侧额骨之间的骨缝。

二、脑主要沟、回的主要投影

1. 颅基线（reid）　眶下缘最低点至外耳门中点的连线。大脑颞、枕叶在其上。

2. 大脑外侧面主要沟、回、裂

（1）外侧裂：翼点至顶结节连线的前2/3段即为外侧裂的投影。

（2）中央沟：眉间到枕外隆凸连线中点后方2.5cm，向两侧前下方与矢状线呈67.5°的角。上段9cm代表中央沟，但应注意小儿角度偏大。

（3）大脑纵裂：从眉间到枕外隆凸的连线。

（4）前、后中央沟：在中央沟前后各1.5cm。

（5）中央前、后回：在中央沟与中央前、后沟之间。

（6）缘上回：在顶隆凸的深面。

（7）角回：顶隆凸后 3~4cm，在优势半球为阅读中枢。

（王洪波）

第五节　周围神经系统

周围神经系统可分为三部分：与脑相连的脑神经、与脊髓相连的脊神经和与脑和脊髓相连的内脏神经。

一、脑神经

脑神经有Ⅰ~Ⅻ共12对脑神经，按其顺序分别为嗅神经、视神经、动眼神经、滑车神经、三叉神经、展神经、面神经、前庭蜗神经、舌咽神经、迷走神经、副神经和舌下神经。脑神经按组成的纤维成分可分为3类：

1. 感觉神经　包括嗅神经、视神经和前庭蜗神经。

2. 运动神经　包括动眼神经、滑车神经、展神经、副神经和舌下神经。

3. 混合神经　包括三叉神经、面神经、舌咽神经和迷走神经。

二、脊神经

脊神经共有31对，其中有颈神经8对、胸神经12对、腰神经5对、骶神经5对、尾神经1对。脊神经穿出椎间孔后分为前支和后支。每一对脊神经都为混合神经，既含感觉神经纤维又有运动神经纤维。

脊神经在皮肤的分布具有节段性，这一点对于神经系统疾病的诊断和治疗具有十分重要的意义。

三、内脏神经

内脏神经包括内脏感觉神经和内脏运动神经。内脏运动神经分为交感神经和副交感神经。交感神经节前纤维的神经元胞体位于胸脊髓和腰脊髓1~3节的灰质侧角内。副交感神经节前纤维的神经元胞体位于脑干和骶脊髓2~4节的灰质前角内。内脏神经系统在皮质和皮质下中枢的调节下管理、调整人体的重要生命活动（呼吸、循环、消化、体温调节、代谢等）。

（王洪波）

第六节　脊髓

一、脊髓的位置与外形

脊髓（spinal cord）位于椎管内，大致呈网柱形，约占中枢神经系全重的2%。其上达枕骨大孔处，与延髓相延续，下达第一腰椎下缘平面。脊髓下端迅速变细，形似圆锥，成为脊髓圆锥。向下延续为细丝，成为终丝，由软脊膜构成而无脊髓。脊髓共分31节，其中颈髓8节、胸髓12节、腰髓5节、骶髓5节、尾髓1节。每一节都与一对脊神经相连，颈髓第四节至胸髓第一节、腰髓第二节至骶髓第三节较其他节段膨大，分别称之为颈膨大和腰膨大。

成人脊髓的长度，男性为43~45cm，女性为40~42cm。胚胎早期脊髓与椎管等长，脊神经成直角从脊髓发出。胚胎4月起，脊髓的生长速度比脊柱缓慢，且其上端与脑相连处固定于枕骨大孔处，因此脊髓下端逐渐相对上移。出生时脊髓下端位于第3腰椎，成人时则位于第1腰椎下缘。上颈髓平相应的同序数椎骨，下颈髓与上胸髓则平行于同序数的上一节椎骨，中胸髓平行上两节椎骨，下胸髓平行上三节椎骨，腰髓平第10，11胸椎，腰髓和骶髓平第12胸椎和第1腰椎。故临床上腰椎穿刺常取第3，4或第4，、5腰椎间隙作为穿刺点以避免伤及脊髓。

二、脊髓的内部结构

脊髓是由灰质、白质构成。在横断面上，灰质呈H形，位于中央，由神经元细胞体组成，白质位于灰质周围，由神经纤维组成。

1. 灰质　在脊髓横断面上，其前方、后方的突起分别称为前角和后角，两者之间称为中间带。连接两侧中间带的灰质称为灰质连合。在胸髓及第1~3腰髓的中间带可见外侧的侧角。灰质中央的狭小腔隙为中央管，其纵贯脊髓全长，内含脑脊液。

Rexed提出板层构筑学，将脊髓灰质分为10个板层：第1层相当于后角边缘区。第2层相当于胶状质。第3、4层大致相当于后角固有核的位置，第5层相当于后角颈，第6层相当于后角基底部，第7层相当于中间带，第8层相当于前角基底部，第9层内有前角运动元核群，第10层相当于中央管周围。

2. 白质　白质主要由神经纤维组成。脊髓白质内上下纵行纤维束各占一个特定区域，一般具有共同的起止和走行路径，成为传导束。

（1）薄束和楔束：两者位于后索，楔束位于薄束外侧，出现在第4胸髓节段以上的后索。它们传导身体同侧的意识性本体感觉和精细触觉，经过两次换元，将冲动传至对侧大脑皮质。第一级神经元为脊神经节内的假单极细胞，周围突至肌、腱、关节、皮肤等处的感受器，中枢突经后根入后索，在同侧后索内上行，至薄束核、楔束核换元，发出纤维交叉至对侧，上行终于丘脑腹后外侧核，再由此发出纤维至感觉中枢。

（2）脊髓小脑后束：起自胸及上腰髓的胸核，发出纤维在同侧上行，经小脑下脚入小脑，传导下肢、躯干单肌肌梭的感觉冲动。

（3）脊髓丘脑束：位于侧索和前索内，传导痛、温觉及粗触觉的冲动。其纤维束有明确的定位，由外向内依次为骶、腰、胸、颈。因此，当有脊髓外肿瘤或病变压迫脊髓时，首先出现骶腰部的痛、温觉障碍。第一级神经元为脊神经节内，周围突至躯干、四肢的皮肤。中枢突经后根入后外侧束，上升1~2个脊髓节，然后进入后角换元，发出纤维交叉至对侧侧索和前索而上行，形成脊髓丘脑束。向上终于丘脑腹后外侧核，再换元后发出纤维投射到大脑皮质感觉中枢。

（4）皮质脊髓束：也称为锥体束。起自大脑皮质锥体细胞，经内囊、大脑脚底、脑桥基底部，在其入延髓锥体后进行部分交叉下行入脊髓。其功能为控制骨骼肌的随意运动。

（5）红核脊髓束：起自中脑红核，发出后即进行交叉，在对侧下行入脊髓。其主要功能为控制屈肌的肌张力。

（6）此外，还有顶盖脊髓束、前庭脊髓束、网状脊髓束等。

（王洪波）

第七节　脑与脊髓的血液供应、被膜

一、脑的血液循环

脑的代谢十分活跃，故血液供应很丰富。虽然人脑重量不到体重的3%，但其血流量却达全身血流量总和的20%。因为脑几乎无供能物质储存，故如果脑血液循环完全阻断，则5s即可致意识丧失，5min即可致不可逆的损害。

1. 脑的动脉系统　脑动脉系统可分为颈内动脉系统和椎—基底动脉系统。

（1）颈内动脉：颈内动脉起自颈总动脉，上行至颅底，经颈动脉管及破裂孔入颅，经过海绵窦，然后分为大脑前动脉和大脑中动脉。其可分为颈部、岩部、海绵窦部和床突上部。海绵窦部和床突上部常合称为虹吸部，走行迂曲。在海绵窦段，先沿颈动脉沟向前，至前床突内侧时弯向后上。颈内动脉与动眼神经及滑车神经、三叉神经第Ⅰ，Ⅱ支与展神经在海绵窦内相邻。颈内动脉颅内段的分支：

①脑膜垂体干、海绵窦下动脉和垂体被膜动脉：三者皆为颈内动脉自海绵窦段发出的分支。其中脑膜垂体干分为小脑幕动脉、脑膜背侧动脉和垂体下动脉。

②眼动脉：颈内动脉进入蛛网膜下隙时发出，沿视神经外下方，经视神经管入眶。

③垂体上动脉：在眼动脉起始部上方发出。

④后交通动脉：向后发出与大脑后动脉相吻合。

⑤脉络丛前动脉：自后交通动脉起始部稍上方发出，入侧脑室脉络丛。

⑥大脑前动脉：自视交叉外侧发出。大脑前动脉自发出后向前走行，至视交叉上方入大脑纵裂，绕胼胝体，沿胼胝体沟向后走行达胼胝体压部稍前方，斜向后上延续为终支。

中央支：于近侧段发出前穿动脉，穿前穿质入脑实质。其中一条称为 Heubner 返动脉，自大脑前动脉外侧壁发出，返向后外，穿前穿质入脑。

皮质支：由前至后依次发出眶动脉、额极动脉、胼缘动脉（额前动脉、额中动脉、额后动脉、旁中央动脉）、胼周动脉、楔前动脉。

⑦大脑中动脉：为颈内动脉最大的分支，即其延续的部分。先水平向外侧走行，再入外侧裂弯向后方，沿外侧裂向后上方走行，沿途发出中央支与皮质支。中央支：于大脑中动脉近侧段近乎直角向上发出豆纹动脉，穿前穿质入脑，分布至壳核、尾状核、内囊前、后脚和膝部的上 2/3 及外囊屏状核等。豆纹动脉可分为内外侧两组。皮质支：包括眶额动脉、中央前沟动脉、中央沟动脉、中央后沟动脉、顶后动脉、角回动脉、颞前动脉、颞中间动脉、颞后动脉等。它分布于大脑半球的外侧面的大部和额叶眶面外侧部。

（2）椎—基底动脉：两侧椎动脉起自锁骨下动脉，上行穿横突孔，经椎动脉沟、枕骨大孔入颅。入颅后至脑桥延髓沟合并为一条基底动脉。基底动脉沿基底沟内继续上行，达脑桥上缘时分为左右大脑后动脉。椎—基底动脉的主要分支：

①脊髓前动脉、脊髓后动脉。

②小脑下后动脉：自椎动脉发出，分布于小脑半球下后部和脊髓。

③小脑下前动脉：自基底动脉起始段发出，分布于小脑半球下前部。迷路动脉常起自小脑下前动脉祥，有少部分则起自基底动脉。

④脑桥动脉：自基底动脉发出，入脑桥。

⑤小脑上动脉：自基底动脉上端发出。其与大脑后动脉之间有动眼神经通过，故如发生小脑幕切迹疝，则动眼神经受压而引起相应症状。

⑥大脑后动脉：为基底动脉最后的分支。常以后交通动脉为界分为近、远侧段。中央支：后内侧中央动脉，自大脑后动脉近侧端发出，穿后穿质入脑，其中一部分成为丘脑穿动脉；后外侧中央动脉，即丘脑膝状体动脉自远侧段发出，分布于丘脑后部及外侧膝状体；四叠体动脉，脉络丛后动脉。皮质支：依次发出颞下前、中、后动脉，距状裂动脉及顶枕动脉。

（3）脑底动脉环：脑底动脉环又称为 Willis 环，位于脑底面，由前交通动脉、两侧大脑前动脉起始段、两侧颈内动脉末端、两侧后交通动脉和两侧大脑后动脉起始段构成。此环内围有视交叉、灰结节、漏斗和乳头体。此环也发生一定的变异，如一侧后交通动脉狭细，甚至缺如而不成完整的环。应注意与动脉狭窄闭塞鉴别。

2. 脑的静脉系统（图 1-5）　脑的静脉回流并不与动脉伴行。脑的静脉回流系统分为深、浅静脉系统。两者通过一定的侧支发生吻合，如某一静脉系统回流受阻，这些吻合便可提供回流的侧副循环途径。

（1）大脑浅静脉：主要引流大脑皮质和皮质下髓质的静脉血。可分为三组：

①大脑上静脉：回流大脑半球上外侧面和内侧面上部的静脉血，每侧半球为 8～10 条。由前至后可分为额叶静脉、Rolando 静脉、顶叶静脉和枕叶静脉。它们由下向上走行，注入上矢状窦。大脑上静脉位于硬膜下的部分成为桥静脉，其长 1.0～1.5cm。可使脑组织在颅内有一定的位移。

②大脑中浅静脉：又称为 Sylvius 浅静脉。起于大脑背外侧面，沿大脑外侧裂行向前下注入海绵窦。它与大脑上静脉有许多吻合，其中有两条比较明显的吻合静脉：大吻合静脉（Trolard 静脉），在中央沟或中央后沟附近向后上方与上矢状窦相吻合。后吻合静脉（Labble 静脉），在颞叶外面向后下与横窦吻合。

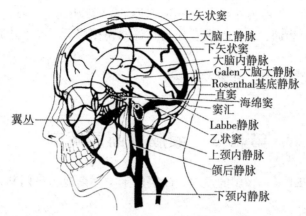

图 1-5 颅内外静脉回流

③大脑下静脉：回流大脑半球下外侧面的静脉血，注入横窦或岩上窦。

（2）大脑深静脉：主要引流大脑半球深部结构、脑室脉络丛、枕叶、丘脑、基底核等处的静脉血。分为三组：

①大脑内静脉：此静脉左右各一，于室间孔后方由隔静脉与丘脑纹状体静脉汇合而成。

②基底静脉：又称为 Rosenrhal 静脉，于前穿质由大脑前静脉和 Sylvius 静脉汇合而成。

③大脑大静脉：又称为 Galen 大静脉，较短，约 1cm 长，向后注入直窦。主要引流大脑内静脉及基底静脉的静脉血。

二、脊髓的血液循环

1. 脊髓的动脉　脊髓的动脉供血来源主要有：脊髓前动脉、脊髓后动脉和节段动脉。

（1）脊髓前动脉：自左右椎动脉末段发出一对，向前下走行降入椎管，两支脊髓前动脉合为一支，沿前正中裂下降，沿途分布至脊髓。

（2）脊髓后动脉：自椎动脉或小脑下后动脉发出，向下沿脊髓后外侧沟走行，沿途发支分布于脊髓。

（3）节段动脉：自椎动脉、颈深动脉、颈升动脉、肋间动脉、腰动脉、髂腰动脉和骶外侧动脉发出脊支，经椎间孔入椎管，再发出根动脉入脊髓。

2. 脊髓的静脉　脊髓实质的静脉血回流至脊髓表面的软膜静脉丛和静脉干，经脊髓前、后静脉引流到椎静脉丛和节段静脉。表面有 6 条静脉，即脊髓前、后正中静脉，脊髓前、后外侧静脉。它们的血液引流至椎静脉丛。

三、脑与脊髓的被膜

脑与脊髓的表面有三层被膜包绕，由外向内依次为硬膜、蛛网膜、软膜。

1. 脑膜

（1）硬脑膜：为一坚韧的双层膜，其组成的重要结构：大脑镰、小脑镰、小脑幕、鞍隔及静脉窦。主要的静脉窦为：上矢状窦、下矢状窦、直窦、横窦、乙状窦、枕窦、岩上窦、岩下窦、海绵窦、海绵间窦等。

（2）蛛网膜：由一菲薄的结缔组织构成。其与硬脑膜之间为潜在的硬脑膜下腔。蛛网膜与软脑膜之间为蛛网膜下隙，充满脑脊液。在有些部位其明显扩大加深，则称为脑池。手术中常需打开脑池放出脑脊液以降低脑压，有利于显示术野。

（3）软脑膜：紧贴于脑表面。

2. 脊膜

（1）硬脊膜：在枕骨大孔处与硬脑膜相移行，其只有一层。硬脊膜包绕脊髓和脊神经根，与椎骨内膜和黄韧带之间的间隙称之为硬膜外腔，但并不与硬脑膜外腔相通。

（2）蛛网膜：位于脊髓表面，在枕骨大孔处与脑蛛网膜相移行，向下达第2骶椎。其蛛网膜下隙与颅内蛛网膜下隙相通。

（3）软脊膜：紧贴于脊髓表面，并深入其沟裂。

（范经世）

第八节　颅脑横断层解剖

随着颅脑 CT、MRI、PET 等影像学的发展，断层解剖学逐渐成为一门新兴学科。本节筛选主要颅脑横断层解剖，分述如下：

1. 矢状缝层面　断面上，颅骨矢状缝明显，两侧为顶骨。头皮由皮肤、浅筋膜和帽状腱膜紧密连接而成，围绕于顶骨周围。浅筋膜内有数条浅静脉。经矢状缝层面的主要结构有顶骨、矢状缝等。

2. 上矢状窦和大脑上静脉层面　上矢状窦位于中线，前细后粗，其两侧出现大脑实质和数条大脑上静脉的断面。中央沟被切及，其前方为中央前回、中央前沟和额上回；后方为中央后回、中央后沟和顶上小叶。大脑上静脉收集大脑半球上外侧面和内侧面上部（胼胝体以上）的静脉血，有7~10条分支，位于硬膜下隙的部分称桥段，与硬脑膜相贴的部分称贴段，在神经外科手术时极易受损出血，故有危险带之称。关键结构有上矢状窦和大脑上静脉。

3. 中央旁小叶层面　颅腔内可见左、右大脑半球，其外侧面由前向后表现为额上回、中央前沟、中央前回、中央沟、中央后回和顶上小叶。内侧面由前向后可见额内侧回、中央旁沟、中央旁小叶、扣带沟缘支和楔前叶。两大脑半球间为大脑纵裂，内有大脑镰。在大脑镰前、后两端，可见三角形的上矢状窦。上矢状窦血栓形成时，造影剂增强检查，此三角区的中心出现不强化区，称之为空三角征（emptydelta sign）。关键结构有额内侧回、中央旁小叶和楔前叶。

4. 经中央沟上部层面　此断层为 Reid 基线上方第13断层，经额骨和顶骨。关键结构有中央沟、额叶、顶叶等。

此断面主要为顶骨和大脑半球上部层面，枕叶位置较低未出现，额叶与顶叶之间的界线为中央沟，故在断面上辨别中央沟对确认脑叶、脑沟和脑回具有重要意义。在横断面上根据以下六点可准确地辨别中央沟：①中央沟大部分（87%）为一不被中断的沟。②中央沟较深，均自脑断面外缘约中份处向后内延伸，弯曲走行，在其前方和后方可见中央前沟、中央后沟与之伴行。③一般中央前回厚于中央后回，中央前回处皮质厚度为4.5mm左右。④先通过位于大脑半球内侧面的扣带沟缘支辨认出中央旁小叶，再进一步辨认中央沟。⑤中央沟在大脑半球外侧面走行约8~10cm。⑥大脑白质的髓型有助于辨认中央沟。在 CT 图像上，正常脑沟宽度不超过5mm。

5. 经中央旁小叶下部层面　此断层为 Reid 基线上方第11断层，经额骨、顶骨和中央旁小叶。关键结构有中央前回、中央后回、中央旁小叶。

此断面通过扣带沟上方的中央旁小叶，大脑半球内侧面靠近中份是缘支，靠近前份的是中央旁沟，两者之间是中央旁小叶，其前后分别是额内侧回与楔前叶、楔叶。中央沟从脑断面外缘中段伸向后内，中央前、后沟较短与之伴行。根据大脑白质的髓型，中央沟的前方依次可见额上回、额中回和中央前回；中央沟的后方依次有中央后回、顶下小叶和顶上小叶。大脑镰位置居中，位于左右半球之间，其前后方可见上矢状窦的断面。

6. 经扣带回上部层面　此断层为 Reid 基线上方第10断层，经扣带沟、扣带回和顶枕沟。关键结构：扣带回、额叶、顶叶、枕叶。

大脑半球内侧面的中部是扣带回，其前方为额内侧回，后方为楔前叶和楔叶。依据大脑白质的髓型，此断面上大脑半球外侧面由前至后依次为额上回、额中回、额下回、宽厚的中央前回、略窄细的中央后回、顶下小叶和顶上小叶。枕叶出现，其与顶叶的分界为顶枕沟。大脑镰位置居中，位于左右半球之间呈矢状位，其前后方可见上矢状窦的断面。

7. 经半卵圆中心层面　此断层为 Reid 基线上方第 9 断层，经胼胝体上方及扣带回下部。关键结构：半卵圆中心、大脑镰。

此断面经胼胝体上方，大脑镰呈线状贯穿中线，位居左右半球之间，大脑镰位的前、后方可见上矢状窦的断面。中线两侧是一个非常广泛的髓质区，为左右大脑半球髓质形成的半卵圆中心（centrum semio-vale）所占据，大脑半球皮质和髓质分界明显。此处大脑半球的髓质成自三种纤维：①投射纤维：连接大脑皮质和皮质下诸结构，呈扇形放射，称辐射冠。②联络纤维：连接一侧半球各皮质区，人脑的联络纤维极为发达，与投射纤维和连合纤维相比其数量最大。③连合纤维：连接左、右大脑半球的相应皮质区。半卵圆中心的纤维主要为有髓纤维，故在 MRI T_1 加权图像上呈高信号，在 CT 图像上为低密度。脑内的脱髓鞘病变如多发性硬化、肾上腺脑白质营养不良以及脑结节硬化症等，常于该区出现单发或多发病灶。

大脑白质的髓型更加易于辨认，脑叶、脑沟、脑回的情况大致如下：大脑半球内侧面由前向后为额内侧回、扣带沟、扣带回、顶下沟、楔前叶、顶枕沟和楔叶。大脑半球外侧面由前向后依次为额上回、额中回、额下回、中央前回、中央后回、缘上回、角回和枕叶。

8. 经侧脑室上部层面　此断层为 Reid 基线上方第 8 断层，经侧脑室上部和胼胝体干。关键结构：胼胝体干、侧脑室、尾状核。

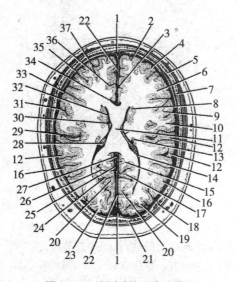

图 1-6　经侧脑室上部断面

1. 上矢状窦；2. 额上回；3. 大脑前动脉；4. 额中回；5. 额骨；6. 额下回；7. 冠状缝；8. 尾状核；9. 中央前回；10. 中央后回；11. 胼胝体干和侧脑室中央部；12. 缘上回；13. 背侧丘脑；14. 侧脑室后角；15. 扣带回峡；16. 角回；17. 楔叶；18. 人字缝；19. 枕叶；20. 舌回；21. 枕骨；22. 大脑镰；23. 枕外侧回；24. 距状沟；25. 直窦；26. 顶枕沟；27. 下矢状窦；28. 脉络丛；29. 外侧沟后支；30. 丘纹上静脉；31. 中央沟；32. 侧脑室前角；33. 中央前沟；34. 胼胝体沟；35. 额下沟；36. 扣带沟；37. 额上沟

侧脑室位于断面中部，中线的两侧呈"八"字形，分为前角、中央部和后角，可见其内侧的胼胝体和外侧的尾状核。尾状核紧贴侧脑室外侧壁，呈前大后小两个断面。胼胝体位居中线，在侧脑室之间，呈 T 形，T 形的两横伸入半球髓质内形成额钳和枕钳，侧脑室前角之间的部分为胼胝体膝，后角之间的部分为胼胝体压部。

大脑半球内侧面被胼胝体分成前、后两部，前部由前至后为额内侧回和扣带回，后部由前至后为扣带回、楔叶和舌回。大脑半球外侧面的脑回由前至后依次为：额上回、额中回、额下回、中央前回、中央后回、缘上回、角回和枕外侧回（图1-6）。

9. 经第三脑室上部层面　此断层为Reid基线上方第7断层，经室间孔。关键结构：基底核、内囊、侧脑室、第三脑室。

侧脑室前角前部呈倒八字形的缝隙向前外伸展，后部宽大位于透明隔的两侧，并经室间孔与第三脑室相连，透明隔的后方与穹窿柱相连。第三脑室呈纵向走行的裂隙状，后方为胼胝体压部。侧脑室前角的外侧壁为尾状核头，两侧前角之间为胼胝体膝。背侧丘脑呈团块状，位于第三脑室的两侧，前端为丘脑前结节，后端为丘脑枕。尾状核和背侧丘脑的外侧是＞＜形的内囊，在CT图像上基底核和内囊清晰可辨。内囊外侧为豆状核壳的断面，壳的外侧为屏状核和岛叶，岛叶外侧的深沟为外侧沟，其内有大脑中动脉走行。后部的小脑幕呈V形，小脑幕与后方的大脑镰连接呈高脚杯状，杯内结构是小脑蚓。

大脑半球内侧面前部可见额内侧回和扣带回，大脑半球内侧面后部可见扣带回和舌回。大脑半球外侧面的脑回由前至后依次为：额上回、额中回、额下回、中央前回、中央后回、缘上回、角回和枕外侧回。距状沟和视辐射出现是此断层的重要特点。在横断面上辨认距状沟较为困难，禽距为距状沟在侧脑室三角区后内侧壁上形成的隆起，易于辨认，是识别距状沟的标志。临床影像学检查脑萎缩时，其影像学表现可见脑沟加深、脑裂变宽、蛛网膜下隙明显增宽、脑室系统多呈对称性扩大等改变（图1-7）。

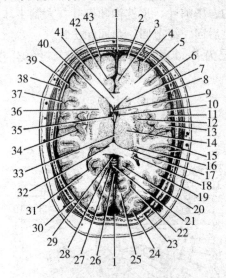

图1-7　经第三脑室上部断面

1. 上矢状窦；2. 额上回；3. 扣带回；4. 额中回；5. 胼胝体额钳；6. 额下回；7. 尾状核；8. 额下回盖部；9. 透明隔；10. 丘纹上静脉；11. 中央前回；12. 壳；13. 中央后回；14. 背侧丘脑和内囊后肢；15. 缘上回；16. 尾状核尾；17. 海马伞；18. 脑室三角区和脉络丛；19. 角回；20. 扣带回峡；21. 小脑蚓；22. 侧副沟；23. 枕骨；24. 枕叶；25. 舌回；26. 下矢状窦；27. 小脑幕；28. 距状沟；29. 大脑内静脉；30. 人字缝；31. 禽距；32. 胼胝体压部；33. 第三脑室；34. 外侧沟和大脑中动脉；35. 穹窿和屏状核；36. 内囊前肢；37. 中央前沟；38. 冠状缝；39. 外侧沟升支；40. 侧脑室前角；41. 胼胝体膝；42. 扣带沟；43. 额上沟

10. 经松果体层面　此断层为Reid基线上方第6断层，经内囊、丘脑间黏合和上丘。关键结构：基底核、内囊、松果体。

尾状核头位于侧脑室前角的外侧，近似倒八字形，背侧丘脑为较大的灰质核团，居第三脑室两侧，其外侧有豆状核，呈三角形，两个白质板分隔其间，外侧大部称为壳，内侧两部合称苍白球，壳的外侧可见条纹状前后走行的屏状核，两者之间隔以外囊，屏状核的外侧是岛叶，两者之间隔以最外囊。尾状核、背侧丘脑与豆状核之间为内囊，可见内囊前肢，位于尾状核头与豆状核之间，内囊膝位于豆状核内侧角的尖端，内囊后肢位于背侧丘脑和豆状核之间。第三脑室居两侧背侧丘脑之间，其后方为缰三角、缰连合、松果体和大脑大静脉池。脑叶、脑沟与脑回大致同上一断层，在颞叶，可见皱叠的海马皮质被海马旁回所掩盖（图1-8）。

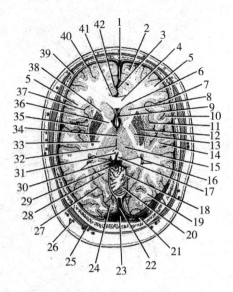

图 1 - 8　经松果体断面

1. 上矢状窦；2. 额上回；3. 大脑前动脉；4. 胼胝体膝；5. 额下回；6. 侧脑室前角；7. 中央前回；8. 尾状核头；9. 透明隔；10. 中央后回；11. 岛叶；12. 壳；13. 苍白球；14. 颞上回；15. 背侧丘脑；16. 侧脑室后角和侧副隆起；17. 上丘；18. 小脑幕；19. 枕叶；20. 小脑蚓；21. 横窦；22. 直窦；23. 窦汇；24. 舌回；25. 枕额肌枕腹；26. 枕动、静脉；27. 侧副沟；28. 海马旁回；29. 大脑后动脉和小脑上动脉；30. 基底静脉和海马；31. 松果体；32. 第三脑室；33. 内囊后肢；34. 丘脑间黏合；35. 屏状核；36. 内囊膝；37. 外侧沟；38. 内囊前肢；39. 额骨；40. 额上沟；41. 胼胝体沟；42. 扣带回

11. 经前连合层面　此断层为 Reid 基线上方第 5 断层，经前连合和上丘。关键结构：前连合、中脑、小脑。

大脑断面前移，大脑外侧沟分隔前方额叶及后方的颞叶，前方的额叶位于大脑纵裂的两边，颞叶位于断层左右两侧，小脑断面在其后方出现。中脑位居断面中央，其后部左右稍隆起者为上丘，中脑水管形似针孔样位于顶盖的前方，黑质颜色较深位于前外，红核位于其后内。前连合位于大脑纵裂和第三脑室之间，前连合左右对称，中部纤维聚集成束，两端分别向前、后放散，整体上呈 H 形。在 MRI 图像上，前连合是重要的标志性结构。侧脑室前角外侧可见尾状核，尾状核和壳部分相连，其外侧可见屏状核和岛叶。侧脑室下角位于颞叶内，略成弧形裂隙，前壁可见尾状核尾，后壁为海马。小脑断面增大形似扇形，中间为小脑蚓两侧为小脑半球，小脑幕呈八字形位于颞叶和小脑之间，前方邻近海马旁回、枕颞内侧回和枕颞外侧回（图 1 - 9）。

12. 经鞍上池层面　此断层为 Reid 基线上方第 4 断层，经乳头体。关键结构：乳头体、中脑、小脑。

鞍上池位于断面中部，因切制基线的不同可呈四角、五角或六角星形，其前角连于纵裂池，两个前外侧角连于侧裂池，两个后外侧角延续为环池，其后角位于后缘中央，为脚间池。鞍上池内有时可见基底动脉、颈内动脉及大脑前、中、后动脉的断面。大脑前动脉位于鞍上池前缘，由此向纵裂池延伸；鞍上池前外侧角内有时可见颈内动脉的网形断面，双侧大脑中动脉的水平段呈条纹状横行走入外侧裂池内；鞍上池后缘可见基底动脉的圆形断面，由此向两侧发出左右大脑后动脉沿鞍上池后缘伸入环池；在此基础上加上前后交叉动脉围成"大脑动脉环"，此环镶嵌在鞍上池的周边。乳头体为一对近似网形结构，位于中脑前方，靠近脚间窝。

鞍上池前方为左右半球额叶的断面，两侧为颞叶的断面，两者之间隔以外侧裂；鞍上池后方为中脑，小脑幕分隔颞叶和小脑，在其后外侧与横窦相连（图 1 - 10）。

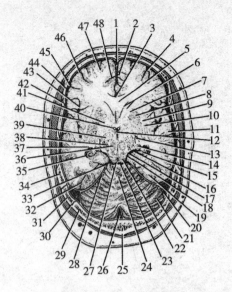

图 1-9 经前连合断面

1. 上矢状窦；2. 扣带回；3. 大脑前动脉；4. 额中回；5. 胼胝体膝；6. 脑室前角和尾状核头；
7. 内囊前肢；8. 壳与最外囊；9. 外囊；10. 屏状核；11. 颞上回；12. 脚间池；13. 视束；
14. 外侧膝状体；15. 海马；16. 大脑后动脉；17. 环池；18. 钩；19. 枕颞内侧回；20. 横窦；
21. 小脑半球；22. 上丘；23. 小脑上动脉；24. 小脑蚓；25. 枕外隆凸；26. 枕窦；27. 四叠体
池；28. 小脑幕；29. 枕骨；30. 人字缝；31. 颞骨乳突部；32. 枕颞沟；33. 侧副沟和大脑后
动脉；34. 顶骨；35. 侧脑室下角；36. 红核；37. 尾状核尾；38. 黑质；39. 大脑脚；40. 穹窿
柱；41. 前连合；42. 顶骨；43. 外侧沟；44. 额骨；45. 额下沟；46. 额上沟

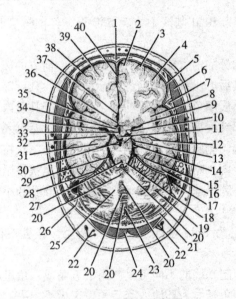

图 1-10 经鞍上池断面

1. 额嵴；2. 额上回；3. 额中回；4. 额下回；5. 额骨；6. 颞肌；7. 蝶骨大翼；8. 岛叶；9. 大
脑中动脉；10. 视束；11. 乳头体和黑质；12. 侧脑室下角和杏仁体；13. 大脑后动脉；14. 环
池和滑车神经；15. 侧副沟；16. 枕颞沟；17. 乙状窦；18. 下丘；19. 小脑半球；20. 小脑蚓；
21. 枕骨；22. 枕动、静脉；23. 小脑镰；24. 头半棘肌；25. 小脑髓质；26. 人字缝；27. 大
脑；28. 小脑幕；29. 小脑上动脉；30. 脚间池和动眼神经；31. 海马；32. 钩；33. 第三脑室
漏斗隐窝；34. 下丘脑；35. 伏隔阂；36. 大脑纵裂池；37. 大脑前动脉；38. 额下沟；39. 额
上沟；40. 大脑镰

13. 经视交叉层面 此断层为 Reid 基线上方第 3 断层，经视交叉和漏斗。关键结构：视交叉、漏
斗、第四脑室。

此断层中部可见鞍上池呈五角星状，由大脑纵裂池、外侧窝池、交叉池和桥池组成。池内可见视交叉、漏斗、大脑中动脉、基底动脉、后交通动脉和动眼神经，紧贴视交叉的两侧为颈内动脉的圆形断面。视交叉前方额叶的断面进一步缩小，可见内侧的直回和外侧的眶回；鞍上池两侧可见颞叶的断面，与额叶之间共同隔以蝶骨小翼和外侧沟；鞍上池的后方为脑桥，脑桥后方为小脑，二者之间连以粗大的神经纤维束即脑桥后部发出左右小脑上脚伸入扇形的小脑内为小脑中脚，其间可见第四脑室断面，小脑与颞叶之间隔以三角形的颞骨岩部和前方的小脑幕。杏仁体在钩的深面，居侧脑室下角的前方，三者之间的恒定关系可作为识别杏仁体的标志。

14. 经垂体层面　此断层为 Reid 基线上方第 2 断层，经垂体和蝶窦。关键结构：垂体、海绵窦、脑桥、小脑。

垂体位于断面前份中央，其前方有蝶窦，蝶窦断面分左右两部分，形态不规则。再往前可见额叶的小断面，额叶前方可见横行的骨性腔隙即额窦，中间有骨板分隔。二者外侧为尖朝向后内的锥形眼眶，眶尖处连视神经管，可见视神经的断面。垂体两侧为海绵窦，海绵窦的外侧为颞叶，二者之间隔以海绵窦外侧壁，颈内动脉和眼神经于海绵窦外侧壁穿行。垂体后方为垂体柄和鞍背，脑桥位于鞍背后方，基底部宽阔隆起，基底动脉行于基底沟内，其两侧为颞骨岩部，呈锥体形，内部细小的骨性腔隙为乳突小房。小脑位于脑桥背侧近似哑铃形，中线两侧的结构为小脑扁桃体。小脑与颞骨岩部之间可见乙状窦（图 1 - 11）。

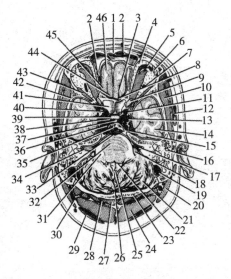

图 1 - 11　经海绵窦断层

1. 额窦；2. 额窦；3. 嗅束沟；4. 眶脂体；5. 上直肌；6. 泪腺；7. 眼上静脉；8. 嗅束；9. 视神经；10. 颞肌；11. 颈内动脉；12. 颞浅静脉；13. 眼神经；14. 颞叶；15. 三叉神经节；16. 乳突小房；17. 内耳道；18. 绒球；19. 乙状窦；20. 头夹肌；21. 小脑半球；22. 第四脑室；23. 枕骨；24. 头半棘肌；25. 小脑扁桃体；26. 枕窦；27. 头后小直肌；28. 头后大直肌；29. 斜方肌；30. 颈深静脉；31. 小脑中脚；32. 脑桥；33. 基底动脉；34. 面神经和前庭蜗神经；35. 鞍背；36. 海绵窦；37. 垂体柄；38. 鞍隔；39. 垂体；40. 颈内动脉；41. 蝶窦；42. 蝶骨大翼；43. 外直肌；44. 直回；45. 眶回；46. 额叶

15. 经颈动脉管层面　此断层为 Reid 基线上方第 1 断层，此断面经蝶窦。关键结构：颈动脉管、蝶窦、额窦、筛窦。

蝶骨体占据断面中心部位，内部可见蝶窦断面，中间有矢状位骨板分隔。前部正中为前后走行的鼻中隔，鼻中隔两侧为大小不等、形态各异呈蜂窝状的筛窦，筛窦前方为额窦。鼻旁窦的两侧可见左右对称的圆形眼球断面位于锥形眼眶内，眼球后部正中的条索状断面为视神经，向眶尖走行，眶内侧壁与筛窦之间隔以菲薄的纸板，眶外侧壁由额骨眶突和蝶骨大翼构成，眶尖处为视神经管，紧贴眶的内、外侧壁可见呈"V"字形的内、外直肌断面，眶腔内可见眶脂体。蝶窦两侧依次可见颞叶、颞骨鳞部和颞肌的断面。蝶窦后壁为枕骨基底部，两侧与颞骨岩部相连，岩部内可见由前内至后外的颈动脉管和颈内动脉，岩部外侧的乳突部骨内可见乳突小房。颅后窝的形态呈葫芦形，有近似圆形的延髓和后方的小脑断面，两侧小脑外侧可见乙状窦的断面，其前端与颈静脉窝相连。

16. 经枕骨大孔　此断层为 Reid 基线下方第 1 断层，经枕骨大孔。关键结构：下颌头、延髓、筛窦。

此断面前部正中可见条纹状的鼻中隔，两侧为大小不等、形态各异的筛窦。筛窦两侧为眶的断面，前方为网形的眼球，眼球两侧可见内、外直肌的断面。筛窦后方可见蝶窦和蝶骨大翼的断面，蝶骨大翼上可见卵圆孔和棘孔，分别有下颌神经和脑膜中动脉通过，外侧可见咀嚼肌断面。蝶窦后方为枕骨基底部和枕骨大孔，孔内可见圆形的延髓和后方的小脑扁桃体。枕骨基底部两侧可见颞下颌关节的断面。

经枕骨大孔层面的主要结构有：额窦、筛骨垂直板、眼球、筛骨迷路、颞肌、眶下裂、蝶窦、棘孔和脑膜中动脉、下颌头、颈内动脉和颈内静脉、舌咽神经、迷走神经和副神经、椎动脉、小脑扁桃体、延髓、枕骨基底部和舌下神经管、关节盘、下颌神经和卵圆孔、蝶骨大翼、上直肌、外直肌、内直肌、泪腺、眶脂体等。

（范经世）

第二章

神经外科疾病体格检查与诊治基本原则

第一节 意识障碍及其检查

意识是大脑高级神经中枢活动的综合表现，包括意识内容和觉醒状态两个方面。前者主要指清醒状态下对自身和环境的认知能力，后者主要指精神活动，包括语言、记忆、视觉、情感、知觉、计算等。神经生理学研究认为正常意识的维持，需要脑干网状结构不断地将各种内外感觉冲动经丘脑广泛地投射到大脑皮质，这一上行性网状激活系统发生弥漫性损害或功能抑制时，便可引起意识障碍。

一、以意识内容改变为主的意识障碍

这类意识障碍以意识内容改变为主，多由大脑皮质病损所致，分为以下两种：

（一）谵妄

谵妄是一种最常见的精神错乱状态，表现为意识内容清晰度降低，虽有基本的反应和简单的心理活动，但注意力涣散，记忆力减退，对周围环境的理解和判断失常。具体表现在对时间、地点、人物的定向力完全或部分发生障碍。谵妄状态常有错觉和幻觉，幻觉内容多生动而逼真，以形象性的人物或场面为主，如见到猛兽、神鬼或战争打斗。在这些感知障碍影响下，患者多有紧张、恐惧或兴奋不安，不能静卧，来回走动，甚至出现躁狂或攻击他人的行为，或大喊大叫。思维方面表现言语不连贯，或喃喃自语，有时有轻度失语和失写。谵妄或精神错乱状态多在晚间增重，也可具有波动性，发作时意识障碍明显，间歇期可完全清楚。持续时间可数小时、数日甚至数周不等。

（二）醒状昏迷

醒状昏迷是一种特殊类型的意识障碍。患者表现为双目睁开，眼睑开闭自如，眼球无目的地活动，似乎意识清醒，但其知觉、思维、情感、记忆、意识及语言等活动均完全丧失，对自身及外界环境不能理解，对外界刺激毫无反应。不能说话，不能执行各种动作命令，肢体无自主运动，呈现一种意识内容丧失，而觉醒—睡眠周期存在，称为醒状昏迷。病变部位可以是大脑皮质、白质的广泛性损害，而脑干的功能相对保留。醒状昏迷包括三种情况：

1. 去皮质综合征 皮质损害较广泛的缺氧性脑病、脑炎、外伤等，在恢复过程中皮质下中枢及脑干因受损较轻而先恢复，而皮质因受损较重仍处于抑制状态。患者能无意识地睁眼闭眼，眼球能活动，瞳孔光反射、角膜反射恢复，四肢肌张力高，病理反射阳性。吸吮反射、强握反射、强直性颈反射均可出现，甚至喂食也可引起无意识的吞咽，但无自发动作，对外界刺激不能产生有意识的反应，大小便失禁，存在睡眠—觉醒周期。身体姿势为上肢屈曲，下肢呈伸性强直，称去皮质强直。而去脑强直则为四肢均呈伸性强直，此为两者的区别。

2. 无动性缄默 又称睁眼昏迷。病变在脑干上部和丘脑网状激活系统，大脑半球及其传出通路则无病变。患者能无目的地注视检查者及周围的人，似觉醒状态，但缄默不语，肢体不能活动。检查时见肌肉松弛，无锥体束征，大小便失禁，但存在睡眠—觉醒周期。

3. 持续性植物状态 大片脑损害后仅保存间脑和脑干功能的意识障碍，并且持续 3 个月以上，称

为植物状态。患者存在完整的睡眠—觉醒周期和心肺功能，对刺激有原始清醒，但无内在的思想活动。关于植物状态判断标准见表2-1。

表2-1 植物状态的诊断标准

1. 有反射性或自发性睁眼，但对自身和周围环境的存在缺乏认知能力
2. 检查者和患者不能进行任何形式的沟通和交流
3. 患者无视觉反应
4. 不能说出令人理解的语言和做出有意义的词语口形
5. 哭笑和皱眉蹙额变化无常，与相应刺激没有关系
6. 存在睡眠—觉醒周期
7. 脑干和脊髓反射如吸吮、咀嚼、吞咽、瞳孔对光反射、头眼反射、强握反射和腱反射均存在
8. 没有自主动作、模仿动作以及刺激后的躲避行为
9. 血压和心肺功能良好，膀胱和直肠功能失控

二、以觉醒状态改变为主的意识障碍

（一）嗜睡

嗜睡表现为病理性的持续过度延长的睡眠状态。呼唤或刺激患者肢体时，患者可被唤醒，勉强能回答问题和配合检查，刺激停止后又进入睡眠。嗜睡往往是严重意识障碍的早期表现。

（二）昏睡

在较重的疼痛刺激或较响的声音刺激下方可醒来，并能做简单模糊的答话，刺激停止后又进入昏睡，是一种较嗜睡深而又较昏迷浅的意识障碍。

（三）昏迷

昏迷是一种严重的意识障碍，根据病情通常将昏迷分为以下阶段。

1. 轻度昏迷 轻度昏迷又称浅昏迷或半昏迷。患者没有睁眼反应，语言丧失，自发运动少。但强烈的疼痛刺激可见患者有痛苦表情、呻吟、防御动作、呼吸加快等。吞咽反射、咳嗽反射、角膜反射、瞳孔对光反射、眼脑反射、跖反射均存在。

2. 中度昏迷 对外界各种刺激均无反应，对强烈的疼痛刺激或可出现防御反射。眼球无运动，角膜反射减弱，瞳孔对光反射迟钝，呼吸减慢或增快，脉搏血压也有改变。伴有或不伴有四肢强直性伸展。

3. 深度昏迷 全身肌肉松弛，强烈的疼痛刺激也不能引出逃避反应，眼球固定，瞳孔显著扩大，瞳孔对光反射、角膜反射、眼前庭反射、吞咽反射、咳嗽反射、跖反射全部消失。呼吸不规则，血压或有下降，大小便失禁等。

上述昏迷程度的区分只是临床粗略的界定，近年来趋向于用评分方法来评定昏迷深浅的程度，目前最常用的方法是Glasgow—Pittsburgh评分表，较为方便实用（表2-2）。

4. 脑死亡 脑死亡是指全脑（包括大脑、小脑和脑干）功能的不可逆性丧失，又称过度昏迷。脑死亡后，心跳也终将停止，故现代医学观点认为一旦发生脑死亡，就意味着生命的终止。主要见于原发性脑器质性疾病，如颅脑损伤、脑卒中、颅内占位性病变等。我国尚未制订脑死亡的标准，本节内容并不具有法律意义，仅供临床参考表2-3。

表2-2 Glasgow – Pittsburgh 评分表

检查项目	临床表现	评分（总分35分）
A. 睁眼反应	自动睁眼	4
	呼之睁眼	3
	疼痛引起睁眼	2

检查项目	临床表现	评分（总分35分）
	不睁眼	1
B. 言语反应	言语正常（回答正确）	5
	言语不当（回答错误）	4
	言语错乱	3
	言语难辨	2
	不语	1
C. 运动反应	能按吩咐动作	6
	对刺痛能定位	5
	对刺痛能躲避	4
	刺痛肢体有屈曲反应	3
	刺痛肢体有过伸反应	2
	无反应（不能运动）	1
D. 对光反应	正常	5
	迟钝	4
	两侧反应不同	3
	大小不等	2
	无反应	1
E. 脑干反射	全部存在	5
	睫毛反射消失	4
	角膜反射消失	3
	眼脑及眼前庭反射消失	2
	上述反射皆消失	1
F. 抽搐情况	无抽搐	5
	局限性抽搐	4
	阵发性大发作	3
	连续大发作	2
	松弛状态	1
G. 呼吸状态	正常	5
	周期性	4
	中枢过度换气	3
	不规则低换气	2
	呼吸停止	1

注：35~28：轻型；27~21：中型；20~15：重型；14~7：极重型。

表2-3　脑死亡的临床诊断标准

自主呼吸停止，需要人工呼吸机维持

不可逆性深昏迷，无自主肌肉活动，对外界刺激如疼痛、声音闪光等毫无反应，但脊髓反射可以存在（如强烈刺激足底，患者可能有膝部屈曲）

脑干反射完全消失，对光反射、角膜反射、睫状脊髓反射、吞咽反射、咳嗽反射、前庭眼反射、强直性颈反射等消失。瞳孔散大并固定于中位

脑电活动消失，呈平直线。脑电图必须按操作规程严密观察，在12h内2次（每次间隔6h以上）观察的结果都是平直线，或脑电图动态观察持续平直线达6h以上

其他辅助检查如经颅多普勒超声提示颅内血流停止，体感诱发电位提示脑干损害

上述症状持续24h，经各种抢救无效

可除外急性药物中毒、低温所致的昏迷、内分泌系统障碍、水电或酸碱平衡紊乱、血糖异常等

年龄在6岁以上（对6岁以下儿童，诊断应尤为慎重）

三、觉醒和内容均有改变的意识障碍

觉醒和内容均有改变的意识障碍主要是指意识模糊，是一种常见的轻度意识障碍，有觉醒和内容两方面的障碍，表现为淡漠倦睡、注意力不集中、思维欠清晰、定向障碍等。意识模糊的轻、中、重分级可参考下面量表（表2-4）。

表2-4 意识模糊的评定量表

内容	轻度	中度	重度
呼名和问候	相当的反应	反应减弱	无反应
语调	活泼性差	断续模糊	听不清
自发运动	有目的但不正常	有动作无目的	无动作无目的
自动说话	简单	只能说"疼"等词语	只有呻吟
注意力	能追视	能随声音转眸	无
时间定向	知道昼夜	有昼夜概念	不知道
人物定向	能识别医生护士	能识别周围一人	不识人
地点定向	知道医院名称	知道医院和家的区别	全不知道
季节定向	知道季节	分不清季节	全无季节概念
计算力	能运算	运算有错	不能运算
自己的姓名	能说出	说不完全	不能说出
出生年月日	能说出	说不准确	不能说出
意愿	有某些意愿	只能点头	无

四、特殊类型的意识障碍

闭锁综合征又称去传出状态，系脑桥基底部病变所致。患者大脑半球和上部脑干的网状激活系统均无损害，意识保持清醒，对语言的理解无障碍，可用眼球运动示意。患者不能讲话，脑桥以下脑神经瘫痪和四肢瘫，易被误认为昏迷，临床上应注意鉴别。本综合征主要见于脑干的血管性病变（大部分为脑桥腹侧部的梗死或出血），亦可见于脑桥的脱髓鞘病变、炎症和肿瘤。

五、昏迷患者的检查步骤

昏迷患者病情已经处于危急之中，接诊时应首先注意有无呼吸道阻塞、外伤出血、休克、脑疝等，如有这些情况，则应首先进行紧急处理，等患者生命体征平稳之后，再向家属或陪护人询问病史及发病过程。其次进行全面、系统而又有重点的体格检查、实验室检查及特殊检查，寻找昏迷的病因。

（一）昏迷患者的病史采集

对昏迷的患者，在检查之前首先应重点询问以下内容：

①昏迷是首发的主要症状还是在某些疾病过程中逐渐发生的，若为后者，则昏迷前必定有其他疾病的症状，可帮助病因诊断。

②有无外伤史或其他意外。

③有无中毒（一氧化碳）、服用毒物以及药物过量应用（大量镇静安眠药）。

④有无可引起昏迷疾病的既往史，如癫痫、高血压、糖尿病和肝、肾、肺疾病，以及对这些疾病的治疗经过。

⑤昏迷发生后到接诊时的处理经过。

⑥昏迷发生的急缓、背景及伴随症状。

（二）一般状态的检查

1. 体温　昏迷前有发热，应考虑中枢神经系统或其他部位的感染。昏迷后发热，则应考虑丘脑下部体温调节中枢的障碍，此外脑干出血、椎—基底动脉血栓也易引起昏迷和发热。体温过低时可能见于酒精中毒、低血糖、巴比妥类药物中毒、脱水或末梢循环衰竭等。

2. 脉搏　脉搏缓慢有力，可能见于颅内压增高；脉搏过于缓慢，如减至 40 次/min 左右时，可能见于房室传导阻滞；脉搏增快，特别是高于 160 次/min 时，可能见于心脏异位节律。

3. 血压　血压明显增高者可能见于脑出血、椎—基底动脉血栓形成等；血压降低者可能见于心源性休克、外伤性内脏出血、肺梗死、糖尿病性昏迷、药物过敏、安眠药中毒、酒精中毒等。

4. 呼吸　要注意呼吸的频率、节律和深度。脑的不同部位损害可出现特殊的呼吸形式，有助于推断脑功能损害的范围和程度。如大脑广泛损害为潮式呼吸，中脑被盖部损害为中枢神经源性过度呼吸，脑桥首端被盖部损害为长吸气式呼吸（充分吸气后呼吸暂停），脑桥尾端被盖部损害为丛集式呼吸（四五次呼吸后呼吸暂停），延髓损害为共济失调式呼吸（呼吸频率及幅度不时改变，间以呼吸暂停）。颅内压增高时呼吸可减慢，在发生钩回疝时可见到上述从神经轴首端向尾端进行的呼吸节律变化。

5. 口味异常　呼气时的气味也可能成为明确病因的线索。酒精中毒者带有酒味，糖尿病酸中毒有腐败性水果味或丙酮味，尿毒症者有尿臭味，肝昏迷者有腐臭味或氨味。

6. 皮肤　缺氧时可使皮肤发绀，一氧化碳中毒时皮肤呈樱桃红色，休克、贫血、心肺功能不全及尿毒症时皮肤呈苍白色，败血症、流行性脑膜炎时皮肤可有瘀点，抗胆碱能药物中毒或中暑时皮肤干燥，休克或有机磷中毒时皮肤多汗。

（三）神经系统检查

1. 头颅　有无颅脑损伤、头皮的撕裂和血肿、颅底骨折的证据如血液或脑脊液从耳道、鼻孔中流出。

2. 脑膜刺激征　有无颈项强直，Kernig 征和 Brudzinski 征是否阳性。如有脑膜刺激征，可考虑脑膜炎、蛛网膜下隙出血、脑出血或后颅凹肿瘤。

3. 脑神经症状和体征　①瞳孔：两侧瞳孔散大，可见于酒精和阿托品中毒、糖尿病性昏迷以及脑干损伤的晚期症状。两侧瞳孔缩小可见于吗啡、鸦片类中毒以及脑桥被盖部病损。一侧瞳孔散大在排除动眼神经麻痹后应考虑脑疝的发生。一侧瞳孔缩小，可见于 Horner 征。②眼球位置：大脑侧视中枢到脑干的侧视中枢是交叉的，交叉前病变两眼向病灶侧凝视，交叉后病变（一侧脑桥病变时）两眼向病灶对侧凝视，但刺激性病灶可有不同的眼位运动。丘脑底部和中脑首端病损，眼球转向内下方。下部脑干病变可出现眼球水平或垂直性自发浮动现象。③对光反射：瞳孔对光反射的灵敏度常与昏迷程度成正比，消失时预后极差。④角膜反射：角膜反射消失表明昏迷程度较深。一侧消失时，考虑同侧三叉神经和延髓的病变。⑤眼底：颅脑损伤或脑出血后 12～24h 可出现视盘水肿变化，而严重视盘水肿可为长期颅高压的结果，应考虑有无肿瘤及其他占位病变。蛛网膜下隙出血时可有视网膜浅表出血。若视网膜有广泛的渗出物和出血则应考虑有无糖尿病、尿毒症、高血压等。

4. 运动功能　主要检查有无肢体瘫痪，方法为：①将患者上肢或下肢垂直上举然后下落，瘫痪侧的上肢或下肢表现为急速落下，非瘫痪侧上肢或下肢则保持一定的上举位。②观察下肢有无外旋，瘫痪侧往往外旋。③测试左右侧肢体肌力的区别，若四肢运动功能完全丧失，则表明两侧大脑半球、脑干下部病损严重。

5. 反射　主要检查深反射、浅反射（腹壁反射、提睾反射）及病理反射，尤其注意左右有无差别。两侧反射不对称，提示有局灶性病变。如果深浅反射均减低甚至消失，提示昏迷程度的加深，病理反射的存在提示有锥体束损害。

六、昏迷的可能病因判断

昏迷时许多症状的不同组合，临床上应给予不同的病因考虑：

1. 如脑膜刺激征（+），局灶性神经症状（-）

(1) 突然起病，以剧烈头痛为前驱症状，可能为蛛网膜下隙出血。

(2) 以发热为前驱症状，可能为脑炎、脑膜炎。

2. 如脑膜刺激征（+）或（-），局灶性脑症状（+）

(1) 与外伤有关，可能为颅脑外伤、硬膜外血肿、硬膜下血肿。

(2) 突然起病，可能为脑出血、脑梗死。

(3) 以发热为前驱症状，可能为脑脊髓炎、脑脓肿。

(4) 缓慢起病，可能为脑瘤、慢性硬膜下血肿。

3. 如脑膜刺激征（-），局灶性脑症状（-）

(1) 昏迷短暂，可能为癫痫、晕厥、脑震荡。

(2) 有明确中毒原因，可能为酒精、安眠药和一氧化碳中毒等。

(3) 有系统性疾病征象，可能为肝性昏迷、肺性脑病、尿毒症、心肌梗死、休克、重症感染等。

（范经世）

第二节　语言障碍及其检查

语言是人类大脑所特有的功能，是交流思想的重要工具。语言障碍包括失语症、失用症、失认症和构音困难。

一、失语症

失语症指在神志清楚、意识正常、发音和构音没有障碍的情况下，大脑皮质言语功能区发生病变，而使说话、听话、阅读和书写能力残缺或丧失。

（一）失语症分类

1. 运动性失语　又称表达性失语或 Broca 失语。患者表现为不能说话，或只能讲出一两个简单的字词，能理解别人的语言，也能理解书写的文字，但不能正确读出。此型失语由左侧额下回后端的盖部及三角部皮质即语言运动中枢病变引起。

2. 感觉性失语　又称听觉性失语或 Wernicke 失语。患者不能理解别人的语言，自己却说话流利，但内容失常，用词欠当，严重时不知所云，也不能正确回答问题，答非所问。患者常能够书写，写出的内容常有错误遗漏，抄写能力则相对不受影响。本型失语常由左侧颞上回后部病变引起。

3. 命名性失语　又称遗忘性失语，患者对物品和人名的称呼能力丧失，但能叙述某物是如何使用的，也能对别人称呼该物的名称对错做出正确判断。本型失语是由左侧颞中及颞下回后部（37 区）病变引起。

4. 失写　又称书写不能，患者虽无手部肌肉瘫痪，但不能书写，或写出的句子有错误，抄写能力仍存在。单独发生的书写不能较少见，常并发其他类型的失语如运动性或感觉性失语。病变在优势侧额中回后部。

5. 失读　患者并无失明，但丧失对视觉符号的识别，对词句、图画不认识。失读常并发失写，表现为不能阅读，不能自发地书写，也不能抄写。病变在优势侧顶叶角回。

（二）失语症检查

1. 语言表达能力检查　①自发谈话：自发语言是否减少、病史能否自述、用词是否正确、用词错误后是否有自知力。②回答问题：包括对病史的进一步询问、一年内季节和月份的叙述，甚至对自己一生经历或一段小故事的叙述等。③复述：要求患者"我说什么你也说什么"。从常用词到少用词、抽象词、短句，再到长的复合句。

2. 语言理解能力检查　主要是要求患者执行口头指令和单词的听辨认。口头指令从最简单的"张嘴"到含语法词的多步骤指令。单词的听辨认是要求患者从几种物品（或图画、身体部位）中指出检查者说的词是哪个。患者因有肢瘫或失用难以执行指令或指物时，可用"是，否"题检查，对检查者说的一句话表示"是"（对）还是"不是"（不对）。是否句也应包括从最熟悉的问句"你的名字是×××，对吗"到含语法词的句子。

3. 书面文字理解能力检查　①读报上文章讲出大意，或读字卡上的词并配物做相对应的词、物解释。②朗读文字指令并做执行动作。

4. 书写能力检查　①自发书写：嘱患者写出姓名、年龄、地址及全家状况，看其有无困难或出现漏字、错字。②听写：检查者一字一字地念出一段话，让患者写出。③抄写：嘱患者抄出报纸一段文字，看其有无错误。

二、失用症

（一）失用症分类

失用症又称为运用不能症，指大脑局部损害致大脑高级功能障碍而产生的症状，是一种后天已经掌握的技能的运用障碍，主要见于左侧顶叶缘上回、胼胝体和额叶病变。失用症分为：

1. 双侧性失用　指双侧肢体尤其是上肢出现的失用。

2. 一侧性失用　指局限于身体一侧的失用。

3. 节段性失用　指局限于身体某一部分的失用。

4. 选择性失用　指局限于某一功能的失用。

（二）失用症检查

（1）检查者给予口头指令，测试其执行简单动作的能力，如闭眼、伸舌、举手等。

（2）检查者做某些动作令患者模仿。

（3）给患者梳子、牙刷等实际物品，嘱其做某种动作，如梳头、刷牙、划火柴、倒水入杯等。

（4）检查者观察患者在日常生活中的自发动作，如穿衣、脱袜、梳头、刷牙、吃饭、表示再见。

（5）嘱患者做一些想象的动作，如倒水、点烟、洗脸等。

（6）检查患者自发画画、临摹画、摆火柴棍、摆积木、空间分析测验、三维结构、难题重建等结构能力及书写、构音等能力。

三、失认症

（一）失认症分类

失认症是指大脑局部损害所致的一种后天性认识障碍，分为：

1. 视觉性失认　指对视觉对象的认识不能，患者不能对所看到的、摆在面前的物品正确认识并做出正确反应，多见于双侧枕叶病变。

2. 听觉性失认　指患者听力正常，能听到各种声音，但不能认识或不能辨别各种原来自己所熟悉的声音，见于两侧听觉联络皮质尤其是优势侧颞叶的损害。

3. 触觉性失认　指患者的触觉、温度觉、本体感觉正常，但闭目后不能通过用手触摸的方法认识手中原来熟悉的物体，但若睁眼看到或用耳听到该物体发生的声音就能认识，见于两侧大脑半球顶叶角回、缘上回的病变。

4. 体像障碍　指对本人自体结构的认识发生障碍，包括自体空间失认或人体自身的失认，本质上是一种综合的、复杂的失认症，见于非优势侧（右侧）顶叶病变。

（二）失认症检查

1. 视觉性失认　观察是否能辨认物品、颜色和面孔，是否能阅读等。

2. 听觉性失认　观察是否能辨认日常生活声音及乐曲等。

3. 触觉性失认　观察是否能在闭目后对手中的日常用品通过抚摸辨认。

4. 体像障碍检查

（1）自体部位和偏身失认：如认为自己的肢体不复存在，宛若失去偏身，是为半侧身体失认症。如否认自己身体的某个部分存在，是为自体部位失认。多见于右侧顶叶病变。

（2）Gerstmann 综合征：以双侧性手指失认（不能辨认手指）及左右失定向（左右不分）、失写（写字和抄写困难）和失算（笔算困难）为主要表现，多见于优势侧角回、缘上回病变。

（3）疾病感缺失、偏瘫漠视与偏瘫失认：患者对自己疾病无感知称疾病感缺失，对自己的偏瘫不关心和不注意称偏瘫漠视，对自己的偏瘫全然否认则为偏瘫失认。见于右侧半球的 Rolando 后区损害。

（4）视空间失认：指对自己和周围空间物体的正确联系发生障碍，不能归于视力异常和视野缺损，分为：①半侧空间忽视：患者在进行各种活动时忽略其损伤大脑半球对侧的空间，多为左侧。严重时刮脸、修饰、穿衣均限于右边一侧，吃饭也只吃病灶同侧一半等，阅读书写也只限于病侧一半。这类症状称为半侧空间忽视。病灶多位于右侧大脑半球顶枕部。②地理感缺失：为地理关系认知障碍。患者不能将所看到的、所经历的与所记忆的地理关系密切联系起来，致在一个熟悉的地方迷失方向，为顶叶病变所致。

四、构音困难

失语症需与构音困难进行鉴别。构音困难是指神经系统器质性疾病引起的发音不清而用词准确，与发音清楚但用词不正确或不能正确表达意思的失语不同。构音障碍见于多种原因。

（一）上运动神经元损害的构音困难

一侧构音器官接受两侧上运动神经元的控制和支配，单侧上运动神经元损害，并不造成永久性构音困难，双侧上运动神经元损害，如假性延髓性麻痹、肌萎缩侧索硬化症、多发性硬化、中脑肿瘤或血管病，可出现构音困难。此类构音障碍的特点是：构音肌瘫痪，舌较正常小而硬，言语含混不清，特别是唇音（如拨、泼、模、佛等音）及齿音（如知、吃、滋等）受到影响最重，常伴有吞咽困难、饮水返呛及情感障碍。

（二）下运动神经元损害的构音困难

1. 运动性脑神经核病变所致的构音障碍　常以舌肌麻痹为先，舌运动受限，发音缓慢而含混，不能发出得、特、勒等舌音，有唇音障碍，继之发生软腭麻痹而有鼻音。疑核完全损害而致咽喉肌功能丧失则构音完全不能。

2. 脑神经（周围神经、神经根）麻痹引起的构音障碍　多发性神经炎可致软腭局限性损害，出现构音困难，呈鼻音。喉返神经麻痹时出现声带肌麻痹，而致构音困难。感染性多发性神经根炎可出现软腭、咽部和声带麻痹，也可有发音障碍。

（三）大脑基底节损害的构音困难

此类构音困难是由于构音器官肌张力增高、震颤等因素引起。特点是言语徐缓、节律慢、音节紊乱，常有断缀，见于肝豆状核变性、手足徐动症和舞蹈病等。帕金森病则为语音低，音节快而不连贯，语音单调及语言反复。

（四）小脑系统损害的构音困难

此类构音困难是由于构音器官肌肉运动不协调或强迫运动造成，又称共济失调性构音困难，表现为言语显著拖长，有不平均的音强，呈暴发性语言，有时可发出一连串的音节或词句。吟诗状（分节性）语言系由于说话时重音配置异常并被均匀地分隔成许多不连贯的阶段，见于小脑疾患。

（五）肌肉病变所致的构音困难

1. 重症肌无力　表现为连续说话后语音不清，休息后好转，可伴有重症肌无力的其他症状。

2. 进行性肌营养不良症　如面肩肱型肌营养不良时可有口轮匝肌萎缩，舌肌偶有萎缩，故有唇音、舌音构音障碍等。

3. 萎缩性肌强直症 有颜面肌、舌肌、软腭麻痹，口轮匝肌萎缩，也可出现构音障碍。

（罗小程）

第三节 神经外科疾病诊断程序

神经外科疾病包括颅脑、脊髓和周围神经的损伤、感染、肿瘤、畸形、血管性疾病、其他（如需要外科治疗的功能性疾病等）六大类。临床表现总体上可归为共性和局灶性症状，前者有颅内高压、脑膜刺激征和脑与脊髓压迫症等，后者包括神经功能改变或缺失、癫痫等。但由于神经系统解剖和病理生理的复杂性，同病不同症、同症不同病的状况常见，准确诊断是疾病正确治疗的前提。只有明确了病变的部位、性质和原因，才能有的放矢地进行治疗，需要手术治疗者，也方能选择恰当的手术入路。切不能以症为病，轻易随症施治。

神经系统疾病的诊断要遵循一定的步骤：首先需询问、搜集病史，再行有重点的神经系统体格检查，理清患者的症状、体征和病程演变过程。继而"顺藤摸瓜"，进行定向、定位和定性3个方面的诊断分析：①定向诊断：判定患者是否为神经系统疾患，是不是神经外科疾病。②若属于神经外科范畴，则推导其症状、体征与神经系统解剖、生理有何关联，为神经系统哪个部位病变，即定位诊断（level diagnosis）。③分析病变是否存在前述共性症状和（或）局灶性症状，病灶考虑系统性病变还是弥散性抑或是局灶性病变。并结合辅助检查判断病变的可能性质，即定性诊断（qualitative diagnosis）。见图2-1。

采集全面、详细、准确的病史资料是神经系统疾病诊断的第一步，其可靠性直接影响医师对疾病的判断。问诊时应以患者的主要病痛（主诉）作为线索，按各症状发生的时间顺序加以记录。例如症状何时开始，有无明确诱因，为阵发性还是持续性，逐渐加重抑或时有好转，何种情况下得以缓解，缓解程度如何，什么情况下会发作或加重，该主诉症状发展（发作）到高峰时有无其他伴发症状，何时何地做过何种治疗，这些治疗对病程有何种影响等。细致的病史采集可以获得更多的病情，对于临床分析助益良多。以颅脑损伤后出现局限性癫痫者为例：若右手先开始抽动，稍后才右下肢抽动，最后达到或未达到全身抽搐。这均提示损伤部位在左侧大脑半球中央前回中下部，若先有右手感觉异常发作而后才有抽搐，则病灶可能在左半球中央后回中下部。又如一例因"幕下占位"入院的儿童，若主诉先为一段时间的共济失调症状，继而出现颅内压增高及脑干损害体征，表示病变自小脑向前生长，多考虑系小脑病变，如髓母细胞瘤等；反之，如先出现脑桥神经核症状（眩晕、眼震，面瘫及外展麻痹等），之后出现四脑室阻塞症状及共济运动障碍，则表示病变起自脑干，向小脑方面发展。

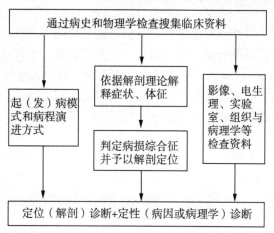

图2-1 神经外科疾病诊断步骤

神经系统疾病的诊断的第二步是对患者进行包括神经系统检查在内的、有重点的体格检查。实际临床工作中，对所有患者均进行详尽的、包罗各项神经系统功能的全面检查是不现实的，实际上也没有这个必要。十分详细的专科检查只有在当对患者可能存在某种神经系统疾病存有疑问时，才根据需要有选择地进行。但是，重点而全面的神经系统检查是医师获取病变信息的基本手段，也是定位诊断必不可少的环节。所以无论患者患有神经系统哪个部位的和何种性质的疾病，都需要对患者中枢和周围神经系统有一个全面的了解，即进行所谓"常规的神经系统检查"。

常规的（或者说最低限度的）神经系统检查应包括如下项目：①一般观察：包括患者的意识、言语等高级智能活动情况，步态有无共济失调或偏瘫等。②脑神经检查：重点应检查瞳孔等眼征。③运动功能检查：包括四肢肌力、肌张力、共济和协调运动、指鼻试验、跟—膝—胫试验、轮替动作和反击征等。④神经反射检查：深浅反射检查应包括上肢肱二、三头肌腱反射，桡腕反射，腹壁反射，下肢跟、膝腱反射，足底反射等。病理反射检查包括 Hoffmann 征、Babinski 征等。⑤感觉功能检查：可对比身体两侧的痛、触觉及音叉振动觉与关节肌肉觉。⑥脑膜刺激征：即检查项部有无强直或阻抗、有无 Kerning 征等。

神经系统疾病的诊断的第三步是：结合研究实验室、影像学、神经生理、脑功能辅助性检查资料，最后确定病灶定位和定性诊断，根据可能性大小排序。需要指出的是：在神经影像学、神经电生理学等学科高度发展的今天，辅助检查确实为临床医生确定或排除疾病诊断提供了许多有益的帮助，但须知道：实验室检查和辅助检查和体格检查的关系是"一鸟两翼"的关系。认真细致的问诊和查体，以及缜密的临床诊断思维。加强临床观察、及时捕捉病情变化，继而做出合理的判断是神经外科医师的基本功，无论何时何地、检查手段如何先进，"辅助"检查的选择终究是临床医师诊断思维的体现，下大包围、撒大网检查绝对不利于医师临床思维的提高，过度依赖某些价格比较昂贵或有创伤性的特殊检查，无形之中也加重了患者的经济负担、痛苦和风险性。

掌握正确神经系统疾病的诊断程序是神经科医师的基本功。而熟练掌握、解释和鉴别各种神经体征的解剖定位和临床意义则需要反复的临床实践，不断积累。因此，对于收治的或者参与手术的患者，医师不能简单依赖护理观察记录或者汇报。神经外科疾病患者病情时常改变，"时间就是大脑"，及时观察、对比不同时段的症状和体征改变对于及时诊断和鉴别诊断都相当重要。例如，在观测蝶鞍区病变患者的视野变化时，如先发现双颞侧上象限盲，而后变为双颞侧偏盲，提示病变由视交叉的下方向上生长，鞍内肿瘤的可能性大。反之，如先观察到双颞侧的下象限盲，而后变为双颞侧偏盲，则表示病变自上而下生长，应考虑鞍上病变、三脑室附近病变如颅咽管瘤等，而鞍内肿瘤的可能较小。再如对于颅内肿瘤患者，起始症状多提示病灶的原发部位，后来的症状则说明病变扩展的方向。这些均容易理解和掌握，但实际上，除肿瘤本身引起的局部病灶性症状外，往往还有一些因脑组织移位和血液循环障碍所产生的远距离症状（远隔症状），即所谓假性定位征。这些就需要仔细分析加上经验的积累，方能练就一双"火眼金睛"。

总之，神经外科疾病的临床表现纵有千姿百态，但若能从疾病本质认识入手，广开思路，既抓住其共性，又重视个体易变性，通过综合分析、逻辑思维，自然会达到全面而精确的诊断目的。当然，诊治时更不能忽视治疗上的"整体观"，即患者是个完整个体，诊疗时，不仅要能正确诊治患者所患的神经外科专科疾病，也不能忽视患者全身各系统功能评估。手术前、后，给予各种必要的药物和支持性治疗措施，纠正患者生理、代谢及营养失调，减轻患者术后各种不良反应，这才是"以人为本"的科学诊疗观。

（罗小程）

第四节　神经外科疾病定位定性诊断基础

神经外科临床诊治的首要问题是如何通过神经系统症状、体征对疾病做出正确的定位、定性诊断。神经功能与解剖结构有一定对应关系，脑和脊髓、脑神经、感觉系统、运动系统、反射系统等特定结构或部位的损害病变会导致相应的结构功能的变化，而临床表现通常是神经系统结构或部位受损的反映。通过特定的功能损害与解剖部位在空间上的对应关系和在时间上的演变过程，结合其他相关临床表现逆推病变侵害的部位和扩展的范围。因而，熟悉解剖生理及其相互联系，对解析神经外科疾病的症状体征尤为重要。为了便于分析，对神经系统临床症状体征进行总结归纳为临床综合征，熟悉这些综合征对定位诊断会有所帮助。限于篇幅，本节仅涉及临床常见的、基本的中枢神经系统损害定位表现和最基本的综合征，供读者参考，更为详细的内容请参看有关专著。

一、定位诊断

定位诊断即为解剖诊断，即要理清病变是位于中枢神经（脑和脊髓）还是周围神经，判断病变是在颅内还是椎管内，是局限性还是弥漫性。对于颅内病变，应分析病变在脑膜内、外，还是脑实质。如在脑内更要进一步判定在灰质还是白质，病变侧别是局限于某单一脑叶还是波及多个脑叶，有无间脑、基底核或脑干受累的症状与体征。如考虑系颅底病变，应考虑定位于颅前窝、颅中窝还是颅后窝，或者跨界生长。幕下病变则要理清问题在小脑、中脑导水管、第四脑室、脑干还是寰枕区。椎管内病变则应行纵、横两方面定位，既要确定病灶的上界、下界，又要判定病变是在髓内、髓外，硬膜内、硬膜外。髓内病变还应准确推断所累及的结构与节段范围。

（一）大脑半球病变的定位诊断及相关综合征

总体上讲，大脑半球病变临床表现包括智能异常和行为异常两方面。

1. 额叶病变　可引起记忆障碍乃至不同程度痴呆。额叶前部病变表现为情感、智能、精神、行为和人格障碍；额叶后部（中央前回）刺激性症状为癫痫发作，破坏性病变可致对侧肢体运动障碍。若病变累及中央前回之前的运动皮质区，会造成对侧强握反射和摸索反射（Fulton 综合征）；额叶底面病变早期引起以呼吸间歇、血压升高等植物功能紊乱为主的刺激性症状，破坏性病变可致愤怒、木僵等精神障碍；扣带回前部病变会引起瞳孔扩大、脉搏徐缓、呼吸减慢等。运动性语言中枢位于额下回后部，病变表现为运动性失语；书写中枢位于额中回后部，病变表现为失写症；眼球凝视中枢位于额中回后部书写中枢之前，刺激性病变引起双眼向健侧同向凝视，破坏性病变引起向患侧同向凝视；排尿中枢位于额中回，受损表现为尿失禁。额叶病变损害严重时除可表现为痴呆外，还可影响基底核和小脑引起假性Parkinson 病和假性小脑体征等。

2. 颞叶病变　会出现人格改变，可同时伴有记忆障碍、颞叶癫痫发作，耳鸣、幻听等听觉障碍及象限盲、内脏感觉异常等。颞上回前部病变会导致乐感丧失，听话中枢位于颞上回后部，病变引起感觉性失语；颞中回和颞下回病变表现为对侧躯干性共济失调，深部病变还可并发同向上 1/4 象限视野缺损；颞横回刺激性病变表现为耳鸣和幻听，破坏性病变为听力减退和对声音的定位障碍；颞叶内侧病变表现为颞叶癫痫、钩回发作，破坏性病变表现为记忆障碍；颞叶广泛损害表现为人格、行为、情绪及意识的改变及复合性幻觉、幻视，逆行性遗忘等记忆障碍。

3. 顶叶病变　顶叶前部（中央后回）刺激性症状可致对侧感觉异常和局限性感觉性癫痫，破坏性病变致对侧偏身感觉障碍。缘上回、角回连同颞叶的上部与语言功能有关，损害可致失语。顶上小叶病变导致复杂的皮质觉障碍，如实体觉、两点辨别觉和立体觉丧失。主侧顶下小叶角回病变致失用、失写、失读，计算不能，手指失认，左右侧认识不能（Gerstmann 综合征）。累及顶叶的病变还可导致偏身感觉障碍、肌肉萎缩和发育障碍（Silverstein 综合征）。

4. 枕叶病变　主要出现视觉障碍。因病变不同，可表现为视野缺损、象限盲和偏盲（可伴"黄斑回避"）。视中枢受刺激时，可发生幻视，在病变累及邻近的颞顶叶时更为明显。双侧枕叶视皮质受损可致皮质盲，但瞳孔对光反射存在，或虽已失明但患者否认（Anton 征）。

5. 胼胝体病变　胼胝体膝部病变出现上肢失用，体部的前 1/3 病变表现为失语及面肌麻痹，中 1/3 病变表现为半身失用和（或）假性延髓性麻痹，胼胝体压部病变时出现下肢失用和（或）同向偏盲，胼胝体广泛损害时会出现嗜睡、淡漠、记忆障碍等。

6. 半卵圆区（白质）病变　半卵圆中心指大脑皮质与基底核、内囊之间的大块白质纤维。前分病变会出现对侧肢体单瘫和运动性失语；中部病变多会出现远端重于近侧的对侧皮质感觉障碍；后部病变会出现对侧同向偏盲和听力障碍等。

7. 边缘系统病变 可导致自主神经紊乱（如内脏功能障碍）、情绪改变、记忆障碍和本能行为（饮食、睡眠、性本能及躲避危险行为等）异常。若病变同时累及额叶、颞叶和边缘系统，会造成近事遗忘和虚构症（Kosakoff 综合征）。若病变累及颞叶、海马、钩回和杏仁核，会表现为情绪、食欲、性欲亢奋（Kluver Bucy 综合征）。

8. 基底核区病变 纹状体（豆状核和尾状核）病变时出现手足徐动症（舞蹈病）、静止性震颤（Parkinson 综合征）。内囊前肢因有额桥束通过，病变时出现双侧额叶性共济失调；膝部因有皮质脑干束通过，病变时出现对侧中枢性面、舌瘫；后肢由前向后依次通过皮质脊髓束、丘脑皮质束、视放射和听辐射等结构，病变时分别引起对侧肢体偏瘫、对侧半身深浅感觉障碍、偏盲和听觉障碍。内囊病变对侧的偏身感觉缺损/偏瘫、偏盲合称内囊综合征，多见于高血压脑出血、壳核—内囊出血等。

（二）间脑病变的定位诊断

间脑可分为背侧丘脑（丘脑）、后丘脑、上丘脑、底丘脑和下丘脑五个部分，是仅次于端脑的中枢高级部位。

1. 丘脑 为大脑皮质下感觉中枢，刺激性症状引起对侧半身丘脑痛，呈弥散性，多伴有痛觉过敏和痛觉过度，难以准确定位；破坏性症状为对侧半身深浅感觉障碍，深感觉障碍重于浅感觉，远端重于近端，还可引起对侧半身共济失调、舞蹈病、多动症和丘脑手等。

丘脑综合征（Dejerine—Roussy syndrome）包括：①病变对侧肢体轻瘫。②病变对侧半身感觉障碍（以深感觉为主）。③病变对侧半身自发性疼痛。④同侧肢体共济运动失调。⑤病变同侧舞蹈样运动。多见于丘脑肿瘤，但完全典型者少见。当肿瘤向前内侧发展时精神障碍较明显；向下丘脑发展则内分泌障碍较为突出；向丘脑枕发展除出现病变对侧同向偏盲外，还因影响四叠体可能出现瞳孔不等大、眼球上视障碍、听力障碍等症状。

2. 后丘脑 病变累及外侧膝状体出现对侧同向偏盲，累及内侧膝状体出现听力减退；丘脑枕病变造成对侧同向注视麻痹和丘脑手。

3. 上丘脑 由松果体、后联合和缰三角组成，与生物昼夜节律调节有关。病变累及松果体出现性早熟及尿崩。

4. 底丘脑 是丘脑与中脑被盖之间的过渡区，病变累及丘脑底核（Luys nucleus）致偏侧投掷症（Hemiballismus），表现为对侧上、下肢（通常上肢症状重于下肢）剧烈而持续的舞动或投掷动作。

5. 下丘脑 与内脏和代谢活动有关，病变可引起水、电解质和渗透压调节，糖、脂与内分泌代谢，体温调节、觉醒和睡眠、自主神经功能紊乱以及感情、记忆、行为等障碍。

下丘脑网状结构损害会出现无语无动缄默症（akinetic mutism）。颅脑损伤、三脑室肿瘤和丘脑肿瘤均可引起间脑癫痫，表现为自主神经系统发作症状（如面部潮红、大汗淋漓、心悸、胃肠不适等），偶有尿意，但无抽搐。腹内侧核损害会引起肥胖，正中隆起损害影响青春期发育并致性功能障碍，称肥胖性生殖无能综合征（Frohlich syndrome）。

（三）脑干损害的定位诊断

脑干自下而上由延髓、脑桥和中脑三部分组成，常见神经外科相关疾病为血管性病变、肿瘤等。这些病变累及相应平面的若干神经核和纤维束，导致相应的临床症状。脑干病变的表现主要包括：①脑神经损害：后组脑神经损害对应延髓平面，中组脑神经损害对应桥延或脑桥平面，第Ⅲ、Ⅳ对脑神经损害对应中脑平面。②传导束损害：包括感觉、运动与平衡障碍。③意识—觉醒障碍。④自主神经功能紊乱：如高热、针尖样瞳孔、无汗等。⑤不同平面的脑干损害对应一些特征性呼吸节律改变：如周期性呼吸（间脑）、中枢性过度换气（中脑上端）、长吸气（脑桥上端）、共济失调性呼吸（延髓上端）等。部分典型的脑干损害综合征及其临床特点如下：

1. 延髓内侧综合征 如为单侧损伤，又称舌下神经交叉性偏瘫。通常由椎动脉的延髓支阻塞所致；主要受损结构及临床表现为：对侧上、下肢瘫痪（锥体束受损）；对侧上、下肢及躯干意识性本体感觉和精细触觉障碍（内侧丘系受损）；同侧半舌肌瘫痪（舌下神经根受损）。

2. 延髓外侧综合征 又称 Wallenberg 综合征。损害位于延髓上部侧方、椎动脉的延髓支或小脑下后动脉供血区。主要受损结构及临床表现为：同侧头面部痛、温觉障碍（三叉神经脊束受损）；对侧上、下肢及躯干痛、温觉障碍（脊髓丘脑束受损）；同侧软腭及咽喉肌麻痹，吞咽困难，声音嘶哑（疑核受损）；同侧 Horner 综合征，表现为瞳孔缩小、上睑轻度下垂，面部皮肤干燥并潮红及汗腺分泌障碍（下丘脑至脊髓中间外侧核的交感下行通路受损）；同侧上、下肢共济失调（小脑下脚受损）；眩晕，眼球震颤（前庭神经核受损）。

3. 脑桥基底部综合征 如为单侧损伤，又称展神经交叉性偏瘫。由基底动脉的脑桥支阻塞所致。主要受损结构及临床表现为：对侧上、下肢瘫痪；同侧眼球外直肌麻痹（展神经根受损）。

4. 脑桥背侧部综合征 通常因小脑下前动脉或小脑上动脉的背外侧支阻塞，引起一侧脑桥尾侧或颅侧部的被盖梗死所致。以脑桥尾侧被盖损伤为例，主要受损结构及临床表现为：同侧眼球外直肌麻痹，双眼患侧凝视麻痹；同侧面肌麻痹（面神经核受损）；眩晕，眼球震颤；同侧头面部痛、温觉障碍；对侧上、下肢及躯干痛、温觉障碍；对侧上、下肢及躯干意识性本体觉和精细触觉障碍；同侧 Horner 综合征（下丘脑至颈段脊髓中间带外侧核的交感神经下行通路受损）；同侧上、下肢共济失调（小脑下脚和脊髓小脑前束受损）。

5. 大脑脚底综合征 如为单侧损伤，又称动眼神经交叉性偏瘫（或 Weber 综合征）。由大脑后动脉的分支阻塞所致。主要受损结构及临床表现为：同侧除外直肌和上斜肌以外的所有眼球外肌麻痹，瞳孔散大（动眼神经根损伤）；对侧上、下肢瘫痪（皮质脊髓束受损）；对侧面神经和舌下神经核上瘫（皮质核束损伤）。

6. Benedikt 综合征 累及一侧中脑被盖部腹内侧。主要受损结构及临床表现为：对侧上、下肢及躯干意识性本体觉和精细触觉障碍；同侧除外直肌和上斜肌外的所有眼球外肌麻痹，瞳孔散大；对侧上、下肢意向性震颤，共济失调［小脑丘脑纤维（为已交叉的小脑上脚纤维）和红核受损伤］。

（四）颅底病变的定位诊断及相关综合征

1. 颅前窝 额叶底部肿瘤如局限性蝶骨嵴或嗅沟脑膜瘤时，因病变压迫同侧视神经，使周围蛛网膜下隙闭塞，而引起 Forster—Kennedy 综合征。表现为病变同侧视神经萎缩，对侧视神经盘水肿，可伴同侧嗅觉丧失。

2. 颅中窝 蝶鞍区病变可引起视交叉综合征，眶上裂、眶尖病变分别引起眶上裂综合征和眶尖综合征，海绵窦区病变可致海绵窦综合征，岩部病变引起岩尖综合征、三叉神经旁综合征、蝶－岩综合征等。

（1）视交叉综合征：表现为双颞侧偏盲，可伴视神经萎缩和蝶鞍改变，同时亦伴垂体内分泌紊乱。多见于垂体腺瘤向鞍上生长。

（2）眶上裂和眶尖综合征：眶后部及视神经管肿瘤等眶上裂和眶尖区域病变所致。

①眶尖综合征（Rollel 综合征）：为Ⅲ、Ⅳ、V_1、V_2支和Ⅵ脑神经受累所致，表现为视神经盘萎缩或水肿、上睑下垂、眼球固定、角膜反射消失、眼神经和上颌神经分布区感觉障碍。

②眶上裂综合征（Rochon—Duvigneaud 综合征）：除无视神经变化外，余同眶尖综合征。

（3）海绵窦综合征：病变累及Ⅲ、Ⅳ、Ⅴ、Ⅵ脑神经，表现为眼球固定、瞳孔散大、角膜反射消失，可并发突眼及眼静脉回流障碍。常因血栓性静脉炎、鞍区动脉瘤和鞍内肿瘤累及海绵窦引起。

（4）颞骨岩部病变。

①岩尖综合征（Gradenigo 综合征）：同侧Ⅴ脑神经受累致面部麻木或疼痛，Ⅵ脑神经受累致眼球内斜、复视。常因乳突炎症扩散、鼻咽部或鼻窦的恶性肿瘤沿颅底裂隙侵蚀所致。

②三叉神经旁综合征（Raeder Paratrigeminal 综合征）：病变位于岩骨前段三叉神经半月节附近，三叉神经受累致面部疼痛，颈动脉交感丛受累致同侧 Horner 征。

③蝶—岩综合征（Jacob 综合征）：蝶骨和岩骨交界处病变引起Ⅲ、Ⅳ、Ⅴ、Ⅵ脑神经麻痹，表现为同侧眼肌麻痹和三叉神经感觉障碍，累及视神经可致视力障碍。

3. 颅后窝 内耳道病变可致内耳道综合征；脑桥小脑角病变可致脑桥小脑角综合征；颈静脉孔区

病变可致 Vernet 综合征、Collet—Sicard 综合征、Vilaret 综合征等；枕骨大孔附近病变可致颅脊管综合征。

（1）内耳道综合征：内耳道病变时，同侧面神经受累出现外周性瘫痪，同侧前庭神经受累引起耳鸣、耳聋、眼球震颤和平衡障碍。

（2）脑桥小脑角综合征：脑桥小脑角位于小脑和脑桥的外侧（小脑—脑桥池）和岩骨嵴内 1/3 之间。该部位有耳蜗神经、前庭神经、面神经、三叉神经及前庭小脑束通过。耳蜗神经损害出现耳鸣、耳聋；前庭神经损害出现眩晕、恶心、呕吐；面神经损害出现同侧周围性面瘫；三叉神经感觉支损害出现同侧面部感觉减退；前庭小脑束损害出现同侧共济失调。常见于听神经瘤和该区域的脑膜瘤等。

（3）颈静脉孔综合征（Vernet 综合征）：Ⅸ、Ⅹ、Ⅺ脑神经通过颈静脉孔的内侧部，多为颅内原发病变引起此三根脑神经麻痹，此外还可见于颈静脉球瘤、颈动脉体瘤和多发性脑神经炎。

（4）颅脊管综合征：为枕骨大孔区病变侵犯颅后窝和高位椎管，累及小脑、延髓、后组脑神经和上颈髓所致。表现为上部颈神经根症状、枕颈部疼痛（$C_2 \sim C_3$）、强迫头位、后组脑神经损害、延髓症候群等。

（五）小脑病变的定位诊断

小脑的功能主要是调节下行运动通路的活动，保持平衡和控制肌张力，保证精细、技巧性动作协调完成。故小脑损害不会引起随意运动丧失（瘫痪），但对运动性学习和运动具有重要意义。另外，小脑虽接受多种感觉传入冲动，但对有意识的感觉和刺激辨别却无甚意义。

小脑损害的典型临床症状与体征有：眩晕、呕吐、共济失调、眼球震颤和意向性震颤。

1. 小脑半球 该区域病变主要表现为同侧肢体共济失调、粗大的水平眼震、辨距不良、轮替障碍、指鼻和跟—膝、胫试验阳性、搜索样语言、同侧半身肌张力降低等。

2. 蚓部 该区域小脑蚓部病变主要表现躯干性共济失调、平衡不稳，呈醉汉步态。而小脑半球病变则在患侧肢体共济失调、肌张力低、腱反射迟钝，走路向患侧偏斜，也易向患侧倾倒。

3. 齿状核 受损可出现运动过多和肌阵挛。

4. 小脑脚 小脑下脚（绳状体）病变出现同侧小脑性共济与平衡障碍，眼球震颤及书写障碍；小脑中脚（脑桥臂）病变出现同侧额叶性共济障碍；小脑上脚（结合臂）病变出现同侧小脑性共济障碍，对侧红核病变引起不自主运动，头偏向患侧。

5. 弥漫性小脑病变（小脑半球和蚓部同时受损） 慢性小脑弥漫性变性时，主要出现躯干和言语共济失调，而四肢共济失调不明显。这可能是由于新小脑功能有所代偿之故。急性弥漫性小脑病变时，除有严重的躯干和四肢共济失调以及言语障碍，还伴有肌力下降、肌张力降低、腱反射减弱。

（六）脊髓病变的定位诊断

脊髓病变的定位诊断分为"纵"定位与"横"定位两方面，前者系判断病变是存在于延髓颈髓移行直至马尾的哪个平面；后者是判定病变在脊髓横断面上的白质、灰质等哪个具体部位。

脊髓病变的上界可根据根性症状、传导束性感觉缺失平面、腱反射变化、自主神经症等来确定；脊髓病变的下界可根据瘫痪及反射的变化、发汗试验、反射性皮肤划痕症、足部立毛反射等来判定；横定位主要需鉴别髓内病变、髓外硬膜下病变及硬膜外病变，可根据有无根痛、感觉运动障碍发展方向、有无肌肉萎缩、锥体束征及尿便障碍出现早晚顺序及病程发展快慢来鉴别。MRI 等影像学检查可以提供脊髓病变横定位及纵定位的直接征象。

1. 脊髓病变的左右侧定位 早期多为脊髓半侧受累，晚期可能出现脊髓双侧损害表现。除了脊髓丘脑束在相应的节段交叉到对侧（上升两个平面左右后交叉）外，其余都在同侧。

2. 脊髓病变的腹背侧定位 腹侧病变以运动障碍为主，背侧病变以感觉（尤其是深感觉）受累为主。

3. 脊髓病变的内外定位 髓外病变多从一侧开始，伴有根痛、肌力减退或肌萎缩，早期出现锥体束征，尿便障碍和感觉缺失出现的晚。髓内病变早期就会出现尿便障碍、感觉缺失或感觉分离。髓外压迫性病变因很少侵入髓内，以横向发展为主并形成脊髓横断性损害，髓内压迫性病变纵向生长多见，故呈多节段受累。皮质脊髓束和脊髓丘脑束的内部排列顺序从外向内依次是骶、腰、胸和颈（下肢在外，颈胸在内）。脊髓后索的排列顺序从外向内依次是颈、胸、腰和骶（下肢在内，颈胸在外）。了解这些排列关系，可以根据肢体运动和深浅感觉受累的先后顺序，对髓内和髓外病变做出临床定位：髓外病变时下肢首先出现症状，颈膨大以上的髓内病变上肢先有症状。

4. 脊髓损伤的一些表现

（1）完全性脊髓横贯性损害：主要表现为截瘫、各种感觉丧失和尿便障碍三大症状。

（2）脊髓半侧损害：Brown—Sequard 综合征。即伤侧平面以下位置觉、振动觉和精细触觉丧失，同侧肢体硬瘫，损伤平面（或低 1~2 个节段）以下的对侧身体痛、温觉丧失。临床所遇到的脊髓半切综合征多不典型，故当发现一侧肢体运动障碍和深感觉障碍，对侧浅感觉障碍明显时也应考虑本症。

（3）脊髓前角损害：主要伤及前角运动神经元，表现为这些细胞所支配的骨骼肌呈弛缓性瘫痪，肌张力低下，腱反射消失，肌萎缩，无病理反射，但感觉无异常。如脊髓灰质炎。

（4）中央灰质周围病变：若病变侵犯白质前连合，则阻断脊髓丘脑束在此的交叉纤维，引起相应部位的痛、温觉消失，而本体感觉和精细触觉无障碍（因后索完好）。这种现象称感觉分离，如脊髓空洞症或髓内肿瘤。

5. 脊髓节段性损伤

（1）高颈段（$C_1 \sim C_4$）损害：主要表现为四肢上运动神经元性瘫痪，病损平面以下全部感觉丧失，尿便障碍；膈肌受刺激或麻痹会有呃逆或呼吸困难；可有颈部根性疼痛，即颈痛向枕部放射。

（2）颈膨大（$C_5 \sim T_2$）损害：截瘫、感觉平面和尿便障碍；上肢呈下运动神经元性瘫痪，下肢呈上运动神经元性瘫痪。$C_8 \sim T_1$ 侧角受损可以出现 Horner 征。

（3）胸髓（$T_3 \sim T_{12}$）损害：双上肢正常，双下肢呈上运动神经元性瘫痪，病变平面以下各种感觉缺失，尿便障碍。

（4）腰膨大（$L_1 \sim S_2$）损害：截瘫，病变平面以下各种感觉缺失，尿便障碍；双上肢不受累及。双下肢呈下运动神经元性瘫痪。损害平面在 $L_2 \sim L_4$ 膝反射消失，在 $S_1 \sim S_2$ 踝反射消失。

（5）圆锥（$S_3 \sim S_5$ 和尾节）和马尾（L_2 以下的 10 对脊神经）损害：单纯圆锥损害无下肢瘫痪。早期出现尿便障碍，会阴部感觉缺失，神经根痛少见。马尾损害时下肢可有下运动神经元性瘫痪。早期不出现尿便障碍，根性疼痛明显，感觉障碍不对称。临床上圆锥和马尾病变多相关联，表现为马尾圆锥综合征。

二、定性诊断

病变的解剖定位确定以后还应对病变的性质进行判断，称为定性诊断。病史特点、实验室检查、影像学检查共同为病变的性质的推测提供依据。神经外科疾病常见的病理性质和病因如下：

1. 损伤　多具备明确的外伤史。一般急性起病，如颅内血肿、脑挫裂伤等；患者症状往往在 6~8h 达高峰，但亦有部分患者可能经历较长时期后方出现症状，如慢性硬膜下血肿。应注意甄别是否伴有胸、腹等多发性损伤。

2. 肿瘤　起病多较为缓慢，总体上呈进行性加重趋势，少数病程可有短暂缓解。颅内肿瘤早期可仅有局灶性神经损害，后期可伴有颅内压增高。脊髓肿瘤有脊髓压迫、神经根受刺激和脑脊液循环阻塞表现。老年患者需注意鉴别中枢神经系统转移瘤。

3. 血管病变　血管病变有颅内动脉瘤、脑动、静脉血管畸形、脑卒中等。起病多急骤，症状可在数秒至数天内达高峰。脑血管病变多与动脉硬化、高血压、心脏病、糖尿病等疾病相关。

4. 感染　急性或亚急性起病，症状通常在数日内达高峰，血液和脑脊液实验室检查可进一步明确感染的性质和原因。部分感染性疾病，如脑脓肿、脊髓硬膜外脓肿、脑囊虫病等需要外科治疗。

5. 其他　如需要外科处理的颅脑、脊柱脊髓先天性畸形，如脑积水、脊柱裂、枕骨大孔区畸形、扁平颅底等；多于儿童或青年期缓慢起病，进行性发展。

定性诊断时应注意患者一般表现和病史。如对幼年发病患者，要观察有无先天异常。通过鉴别诊断排除一些概率较小或不相符合的情况，即可将病变性质的考虑缩至最小范围。由此取得临床诊断。基于这种初步的、相对粗糙的诊断，再进一步选择相应的核实性检查。选择检查时应先做无创性检查，不能达到要求时再做一些侵袭性的检查项目。只有取得结论性的证据以后才算得到了确实诊断。但这还不是目的，尚需接受治疗的考验，在实际治疗中还可对诊断进行各种各样的修正和补充完善，直到最后诊疗结束。

神经系统疾病的定位诊断和定性诊断不可截然分开，某些神经系统疾病，在确定病变部位的同时也可推断出病变的性质，如内囊附近的损伤，多由动脉硬化并发高血压性血管疾病所致。因而在多数情况下，神经系统疾病的定位、定性诊断是相互参考同时进行的。最后需要指出的是，临床过程仅反映疾病的一般过程与规律，不能完全反映个别案例情况，因此定性诊断的详细内容仍应结合有关疾病。

（罗小程）

第五节　神经疾病的规范化与个体化治疗

神经外科疾病的规范化治疗首先要做好医师队伍的规范化建设。目前只有让我国约 1 万名神经外科医生都成为正规军，我们整个神经外科的疾病诊疗行为才能实现真正意义上的规范化。目前中国神经外科医师协会已受卫生部委托开展的神经外科医师专科准入考核就是从源头上把好这一关。《卫生部专科医师——神经外科医师培养原则》指出："由于神经外科学是处理人体最高中枢问题的科学，因此对神经外科医师的培训标准要有更高的要求。应该在有完善条件（包括人力资源、设备条件、病源、成就）的单位成立'中国神经外科医师培训基地'，以达到正规化培养合格的神经外科专业医师的目的"。培训体系的完善、临床路径的推行、手术技术的规范化、显微技术的推广都是改善提高疗效的重要环节和重要保障，普及知识和技术也是协会需要重点完成的一项内容。本书附录部分对近年来国内、国际上已经颁布的指南和专家共识做了索引，可供读者阅读查询时参考。

神经外科学是一门十分深奥的学科，随着技术的进步，其内涵和外延不断扩展，亚专业的划分越来越细。一个医生已不可能对所有专业的病种都达到精通的程度。国际上已制订治疗规范、指南、共识，可以为患者提供相对合理、规范的治疗方法，从而得到更好的治疗效果。因而，开展既符合国际标准又符合中国国情的神经系统疾病治疗规范化和个体化的临床研究势在必行。早在 2006 年，受卫生部的委托，中华医学会神经外科分会制订出版了本专业的《临床诊疗指南》和《临床技术操作规范》，这两份文件对规范诊疗行为起到了重要作用。之后一批适合国人情况的规范、指南和专家共识也相继出台。2009 年，为规范临床诊疗行为，提高医疗质量和保证医疗安全，卫生部组织有关专家研究制订了颅前窝底脑膜瘤、颅后窝脑膜瘤、垂体腺瘤、小脑扁桃体下疝畸形、三叉神经痛、慢性硬脑膜下血肿等神经外科 6 个病种的临床路径。2011 年底，卫生部又继续推进临床路径相关工作，再次组织有关专家进行研究制订颅骨凹陷性骨折、创伤性急性硬脑膜下血肿、创伤性闭合性硬膜外血肿、颅骨良性肿瘤、大脑中动脉动脉瘤、颈内动脉动脉瘤、高血压脑出血、大脑半球胶质瘤、大脑凸面脑膜瘤、三叉神经良性肿瘤和椎管内神经纤维瘤等神经外科 11 个病种的临床路径的临床试点工作。

规范化治疗是提高神经外科整体治疗水平的基本要求。只有专业化、规范化，才能不偏离正确的治疗方向。例如，对颅内肿瘤的规范化治疗是指对肿瘤的治疗要按照原则执行，不管是手术、放疗不是化疗都要治疗到位，不能脱离或违背治疗原则。但是，提倡规范化治疗不是说治疗都是千篇一律，搞"一刀切"，由于恶性脑胶质瘤的临床治疗充满挑战，要求临床医师必须追踪脑胶质瘤基础与临床研究的最新进展，不断更新概念，勇于探索。这就使得在临床诊治过程中不能生搬硬套，需要对每一个患者的具体问题进行具体分析，为每一位患者量体裁衣，制订个体化治疗方案，这样才可能达到一个较好的治疗效果。目前的靶向治疗和基因研究都是个体化治疗道路上的有益尝试。

按照唯物主义观点，事物不是一成不变的，医疗理念和技术手段也是在不断发展之中。所谓的治疗规范仅是目前医疗条件下，最为科学、合理的治疗方案。如颅内动脉瘤的治疗，20 世纪 90 年代以前，颅内动脉瘤只有手术夹闭一种治疗，对于复杂不能夹闭的动脉瘤，则选择采用近端阻断、孤立、瘤体切除或塑型、血管重建等手段。但随着介入治疗技术与弹簧圈、支架的出现与发展，现在血管内介入治疗与手术夹闭共同成为颅内动脉瘤两种主要手段，这也意味着颅内动脉瘤的治疗策略已逐渐发生了改变。同时，由于技术进步、显微技术的发展，扩大了急性期进行动脉瘤夹闭的指征，急性期治疗已是目前治疗的主流。但是医师不能因为有了临床路径、规范化治疗指南，反而束缚了合理的创造性、开拓性的研究工作。

近年来，聚焦于循证医学的治疗指南迅速增加，这为提高群体患者治疗效果起到了很好的作用。指南采用的方法是将问题简单化，为广大一线医生提供容易操作的治疗规则，但却忽略了个体化治疗的主旨。这就涉及个体化治疗的问题：出于"保护性医疗（defensive medicine）"和对治疗安全和费用的考虑，神经外科医师面临的是一个个实实在在同时又千变万化的个案，需要在较短的时间内做出"生死抉择"，这在指南中常常找不到对应的治疗策略。此外，对于尚无定论的医学问题，也需要医师结合临床具体实际加以决断。仍以颅内动脉瘤为例，目前脑动脉瘤治疗的主要方法是手术夹闭和血管内介入栓塞治疗，但随之而来的问题是对于一个特殊的案例，哪种技术更为安全有效、何时采用更为合理、如何评价治疗效果。一些问题在现阶段仍颇具争议，我们尚无法完全回答，仍需要大样本、多中心、随机、双盲、严格对照地研究评估。而颅内肿瘤的治疗就显得更为迷茫，首先它具有众多的分类，同类甚至同亚型肿瘤也具有迥异的分子生物与细胞生物学特征，某些的生物标记与位点的异常表达，单纯生物治疗、化疗具有明显的治疗效果，可以单独使用或特殊病例联合普通放射治疗，就能明显控制肿瘤的生长与复发。某些生物标记与位点的异常表达，可能对同样的化疗、生物治疗不敏感，甚至耐受，而放射治疗也可能具有较高的耐受性，仅能短期控制其生长与复发，此时，可能就需要短期放射治疗后，进行单次大剂量毁损的伽马刀治疗补量或低分次立体定向放射治疗，才能提高远期治疗效果；另一些病例甚至需要在特殊生物靶位封闭治疗后，才能呈现放、化疗的敏感性，而需要生物靶向治疗联合放、化疗来提高其治疗效果。因此，对于后两者盲目地放、化疗只能加增患者治疗中的不良反应，这就更显示个体化医疗的重要性。

此外，一份合理的个体化治疗方案还需考虑患者的整体情况，而不是仅仅局限于某种疾病本身。例如，随着人口老龄化，帕金森症等在60岁以上人群中高发的神经系统疾病逐渐增加。不当的治疗可能导致帕金森病的病程发展加速，使得患者症状加剧而过早丧失劳动能力或导致残疾。帕金森病患者规范化治疗是必须的。但对于帕金森患者，医师除了需要设法解除患者疾病本身的困扰，尚需要对其给予心理关注和社会关注。对帕金森的治疗不仅仅是疾病本身的药物治疗，还要抗抑郁治疗以改善患者的幸福感，功能锻炼增加患者的活动能力。帕金森病患者中抑郁症的患病率是20%～50%，工作能力、生活能力的减退及形象的损害、脑中多巴胺的减少，都有可能导致帕金森病患者抑郁的产生。许多帕金森患者还深受抑郁的折磨，严重的甚至有自杀倾向。帕金森病会表现为面无表情、语言减少、反应慢等的症状，与抑郁症的症状有相似之处，很容易被忽视。早期发现尤为重要。这需要医师、患者及其家庭与社会的共同努力。

总之，对于神经外科疾病，总的原则是"目前业界无争议的，采取规范化治疗，对于目前尚无定论的或有争议的，参照循证医学的观点，保证患者获得目前医疗条件下，最为科学的、个体化的治疗方案"。做到规范化与个体化相结合，理论与实践相结合，医师临床工作中要活学活用，要掌握具体的规范化和个体化用药原则，更重要的是学会正确的临床思维方法。开展神经外科疾病治疗的规范化研究，特别是在治疗理念上达成共识；同时鼓励在治疗手段上不断创新，针对不同患者，进行个体化治疗，发挥现有手段到极致。对于有争议的，可在全国乃至全球范围内，开展治疗样本协作统计及前瞻性疗效对比研究，这样才能更好地发展神经外科医学事业。

（张奉丽）

第三章

神经外科常用诊疗技术

第一节　神经系统体格检查

体格检查是指医师对患者的客观检查。实际上，医师在询问病史时已经做了初步的客观检查，如对患者的精神状态、体位、姿势、表情、发音、言语、反应能力等已经做了观察。

神经系统体格检查的核心要求是检查者必须应用熟练、精确的基本功来获取正确的能反映患者本来现象的临床资料。这种信息的可靠性如何，直接关系到对疾病的正确诊断，因此，必须重视和熟练地掌握这一最重要的基本功。除此之外，还需要医师耐心细致地取得患者的信任和配合，这也是取得正确结果的重要一步。

检查前需准备一些必要的工具。普通用具：叩诊锤、棉絮、大头针、音叉、双规仪、试管（测温度用）、电筒、压舌板、带尺、皮肤铅笔、听诊器、视力表、眼底镜、视野计。特殊用具：嗅觉试验瓶（薄荷水、樟脑油、香水、汽油）、味觉试验瓶（糖、盐、奎宁、醋酸）、失语症试验箱（梳子、牙刷、火柴、笔、刀、钥匙、各种颜色、各式木块、图画本等）。

神经系统检查顺序一般为先查精神和认知，然后是头部和脑神经（包括头皮上的触诊、叩诊和听诊）、颈部、四肢运动和反射及各种感觉机能，最后查步态及小脑机能（如指鼻、Romberg 征等）。检查既要全面，又要根据病史掌握重点。如患者病情较重或处于昏迷状态，在必要检查后应立即抢救，待患者病情稳定后再做补充检查。

一、一般检查

神经系统症状仅为全身性疾病的一部分，因此不应忽视全身体检。本节只对与神经系统疾病密切相关的全身检查做简要介绍。

（一）一般情况

观察患者意识是否清晰，检查是否合作，是否有发热、抽搐、全身或局部剧烈疼痛等，有无血压、脉搏、呼吸等生命体征的变化。另外，应注意有无精神症状、对话是否正确、情绪是否紧张、有无痛苦面容、异常步态或不自主运动等。

然后观察全身发育状态及有无畸形，有无肢端肥大或矮小、侏儒，有无明显的骨骼畸形，有无消瘦、恶病质或明显肌肉萎缩，有无肥胖或不均匀的脂肪组织增多。观察畸形时，让患者解开衣服，一些明显的畸形便很清楚，如遗传性共济失调的弓形足、神经纤维瘤病的体积和外形以及咖啡斑，脊柱畸形的侧凸、后凸、前凸等。另外，对脊柱可做压触和叩诊，检查有无压痛和叩痛。

（二）意识状态

意识状态的判定，首先应观察患者是否属于正常的清醒状态。患者意识异常一般分为两种情况：一是以觉醒状态改变为主的意识障碍如嗜睡、昏睡、昏迷等；二是以意识内容改变为主的意识障碍如意识模糊、谵妄和醒状昏迷等，可根据具体的标准来进行判定。

（三）精神状态

脑部疾病常常出现精神症状，因此精神状态检查是一个重要项目，下面简述精神状态检查的几个步骤。

1. 一般仪表和行为 观察精神是充沛还是倦呆以及个人卫生、衣着、举止等行为，得出一个大略印象。

2. 精神状态检查 如下所述：

（1）意识水平的确定：在精神状态检查中，首先进行觉醒水平的确定。正常的意识应该是机体处于觉醒状态，对痛、触、视、听及言语等刺激均能迅速、正确地做出反应。

（2）精神异常的确定：需进行粗略的语言功能检查。两项检查较为敏感：命名能力（视物命名、色命名、反应命名、列名等）和写一句话，如有一项不正常，则应进一步进行全面语言功能测试，包括回答问题、叙事、复述、命名、听理解、阅读和书写等。

（3）定向功能：主要包括时间、地点和人物定向检查。

（4）视空间功能：这一活动要求大脑半球许多不同静区的功能，而这些区域遭受破坏时，一般的神经病学或精神状态检查方法常不能发现，可用临摹立体图形的方法来检查。

（5）运用能力：运用是人类在内外神经冲动的刺激下，做出有目的的、合乎要求的活动。这种反应必须具备先天的各种感觉、运动系统的完整和自幼生活的实践。失用是后天获得性运用功能障碍，由于脑损害而不能按指令做有目的的或熟练的动作，而患者无运动障碍、无共济失调或震颤、无严重听理解障碍、无明显意识障碍、无严重痴呆。检查方法是患者能不能用面、口、手、足等做出已习得的灵巧的运动动作。

（6）记忆力：记忆是指生活经历和学习经历在脑内的储存和保留能力。有许多检测记忆功能的成套测验，现介绍几种简便的方法：①立即回忆测验（注意力测验）：典型方法为数字距亦即数字广度实验。检查者说出一串数字令受试者复述，能说出5个以上为正常，低于5个为注意力不集中。另一方法是说4个不相关的词，如紫颜色、图书馆、足球场、西红柿，立即要求受试者说出这四个词，正常应能立即说出3~4个词。只能说出1个，甚至1个也说不出，视为异常。②近记忆力测验：检测近记忆力有许多方法。可用上述4个无关词（紫颜色、图书馆、足球场、西红柿），让患者重复2~3次，几分钟后回忆。正常应能记住3个词以上，只记住1~2个词视为异常。另一个简单的方法是检查者告诉患者自己的姓名，几分钟后问患者"我叫什么"，有近记忆障碍者不能回忆，甚至说未告诉他。③远记忆测验：可提问个人重要经历，但这需要亲属或知情者证实患者说得是否对。也可问社会重大事件，但这也需注意患者文化水平及生活经历。

（7）情感：检查是否有情感淡漠、低落、欣喜、兴奋、不稳、稚气等。情感包括心境和表情两个方面。心境指内在的感受，而表情是感受的外在表现，情绪是上述二者的联合。心境如何可通过询问"你内心感受如何？""你现在感觉怎么样？"另外，还要注意患者有无抑郁，现在或过去有无自杀的念头。最后检查患者对未来的计划和预见。

（8）人格：人格是整个行为的体现，检查时观察是礼貌、热情、大方还是粗暴、冷漠、刻薄，以及衣着和举止等。通过这些检查，对患者的人格做出一个客观评价。

（9）思维内容：检查有无错觉、幻觉、妄想等。

（四）脑膜刺激征和神经根征

1. 颈强直 检查时嘱患者仰卧，用一手托住枕部，并将其颈部向胸前屈曲，使下颌接触前胸壁，正常人应无抵抗存在。颈强直为脑膜受激惹所致，表现为颈后肌痉挛，尤其以伸肌为重，被动屈颈时遇到阻力，严重时其他方向的被动动作也受到限制。主要见于各种脑膜炎、蛛网膜下隙出血、脑脊液压力增高等。另外还可见于颈椎病、颈椎关节炎、颈椎结核、骨折、肌肉损伤等。

2. Kernig征 嘱患者仰卧，先将一侧髋关节和膝关节屈成直角，再用手抬高小腿，正常人膝关节可被伸至135°以上。阳性表现为伸膝受限，并伴有疼痛与屈肌痉挛（图3-1）。

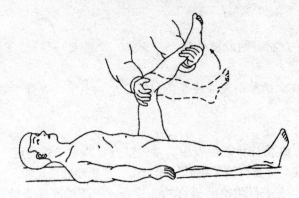

图 3 - 1　Kernig 征检查方法

3. Brudzinski 征　嘱患者仰卧，下肢自然伸直，医生一手托患者枕部，一手置于患者胸前，然后使头部前屈，阳性表现为两侧髋关节和膝关节屈曲（图 3 - 2）。

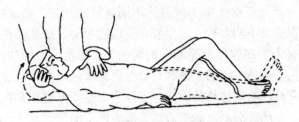

图 3 - 2　Brudzinski 征检查方法

4. Lasègue 征　检查时嘱患者仰卧，双下肢伸直，医师一手置于膝关节上，使下肢保持伸直，另一手将下肢抬起。正常人可抬高至 70°角以上，如抬不到 30°，即出现由上而下的放射性疼痛，是为 Lasègue 征阳性，为神经根受刺激的表现。见于坐骨神经痛、腰椎间盘突出或腰骶神经根炎等。

（五）头部和颈部

1. 头颅　观察头的形状、对称性、大小和有无畸形及发育异常。头颅的大小异常或畸形成为一些疾病的典型体征，常见类型如下：

（1）小颅：小儿囟门多在 12 ~ 18 个月内闭合，如过早闭合即可形成小头畸形，并伴有智能发育障碍。

（2）尖颅：头顶部尖突而高起，与颜面比例失调，见于先天性疾患如尖颅并发指（趾）畸形，即 Apert 综合征。

（3）方颅：前额左右突出，头顶平坦呈方形，见于小儿佝偻病或先天性梅毒。

（4）巨颅：额、顶、颞及枕部突出膨大呈圆形，对比之下颜面很小，见于脑积水。

（5）长颅：头顶至下颌部的长度明显增大，见于肢端肥大症。

（6）变形颅：发生于中年人，以颅骨增大变形为特征，同时伴有长骨的骨质增厚与弯曲，见于变形性骨炎。

2. 面部　面部需要观察的内容很多，从神经科角度主要检查有无口眼㖞斜、血管色素斑、皮脂腺瘤、皮下组织萎缩、肌病颜面、重症肌无力的特征性面容和帕金森病的面部表情减少。

3. 五官　观察眼部有无眼睑肿胀、眼睑下垂、眼球突出、眼球下陷、巩膜黄染、结膜炎、角膜 K—F 环等；耳部有无外形异常、脓血流出和乳突按痛；鼻部有无畸形、鼻出血和副鼻窦按痛；口部有无口唇颜色苍白或青紫、溃疡、唇裂和疱疹样病变。

4. 颈部　检查时应取舒适坐位，解开内衣，暴露颈部和肩部。检查内容主要有：

（1）颈部的外形：有无粗短和后发际低，如有则见于先天性畸形疾病，如颅底凹陷症。

（2）颈部的姿势与运动：正常人坐位时颈部直立，伸屈转动自如。如检查时头不能抬起，见于重症肌无力、肌炎、脊髓前角灰质炎、进行性脊肌萎缩或严重消耗性疾病的晚期。头部向一侧偏斜称为斜颈，见于先天性颈肌痉挛或斜颈、颈肌外伤、瘢痕挛缩等。

5. 头颈部杂音 患者取坐位，应用钟形听诊器，详细和系统地对头顶、眼眶、乳突、锁骨上窝进行听诊。如有杂音，应注意其部位、强度、音调、传播方向和出现时间以及颈部位置和姿势变化对杂音的影响。脑动、静脉畸形的患者可在眼眶或颅部听到杂音。在颈部大血管区若听到血管性杂音，应考虑颈动脉或椎动脉狭窄。区别颅颈部杂音的生理性和病理性对于临床诊断十分重要。正常儿童颅骨杂音的出现率较高，并非代表疾病的发生。如果成人出现，应查找原因。

6. 躯干及四肢观察内容有 如下所述：

（1）胸部：胸廓有无畸形，呼吸动作的幅度、力度和对称性，同时须观察两侧胸部肌肉有无萎缩，并触摸腋下淋巴结有无肿大。

（2）腹部：是否膨隆，触摸是否柔软，有无肝、脾肿大，有无腹股沟压痛和淋巴结肿大。

（3）背部：有肩胛骨异常或后突见于肌营养不良，有脊柱弯曲和伸直等运动受限见于强直性脊柱炎，有脊柱前凸、后凸和侧凸见于先天性异常、灰质炎、脊髓空洞症和外伤，有脊柱关节压痛见于感染性疾病，有脊柱局部强直见于坐骨神经痛和腰椎间盘突出，有下背部皮肤凹陷和异常毛发见于隐性脊柱裂或脊膜膨出。

（4）四肢：四肢有无瘫痪，有无陈旧骨折、关节强直、杵状指（趾）和弓形足，有无双侧肢体发育失对称。注意四肢尤其是末端的颜色和温度，触摸桡、足背等动脉的搏动。

（5）皮肤：有无皮肤多发性肿瘤、色素斑、毛细血管扩张、紫癜、压疮、痤疮、带状疱疹等。注意皮肤粗细程度、颜色深浅和出汗多少。触摸有无硬皮病皮肤过紧、松皮病的皮肤过松和囊虫病的皮下结节。

二、脑神经检查

脑神经检查是神经系统检查中的一个重要部分，异常的发现往往是神经系统疾病中最早出现的症状，结合其他体征，对定位有重要意义。检查者应耐心地取得患者合作，以取得正确的检查结果。

脑神经检查应注意以下问题：①脑神经损伤是在脑干内还是在脑干外颅腔内（如小脑桥脑角或海绵窦）。②脑神经损伤是否由全身性疾病所引起（如重症肌无力）。③脑神经损伤是否为多发性损害（如多发性硬化、脑血管病、颅底脑膜炎）。在中枢神经系统疾病诊断中，脑神经的损伤有极为重要的定位意义，如检查眼即能推断从视神经到枕叶的全部通路上的异常。而且，脑干内脑神经核的损伤可作为病变水平的一个标志，尤其是第Ⅲ、Ⅳ、Ⅵ、Ⅶ和Ⅻ对脑神经。如当舌和面受到损伤并且和偏瘫同侧，病变一定在第Ⅻ和第Ⅶ神经核以上。

（一）嗅神经

检查时须两侧鼻孔分开试验。将对侧鼻孔填塞，请患者闭目，用松节油、醋、酒、香皂置于鼻孔前，让患者用力嗅闻，说出气味的名称，然后检查另一侧。有些物质如氨水、福尔马林等，因刺激三叉神经末梢，不能用于嗅觉试验。有鼻腔炎症或阻塞时，也不宜做此检查。

嗅觉正常时可明确分辨测试物品的气味。一侧不能正确识别称单侧嗅觉丧失，双侧不能称双侧嗅觉丧失。单侧嗅觉丧失见于鼻塞、嗅球和嗅丝损害及前颅凹占位病变、颅底脑膜结核等。双侧嗅觉丧失的常见原因是：鼻塞（如感冒）、创伤、老年人嗅觉减退、帕金森病等。

（二）视神经

1. 视力 视力改变可有黑矇（失明）、光感、指动、指数减退（以视力表上的数字表示程度）或正常，临床上以视力减退多见。

视力分为近视力和远视力两种，检查时应两眼分别测试。查近视力时，以国内通用的近视力表，置于患者眼前30cm处，两眼分别按顺序自上而下认读表上符号，直到不能辨认的一行为止，前一行即代表患者的视力。视力表视力有0.1~1.5，小于1.0为视力减退。远视力检查用国际远视力表，通常用分数表示其视力，分子表示检查患者的距离，一般为5m，分母表示正常人看到该行的距离。例如5/10

指患者在 5m 处仅能看清正常人在 10m 处应能看清的一行。

视力减退到不能用视力表检查时，可嘱患者在一定距离内辨认检查者的手指（数指、手动），记录为几米数指、手动。视力减退更严重时，可用手电筒检查，以了解有无光感，完全失明时光感也消失。

视力减退的常见原因为眼部本身疾病，如屈光不正、玻璃体混浊、白内障等。即使中枢神经病变引起的视力变化也可能混杂有眼部病变。在视神经疾病中，视力的检查很重要，如球后视神经炎时视力的变化较眼底变化为早。另外，视力检查也可作为视盘水肿或视神经萎缩的随访方法。

2. 视野　视野是眼睛保持固定位置时所能看到的空间范围。当用单眼向前凝视时，正常人均可看到向内约 60°，向外 90°~100°，向上 50°~60°，向下 60°~75°，外下方视野最大。检查方法分为两种。

（1）手试法：①大体视野测定：嘱患者双眼注视检查者的双眼，检查者将双手向外伸出约 50cm，高于眼水平 30cm 左右，并伸出双示指，此时检查者双手指应出现在患者双上颞侧视野。询问患者说出哪一侧手指在动，是左、右还是双侧。然后在眼水平以下 30cm 重复本动作。如果检查者双手运动而患者只看到一侧，即有视野缺损存在（图 3-3）。②单眼视野测定：大的物体比小的物体容易看到，白色比红色容易看到，因此视野也随物体的大小和颜色而变化。检查时嘱患者相距约 60cm 面对而坐，双方同时闭合或用手指遮住相对应的眼（如患者为左眼，则检查者为右眼），另一眼互相固定直视。检查者用棉签或其他视标在两者中间分别自上、下、颞侧、鼻侧、颞上、颞下、鼻上、鼻下八个方向，从外周向中心移动，请患者一看到视标时立即说明。检查者以自己的视野作为标准而与患者比较，即可测知患者的视野有无缺损（图 3-4）。

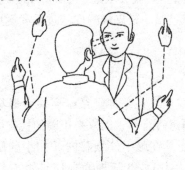

图 3-3　视野双手测定方法

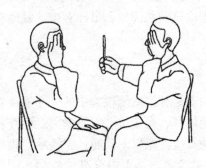

图 3-4　视野单手测定方法

（2）视野计：患者单眼注视视野计中央的一点，然后把视标循着视野计某子午线逐步向中央点移动，瞳孔与中央点或视标间的距离固定在 330mm。视标的大小，一般白色的直径在 1~5mm。白色的视野为最大，依次为蓝色、红色、绿色（最小）。用颜色视标常可较早地发现视野变化。

视野的变化可分为视野缩小和盲点两类。视野向心性缩小严重时呈管状视野，可见于视神经萎缩或色素性视网膜变性，但更提示疲劳、照明不足或癔症。局部性缩小可分为偏盲（占视野的一半）和象限盲（占视野的 1/4）。单眼全盲常见于视神经的病变（血管和炎症病变），双颞侧偏盲见于垂体瘤、颅咽管瘤的压迫，一侧鼻侧盲见于一侧视交叉侧部病变（如颈内动脉粥样硬化时压迫视交叉的外侧部），双眼对侧同向偏盲见于颞叶肿瘤向内侧压迫时，双眼对侧同向上象限盲见于颞叶后部肿瘤或血管病，双眼对侧同向下象限盲见于顶叶肿瘤或血管病，双眼对侧同向偏盲但有黄斑回避（偏盲侧光反射仍存在，同时视野的中心部保存）见于枕叶肿瘤或血管病。

盲点表示正常或相对正常的视野中间的视力缺失区。生理盲点扩大见于视盘水肿和视神经炎。病理盲点，亦称暗点，有许多种类。中心暗点见于黄斑区或其纤维病损，如球后视神经炎和中毒性黑矇。环状暗点常见于视网膜细胞的病变，如色素性视网膜变性。弓形或楔状暗点见于视网膜神经纤维的病变。

3. 眼底　眼底检查应在不散瞳的情况下进行，以免影响瞳孔反射的观察。检查时，宜使患者背光而坐，固视正前方，勿移动眼球。检查右眼时，检查者可用右手持眼底镜，并用右眼观察眼底。检查左眼时，检查者用左手持眼底镜，并用左眼观察眼底。检查者与患者眼睛的距离不能超过 2.5cm。检查时应注意：①视盘的形态、大小、色泽、隆起、边缘等。②血管的粗细、弯曲度及动、静脉粗细比例、动、静脉交叉处情况等。③视网膜的水肿、出血、渗出物、色素沉着等。正常眼底视盘呈圆形或卵圆形，淡红色，边缘清楚，有一中央凹陷，外围常有一圈色素沉积。视盘的病理变化主要为水肿和萎缩。

（1）视盘水肿：早期视盘水肿在眼底检查时常不易发现，需结合临床表现和颅高压征象。常见的眼底改变有：①视盘边缘模糊，先见于鼻侧，后为颞侧。②视盘充血。③静脉充盈，静脉与动脉之比可为4∶2甚至5∶2（正常为3∶2）。

重度视盘水肿可见生理凹陷全部消失，视盘边缘十分模糊，直径增大，静脉怒张，并可出现迂曲。视盘及其周围的血管因水肿而不甚清楚，视盘也有不同程度隆起，周围可出现片状出血或渗出物斑块。视盘隆起的高度可用屈光度（D）记录，即视盘突出的最高点的屈光度和周边视网膜的屈光度的差距，例如用眼底镜片黑字2（+2）看清视盘，而用镜片红字1（-1）看清周边视网膜，则可得出差距为3个屈光度（3D），即视盘水肿为3D，相当于实际高度1mm。

（2）视神经萎缩：视神经萎缩是视神经纤维变性的结果，主要表现为视力减退和视盘苍白。原发性视神经萎缩时视盘呈白色或灰色，边缘整齐，筛板结构常清晰可见，萎缩经常出现于两眼，但有早晚和轻重之别。初期引起的视野缺损以向心性缩小为多。眼底常无其他改变（如视盘水肿、视网膜病变等）。在继发性视神经萎缩中，视盘呈苍白或边缘模糊，苍白程度常较原发性者稍轻，因胶质组织增生致使筛板结构不复见到，生理凹陷也不明显，血管变得细小。

（三）动眼、滑车和展神经

1. 眼睑　嘱患者平静地睁眼，观察双眼裂是否等大，有无增大或变窄，眼睑有无下垂。睑垂常见于动眼神经瘫痪、重症肌无力、肌营养不良等。

2. 瞳孔　瞳孔的大小是由动眼神经的副交感纤维和颈上交感神经节的交感纤维调节，主要检查其外形和反射。

（1）瞳孔外形：①大小：正常人瞳孔直径为3~4mm，小于2mm为瞳孔缩小，大于5mm为瞳孔扩大。单侧瞳孔缩小见于动眼神经受到刺激或颈交感神经破坏。双侧瞳孔缩小可见于婴儿、老年、动脉硬化、脑桥病变、糖尿病、深昏迷、颅内压增高以及睡眠状态等。单侧瞳孔扩大见于天幕裂孔疝、动眼神经损伤。双侧瞳孔扩大见于中脑病变、脑缺氧、疼痛、深昏迷、阿托品中毒等。②形状：正常人瞳孔为圆形，边缘整齐。形状变化有卵圆、不规则、切迹、锯齿等，见于虹膜睫状体炎、虹膜前或后粘连、手术后或先天异常。

（2）瞳孔反射：①光反射检查有两种方法：一种是嘱患者向光亮处注视，检查者用手掩盖其双眼，然后交替地移开一手，观察瞳孔变化。另一种方法是用电筒照射患者瞳孔，观察检查侧（直接）和对侧瞳孔（间接）是否收缩、敏捷程度及收缩持续时间。检查侧有视神经损害时，表现为双瞳不收缩或反应迟钝。检查侧动眼神经损害时，直接光反射消失，但对侧间接光反射仍存在。②调节反射：嘱患者先向远处直视，然后注视放在眼前仅数厘米距离的物体，引起两眼球会聚（内直肌收缩）及瞳孔缩小，是为调节反射。调节反射的缩瞳反应丧失见于白喉（损伤睫状神经）、脑炎（损伤中脑）。会聚动作不能见于帕金森综合征（由于肌强直）等。缩瞳反应和调节反射不一定同时被损害。阿—罗瞳孔（Argyll—Robertson pupil）为光反射丧失，调节反射存在，见于神经梅毒、糖尿病、脑炎、脑外伤、中脑肿瘤、多发性硬化、酒精性脑病等。

3. 眼球运动　检查眼球动作时，先请患者注视检查者移动着的手指向各个方向转动眼球，最后检查其辐辏动作。在检查中注意有无眼球向某一方向运动障碍。眼球运动神经的损害有周围性、核性、核间性和核上性四种。如眼肌麻痹仅限于眼外肌而瞳孔括约肌功能正常者，称为眼外肌麻痹；相反，则称为眼内肌麻痹，两者都存在则称为完全性眼肌麻痹。

（1）周围性眼肌麻痹：①动眼神经麻痹：上睑下垂，外斜视，瞳孔散大，对光及调节反射消失，眼球不能向上、向内运动，向下运动亦受到很大限制。②滑车神经麻痹：即上斜肌麻痹，临床上少见，眼球活动限制较少，但向下向外运动减弱，并有复视。③展神经麻痹：内斜视，眼球不能向外侧运动。④动眼、滑车、展神经合并麻痹较为多见，此时眼球固定于中央位置，各方运动均不能，并有瞳孔散大、对光及调节反射消失。

（2）核性眼肌麻痹：多伴有邻近部位神经组织的损害。例如，展神经损害常累及面神经、三叉神经和锥体束，产生同侧的展神经、面神经、三叉神经麻痹和对侧偏瘫（交叉性瘫痪）。动眼神经核病变可选择性损害个别眼肌功能如内直肌、上直肌，而其他动眼神经支配的肌肉则不受影响。

（3）核间性眼肌麻痹：主要表现为眼球的水平性同向运动遭到破坏，一侧眼球外展正常，另侧眼球不能同时内收，但两眼内直肌的内聚运动仍正常。病因为连接一侧眼球的外直肌和另侧眼球的内直肌的脑干内侧纵束受到损害所致。

（4）核上性眼肌麻痹：主要表现为两眼同向偏斜。眼球水平性同向运动的皮质中枢（侧视中枢）位于额中回后部（第8区），该区一侧的刺激性病灶（如癫痫）引起两眼向对侧偏斜，破坏性病灶（如脑卒中）则向同侧偏斜。脑桥的侧视中枢在展神经核附近，支配两眼向同侧的侧视，受对侧皮质侧视中枢来的纤维的控制，故破坏性病灶引起眼球向健侧（对侧）同向偏斜，方向关系同皮质中枢相反。

（四）三叉神经

1. 运动功能　首先观察双侧颞肌及咬肌有无萎缩，然后以双手触按颞肌及咬肌，嘱患者做咀嚼动作，如果双侧咀嚼肌瘫痪，则下颌下垂，不能完成这一动作。另嘱患者露齿，以上下门齿的中缝线为标准，观察张口时下颌有无偏斜，以测试翼内、外肌的功能。一侧三叉神经运动支受损时，病侧咀嚼肌力弱或出现萎缩，张口时下颌偏向病侧，为核性或核下性病变。双侧三叉神经运动支病变时，肌萎缩不明显，下颌前后左右运动受限，下颌反射亢进，见于双侧皮质延髓束病变。

2. 感觉功能　以针、棉絮以及盛冷、热水的玻璃管等测试面部三叉神经分布区域内皮肤的痛觉、触觉及温度觉，并进行两侧对比，评定有无过敏、减退或消失，并判定出感觉障碍的分布区域，是三叉神经的周围分布还是节段性分布。

3. 角膜反射　嘱患者向一侧注视，以捻成细束的棉絮轻触其对侧角膜，由外向内，避免触碰睫毛、巩膜或直接触碰瞳孔前面，检查另眼时嘱患者调换注视方向，方法相同。正常反应为双侧的瞬眼动作。角膜反射的传入通过三叉神经眼支，至脑桥而经面神经传出，故三叉神经感觉和面神经运动支病变、三叉神经和面神经病变均可使角膜反射消失。

4. 下颌反射　患者略微张口，检查者将手指放在其下颌中部，以叩诊锤叩击手指。反应为双侧咬肌和颞肌的收缩，使口部闭合。反射中枢在脑桥，传入和传出均经三叉神经。正常反应大都轻微，双侧皮质延髓束病变时反应亢进。

（五）面神经

1. 运动功能　先观察患者额纹及鼻唇沟是否变浅，眼裂是否增宽和口角是否低垂或向一侧㖞斜，然后嘱患者做睁眼、闭眼、皱眉、示齿、鼓腮、吹哨等动作，以判断两侧是否对称及有无瘫痪。怀疑瘫痪时，可在闭眼或鼓腮时施加阻力，以观察肌肉收缩有无减弱。一侧面神经周围性（核或核下性）损害时，病侧额纹减少，眼裂较大，闭眼不拢，鼻唇沟变浅，示齿时口角歪向健侧，鼓腮及吹口哨时病变侧漏气。中枢性（皮质延髓束或皮质运动区）损害时，只出现病灶对侧下半部面肌瘫痪，上半部面肌因受两侧皮质运动区支配，皱眉及闭眼动作不受影响。

2. 味觉　嘱患者伸舌，检查者用棉签蘸取食糖、食盐、醋或奎宁溶液涂在舌前部的一侧，为了防止舌部动作时溶液流到对侧或舌后部，辨味时不能缩舌和说话，可令患者指出事先写在纸上的甜、咸、酸、苦四字中的一个，每次用过一种试液要漱口，舌的两侧要分别对照，面神经损害时舌前2/3味觉丧失。

（六）听神经（耳蜗神经和前庭神经）

1. 耳蜗神经　耳蜗神经的检查基本上限于听力。用手掩住一侧耳后，对另一侧耳用耳语、表音或音叉检查，声音由远及近，至听到声音，测其距离，再同另一侧比较，并和检查者比较，必要时可做电测听检查。

音叉（128Hz）检查可鉴别传导性聋（外耳或中耳病变引起）和神经性聋（内耳或蜗神经引起），常用两种方法：①Rinne试验，将震动的音叉放在耳后乳突上，患者听不到后再移至耳旁，如能听到，则为：Rinne试验阳性。正常为气体导声速度大于骨头导声。神经性耳聋时，气体导声速度也大于骨头导声，但两者时间均缩短。检查时应两侧分别试验。如震动的音叉骨头导声声音消失，置于耳旁仍听不到，则应先试气体导音，再试骨头导声，若骨头导声大于气体导音，则为 Rinne 试验阴性，为传导性聋。②Weber 试验，将震动的音叉放在患者的前额或颅顶正中。正常时两侧感受相同，传导性耳聋时感到病侧较响，是为 Weber 试验阳性，神经性耳聋时健侧较响，是为 Weber 试验阴性。

2. 前庭神经　损害时主要产生眩晕、呕吐、眼球震颤和平衡失调。

（1）平衡障碍：主要表现为步态不稳，向患侧倾倒，Romberg 征和指鼻试验均向患侧偏倚等，此由于前庭与小脑有联系纤维之故。

（2）眼球震颤：眼球震颤多见于前庭及小脑病变。前庭性眼震的方向因病变部位、性质和病程而不同。急性迷路病变（如内耳炎症、出血）引起冲动性眼震，慢相向病侧，快相向健侧，向健侧注视时重，向病侧注视时轻。中枢性前庭损害（如脑干病变）时眼震方向不一，可为水平、垂直或旋转性，两眼眼震可不一致。

（3）前庭功能检查：①旋转试验：让受试者坐转椅中，头前倾30°，两眼闭合，将椅向左旋转10次（20s 内）后急停，并请患者睁眼注视远处，正常时可见水平冲动性眼震，其快相和旋转方向相反，持续约30s，少于15s 时表示前庭功能障碍。②变温试验：以冷水（通常为15～20℃）灌洗外耳道，可产生眼球震颤，快相向对侧。眼球震颤停止后，可用温水（35℃左右）灌洗外耳道，也产生眼球震颤，但快相向同侧。眼球震颤在冷、温水灌洗后可持续1.5～2.0min。前庭受损后反应减弱或消失。

（七）舌咽、迷走神经

舌咽、迷走神经因解剖生理上关系密切，常同时受累，一般同时检查。

1. 运动　检查时注意患者有无发音嘶哑和鼻音，询问有无饮水呛咳和吞咽困难。然后令患者张口，发"啊"音，观察两侧软腭是否对称，扁桃体是否居中。一侧麻痹时，该侧软腭变低，发音时扁桃体偏向健侧，同时咽后壁由患侧向健侧运动，称幕布征。声嘶者必要时可用间接喉镜检查声音运动情况，以除外迷走神经的分支——喉返神经麻痹。

2. 感觉　主要检查两侧软腭和咽后壁的感觉，常用棉签进行测试。舌后 1/3 味觉为舌咽神经所支配，可用铜丝作为阳极导入微弱的直电流（0.2～0.4mA），正常时引起酸味觉。舌咽、迷走神经损害时，可有软腭、咽后壁和舌后部的感觉减退或消失。

3. 咽反射　嘱患者张口，发"啊"音，用压舌板分别轻触两侧咽后壁，观察有无作呕反应。此反射传入和传出均为舌咽及迷走神经，故此两神经损害时，患侧咽反射减退或消失。

（八）副神经

副神经由单纯运动神经、支配胸锁乳突肌和斜方肌组成。胸锁乳突肌的功能在于将头部旋向对侧，双侧同时收缩时颈部前屈，检查时可在头部向两侧旋转时施加阻力，同时注意收缩时肌肉的轮廓和坚硬度。斜方肌的功能为将枕部向同侧倾斜，抬高和旋转肩胛并协助臂部的上抬，双侧收缩时头部后仰。斜方肌的下部将肩胛骨向中线固定。检查时可在耸肩或头部向一侧后仰时加以阻力，并请患者将臂部高举。斜方肌瘫痪时该侧上臂不能抬过水平位，强举时肩胛内缘离开胸壁，称为翼状肩胛。副神经由双侧皮质支配，一侧瘫痪现象提示核性或核下性病变或者肌病。

（九）舌下神经

舌下神经也是单纯运动神经，支配所有舌外和舌内肌群。检查时观察舌在口腔内的部位及其形态，然后请患者伸舌，并向各个方向做动作，并隔着腮部顶住检查者的手指，感觉其力量是否正常。在核下性病变中，可见明显的束性颤动，伸舌时健侧的颏舌肌将舌前部推向病侧。在核上性病变时，伸舌有偏斜，亦因健侧颏舌肌将舌推向偏瘫侧，但偶因伴舌部失用症而不能伸舌。双侧舌肌瘫痪者舌部完全不能动作。

三、运动系统检查

（一）肌肉体积和外观

注意有无萎缩和肥大，如有则应确定其分布及范围，是全身性、偏侧性、对称性还是散发性，是限于某个周围神经的支配区还是限于某个关节的区域。而后则应确定具体部位是舌部、颈部、肩部、手部、腿部还是足部，具体肌肉则应确定是胸锁乳突肌、斜方肌、冈上肌、冈下肌、三角肌、二头肌、三头肌、骨间肌、股四头肌、胫前肌、腓肠肌还是伸趾短肌等，并做两侧对称性比较。右利手者，右侧肢体略粗，一般不超过 2cm，检查时应注意这些生理变异。

（二）肌张力

肌张力指肌肉静止松弛状态下肌肉的紧张度，检查时可根据触摸肌肉的硬度及被动伸屈肢体时的阻力来判断。肌张力减低时，肌肉松弛，被动运动时阻力减少，关节运动的范围增大。锥体束损害时痉挛性肌张力增高，特点为上肢的屈肌和下肢的伸肌增高明显，被动运动开始时阻力大，终了时变小（折刀现象）。锥体外系损害所致的肌张力增高、伸肌和屈肌均等增高，被动运动时所遇到的阻力是均匀的，呈铅管样肌张力增高，伴有震颤者，出现规律而连续的停顿，犹如两个齿轮镶嵌转动，称为齿轮样强直。

肌张力减低见于肌源性疾患如进行性肌营养不良和肌炎，周围神经病变如吉兰—巴雷综合征和多神经炎或单神经炎，后根和后索疾患如脊髓痨，脊髓疾患如前角灰质炎，小脑疾患等。肌张力增高见于锥体束病变如脑出血，锥体外系疾患如帕金森病，脑干病变如炎症和脱髓鞘等，以及其他疾患如破伤风等。

（三）肌力

肌力指患者在主动运动时肌肉的收缩力。因为有些肌肉部位过深，肌肉的功能又常有重叠，临床上只能对一部分主要肌肉或肌群进行检查。一般以关节为中心检查肌群的伸、屈力量或外展、内收、旋前、旋后等功能。这些检查适用于上运动神经元病变或多发性周围神经损害引起的瘫痪，但对单个的周围神经病变（如尺神经、正中神经、桡神经、腓总神经麻痹等）或较局限的脊髓前角病变（如脊髓灰质炎等），尚需对相关肌肉进行检查。

检查时嘱患者做某种运动并施以阻力，以判断其肌力的级别。或让患者维持某种姿势，检查者用力使其改变，也可观察肌力的强弱。如患者肌力明显减弱达不到抵抗阻力时，则应观察肌肉能否产生动作和能否抗引力而抬起肢体，如无抗引力肌力，则应观察肢体在平面上的运动程度。

常用的肌力分级标准为：0 级：完全瘫痪；1 级：肌肉可轻微收缩，但不能产生动作，仅在触摸中感到；2 级：肢体能在床面上移动，但不能抬起，即所产生的动作不能胜过其自身重力；3 级：肢体能抬离床面，但不能抵抗一般阻力；4 级：能做抗阻力动作，但较正常差；5 级：正常肌力。

1. 肌群肌力检查　测定肌群的肌力时，可选择下列运动：①肩：外展、内收。②肘：屈、伸。③腕：屈、伸。④指：屈、伸。⑤髋：屈、伸、外展、内收。⑥膝：屈、伸。⑦踝：背屈、跖屈。⑧趾：背屈、跖屈。⑨躯干：仰卧位抬头和肩，检查者给予阻力，观察腹肌收缩力量，俯卧位抬头和肩，检查脊柱旁肌肉的收缩情况。

2. 肌肉肌力检查　和测定肌群肌力不同的是，各块肌肉的检查方法需要具体的动作才能完成。应根据病情重点检查。例如，手部肌肉的分别检查仅在发现手部周围神经或有关节段的病损时施行，而一般情况下，仅用握力即可满足临床需要。

3. 轻瘫检查　有些轻度瘫痪用一般方法不能肯定时，可用下列方法帮助诊断。

上肢：①上肢平伸试验：患者平伸上肢，掌心向下，数秒钟后可见轻瘫侧上肢逐渐下垂而低于健侧，并有旋前和掌心向外动作。②轻偏瘫侧小指征：双上肢平伸，掌心向下并维持这种状态时，常见轻瘫侧小指轻度外展。③数指试验：嘱患者手指全部屈曲，然后依次伸直，做计数动作，或手指全部伸直后顺次屈曲，轻瘫侧动作笨拙或不能。④手指肌力试验：嘱患者拇指分别与其他各指组成环状，检查者以一手指快速将其分开，测试各指肌力。

下肢：①外旋征：嘱患者仰卧，两腿伸直，轻瘫侧下肢呈外展外旋位。②膝下垂试验：嘱患者俯卧，膝关节屈成直角，数秒钟后轻瘫侧下肢逐渐下落。③足跟抵臀试验：嘱患者俯卧，尽量屈曲膝部，并使足跟接近臀部，病侧往往不能完成这一动作。④下肢下落试验：嘱患者仰卧，两下肢膝、髋关节均屈曲成直角，数秒钟后轻瘫侧下肢逐渐下落。

（四）共济运动

协调作用的障碍称为共济失调，主要见于小脑半球本身病变或其与对侧额叶皮质间的联系损害、前庭功能障碍、脊髓后索病变以及周围神经疾病。另外，不自主运动、肌张力增高和轻度瘫痪者也会影响动作的正常执行，检查前需排除。

共济运动可以通过患者的日常生活来观察，如穿衣、系扣、取物、进食等。共济失调患者在空间和时间上的控制失常导致了辨距不良、动作分解、语言迟缓或讷吃、书写字体过大或笔画不匀等，共济运动的检查方法有下列几种：

1. 指鼻试验　嘱患者将一侧上肢外展，用伸直的示指尖端触及自己的鼻尖，然后再试另一侧上肢。以不同的方向、速度、睁眼、闭眼重复进行，并进行两侧比较。小脑半球病变可看到同侧指鼻不准，接近鼻尖时动作变慢，或出现动作性震颤，且常常超过目标（辨距不良）。感觉性共济失调的特征是睁眼和闭眼时有很大差别，睁眼时仅见轻微障碍，而失去视力帮助时则很难完成动作。

2. 误指试验　患者上肢向前平伸，示指放在检查者固定不动的手指上，然后将手指抬至一定高度的垂直位置，再复下降至检查者的手指上，始终维持上肢伸直。先睁眼，再闭眼检查。两侧可分别或同时试验。前庭性共济失调者，双侧上肢下降时均偏向病变侧。小脑病变者，患侧上肢向外侧偏斜，感觉性共济失调者，闭眼时寻找不到目标。

3. 轮替动作试验　嘱患者快速、反复地做下列动作：①前臂的内旋和外旋，例如用手的掌侧和背侧交替地接触床面或桌面。②伸指和握拳，或其他来回反复动作。小脑性共济失调动作速度缓慢和节律不匀。

4. 跟膝胫试验　嘱患者仰卧，抬起一侧下肢，然后以足跟置放于对侧的膝盖上，最后沿胫骨向下移动。小脑性共济失调在抬腿触膝时呈现辨距不良，沿胫骨下移时摇晃不稳。感觉性共济失调患者寻找膝盖困难，下移时不能和胫骨保持接触。

5. 反跳试验　嘱患者用力屈肘，检查者握其腕部向相反方向用力，随即突然松手，正常人因为有对抗肌的拮抗作用前臂屈曲迅即终止。小脑病变时缺少这种拮抗作用，屈曲的前臂可碰击到自己的身体。

6. 平衡性共济失调实验　①Romberg征：嘱患者双足并拢站立，双手向前平伸，然后闭目，观察其姿势。感觉性共济失调特征为闭目后站立不稳，而睁眼时能保持稳定的站立姿势，称Romberg阳性。小脑性共济失调睁闭眼都站立不稳，但在闭眼时更为明显。具体地说，一侧小脑病变或一侧前庭病变向病侧倾倒，小脑蚓部病变则向后倾倒。②无撑坐起试验：嘱患者从仰卧位不用手支撑而试行坐起，正常人于屈曲躯干的同时下压下肢，而小脑性共济失调患者反而将髋部（患侧尤为明显）和躯干同时屈曲，称为联合屈曲现象。

（五）不自主运动

观察有无舞蹈样运动、手足徐动、震颤（静止性、动作性）、抽搐、肌束颤动、肌阵挛等骨骼肌的病态动作。如果发现这些异常，必须注意其部位、范围、时限（经常还是间歇发生）、强度（是否几个关节甚至整个身体）、规律和过程以及与各种生理状态如休息、情绪、寒冷、疲劳和睡眠的关系。

（六）姿势和步态

观察患者平卧、站立和行走的异常。平卧时可见上运动神经元病变引起的上肢瘫痪，呈肘部、腕部、指部屈曲，前臂内旋的姿态，患者常用健侧的手去握持它。下肢的瘫痪，即使是轻微时一般也有小腿外旋的倾向。站立时的姿势异常主要依靠视诊，帕金森病患者头部前倾，躯干俯曲。小脑蚓部病变常前后摇晃，小脑半球或前庭病变向病侧倾倒。

步态检查时可嘱患者先做普通行走，然后根据需要可直线行走、后退行走、横向行走、跑步等，必要时做闭目行走。检查者观察起步和停止情况、抬足和落下的姿势、步基的大小、行走的节律和方向。

另外还需要观察身体的动态，包括肢体和骨盆部的动作。常见的步态异常有以下几种（图3-5）。

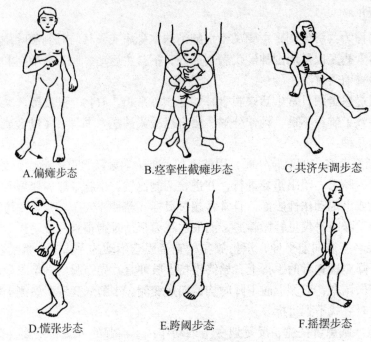

A.偏瘫步态　　　　　B.痉挛性截瘫步态　　　　　C.共济失调步态

D.慌张步态　　　　　E.跨阈步态　　　　　F.摇摆步态

图3-5　常见的步态异常

1. 偏瘫步态　患侧上肢内收、旋前，肘、腕、指关节呈屈曲状。下肢伸直并外旋，行走时患侧骨盆部提高，足尖拖地，向外做半圆形划圈动作，又称划圈步态。主要由于一侧锥体束损害引起，见于脑卒中等脑性偏瘫（图3-5-A）。

2. 痉挛性截瘫步态　行走时双下肢强直内收，交叉呈剪刀样，故又称"剪刀步态"。主要见于先天性痉挛性截瘫和脑性瘫痪等患者（图3-5-B）。

3. 共济失调步态　行走时两腿分开，因重心掌握困难，故左右摇晃，不能走直线，方向不固定，上下身动作不协调，犹如酒醉，又称"醉汉步态"。小脑半球或前庭病变时向患侧偏斜，直线行走时尤甚。深感觉障碍时可有抬腿过高和落地过重，但睁眼时明显改善（图3-5-C）。

4. 慌张步态　全身肌张力增高，起步和停步困难，走路时步伐细碎，足擦地而行，双上肢前后摆动的联带运动丧失。由于躯干呈前倾状而重心前移，致患者行走时不得不追逐重心而小步加速前冲，形似慌张不能自制，故又称"小步步态"或"前冲步态"。主要见于震颤麻痹（图3-5-D）

5. 跨阈步态　周围神经病变时常出现足部下垂而不能背屈，行走时或是拖曳病足，或是将该侧下肢抬得很高，落脚时足尖先触地面，主要见于腓总神经麻痹（图3-5-E）。

6. 摇摆步态　行走时有明显的脊柱前凸，常因臀中、小肌软弱而致骨盆部摇摆过度，称为摇摆步态，见于肌营养不良症（图3-5-F）。

四、感觉系统检查

　　感觉系统检查是神经系统检查中最为冗长而又最容易发生误差的部分，需要耐心和细致。由于检查的结果主要根据患者表述，开始前应给患者解释检查的全过程和要求，以取得合作。检查中切忌暗示和提问，以免影响患者的判断。在检查中要注意两侧、近远的对比，一般从感觉缺失区向正常区进行检查。

（一）感觉检查

1. 浅感觉　如下所述：

（1）触觉：用一束棉絮在皮肤上轻轻掠过，有毛发处可轻触其毛发，嘱患者说出感受接触的次数。

（2）痛觉：以大头针轻刺皮肤，嘱患者感到疼痛时做出反应，须确定感觉到的是疼痛还是触觉。

如发现痛觉减退或过敏的区域，需从各个方向用针尖在患区皮肤向外检查，以得到确切的结果。

（3）温度觉：用盛有冷水（5～10℃）及热水（40～45℃）试管交替接触皮肤，嘱患者报告"冷"或"热"。

2. 深感觉　如下所述：

（1）运动觉：患者闭目，检查者轻轻夹住患者指（趾）的两侧，上下移动5°左右，嘱其说出移动的方向，如发现有障碍可加大活动的幅度或再试较大的关节。

（2）位置觉：患者闭目，将患者一侧肢体放一定位置，让患者说出所放位置，或用另一肢体模仿。

（3）振动觉：应用128Hz的音叉，振动时置于患者的手指、足趾以及骨隆起处如桡尺茎突、鹰嘴、膝盖、锁骨、髂前上棘、胸骨、脊椎棘突等，询问有无振动的感受，注意感受的时限，两侧对比。老年人足部振动觉常减退，并无明确的临床意义。

（4）压觉：用不同的物体交替轻触或下压皮肤，令患者鉴别。

3. 复合感觉（皮质感觉）　如下所述：

（1）触觉定位觉：患者闭目，以手指或其他物体轻触患者皮肤，嘱患者用手指点出刺激部位。

（2）两点辨别觉：患者闭目，用钝脚的两角规，将其两脚分开达到一定距离，接触患者皮肤，如患者能感觉到两点，则再缩小两脚的距离，一直到两脚的接触点被感觉成一点为止。正常身体各部位辨别两点的能力不尽一致：指尖为2～4mm，指背4～6mm，手掌8～12mm，手背2～3cm，前臂和上臂7～8cm，背部、股腿更大。检查时应注意个体差异，必须两侧对照。

（3）形体觉：患者闭目，可将常用物体如钥匙、纽扣、钢笔、硬币、圆球等放在患者一侧手中，任其用单手抚摸和感觉，并说出物体名称和形状，左、右分试。

（4）重量觉：用重量不同（相差50%以上）的物体先后放入一侧手中，令患者区别。有深感觉障碍者不做此检查。

（二）感觉障碍的类型

1. 周围神经型　为限于该神经支配皮肤区域内各种感觉的缺失。如果损害是部分性的，则可表现为该区域中的感觉减退、感觉过度、感觉异常或自发性疼痛。多发性周围神经病变中，感觉障碍以四肢末端最为明显，呈手套、袜套型分布。

2. 后根型　脊神经后根的损害可产生区域性的感觉缺失、减退或过敏，其范围按节段分布。后根受到压迫或刺激时常有放射性疼痛。

3. 脊髓型　横贯性脊髓病变出现损伤平面以下各种感觉缺失，但脊髓不完全损害则可出现分离性感觉障碍，如白质前联合的病变损害两侧的痛、温觉交叉纤维，后角的病变损害一侧尚未交叉的痛、温觉纤维，相应地产生双侧或单侧的痛、温觉缺失，而其他感觉正常或仅轻度受损。周围神经病变也偶有分离性感觉障碍，但如障碍呈节段型分布，则病变应在脊髓。

4. 脑干型　脑桥下部和延髓病变也可发生分离性感觉障碍，偏外侧病变（主要包括三叉神经及其脊束核、外侧脊丘束）可产生同侧面部和对侧身体痛温觉缺失。中央的病变可能损害一侧或双侧内侧丘系产生深感觉障碍。到脑干上部，内侧丘系、三叉丘系和脊丘束已经聚合，则产生面部和半身麻木。

5. 丘脑型　丘脑病变感觉障碍的特征是偏身麻木、中枢性疼痛和感觉过度。

6. 内囊型　内囊病变也可以产生对侧偏身麻木，一般不伴有中枢痛。

7. 皮质型　顶叶感觉皮质的病变一般产生部分性对侧偏身麻木。复合感觉和深感觉的障碍比较严重，浅感觉变化轻微，分布也多不完整，往往仅限于一个肢体，即使偏身感觉障碍，也常以肢体远端部分明显。

五、反射系统检查

检查时应将被检查部位暴露，肌肉放松，并进行两侧反射的比较。在神经系统检查中，反射检查比较客观，但有时受到紧张情绪的影响，仍需患者保持平静、松弛。反射活动还有一定程度的个体差异，在有明显改变或两侧不对称时意义较大，一侧增强、减低或消失有重要的定位意义。

（一）深反射

深反射又称腱反射，强弱可用下列来描述：消失（－）、减弱（＋）、正常（＋＋）、增强（＋＋＋）、阵挛（＋＋＋＋）及持续阵挛（＋＋＋＋＋）。

1. 肱二头肌反射（$C_{5~6}$，肌皮神经）　患者坐或卧位，前臂屈曲 90°，检查者以手指（右侧时中指，左侧时拇指）置于其肘部肱二头肌腱上，以叩诊锤叩击手指，反应为肱二头肌收缩，前臂屈曲（图3-6）。

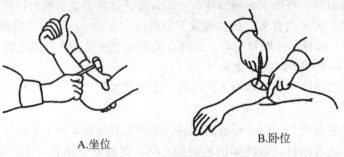

A.坐位　　　　　　　　　　　B.卧位

图 3-6　肱二头肌反射

2. 肱三头肌反射（$C_{6~7}$，桡神经）　患者坐或卧位，肘部半屈，检查者托住其肘关节，用叩诊锤直接叩击鹰嘴上方的肱三头肌腱，反应为肱三头肌收缩，肘关节伸直（图3-7）。

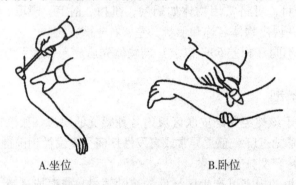

A.坐位　　　　　　　　　　　B.卧位

图 3-7　肱三头肌反射

3. 桡反射（$C_{5~6}$，桡神经）　又称桡骨膜反射。患者坐或卧位，前臂摆放于半屈半旋前位，叩击其桡侧茎突，反应为肱桡肌收缩，肘关节屈曲、旋前，有时伴有指部的屈曲（图3-8）。

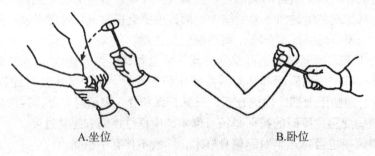

A.坐位　　　　　　　　　　　B.卧位

图 3-8　桡反射

4. 膝反射（$L_{2~4}$，股神经）　患者坐于椅上，小腿弛缓下垂与大腿成直角，或取仰卧位，检查者以手托起两侧膝关节，小腿屈呈 120°，然后用叩诊锤叩击膝盖下股四头肌腱，反应为小腿伸展。如患者对下腿注意过度不易叩出时，可一腿置于另一腿上，嘱其两手勾紧向两方用力牵拉，此为常用的加强方法（图3-9）。

5. 踝反射（$S_{1~2}$，胫神经）　又称跟腱反射。患者仰卧位，股外展，屈膝近 90°，检查者手握足，向上稍屈，叩击跟腱，反应为足向跖侧屈曲。如不能引出，令患者俯卧，屈膝 90°，检查者手的拇指和其他各指分别轻压两足足跖的前端，而后叩击跟腱。也可嘱患者跪于凳上，两足距凳约 20cm，检查者用手推足使之背屈，再叩击跟腱（图3－10）。

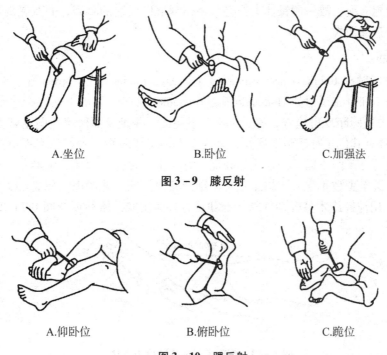

A.坐位 B.卧位 C.加强法

图3－9 膝反射

A.仰卧位 B.俯卧位 C.跪位

图3－10 踝反射

（二）浅反射

1. 腹壁反射（$T_{7～12}$，肋间神经） 患者仰卧，下肢膝关节屈曲，腹壁完全松弛，双上肢置于躯体的两侧。检查以钝针或木签沿肋缘下（$T_{7～8}$）、平脐（$T_{9～10}$）及腹股沟上（$T_{11～12}$）的平行方向，由外向内轻划腹壁皮肤，反应为该侧腹肌的收缩，使脐孔略向刺激部位偏移（图3－11）。

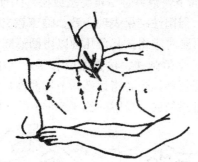

图3－11 腹壁反射

2. 提睾反射（$L_{1～2}$，生殖股神经） 用钝针或木签由上向下轻划上部股内侧皮肤，反应为同侧提睾肌收缩，睾丸向上提起。

3. 跖反射（$S_{1～2}$，胫神经） 膝部伸直，用钝针或木签轻划足底外侧，自足跟向前方至小趾根部足掌时转向内侧，反应为各个足趾的屈曲（图3－12）。

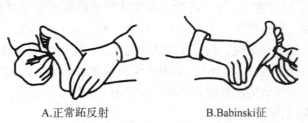

A.正常跖反射 B.Babinski征

图3－12 跖反射和Babinski征的检查方法

4. 肛门反射（S$_{4\sim5}$，肛尾神经）　用大头针轻划肛门周围，反应为肛门外括约肌收缩。由于肛门括约肌可能受双侧中枢支配，故一侧锥体束损害，不出现肛门反射的障碍，而双侧锥体束或马尾等脊神经损害时，该反射减退或消失。

（三）病理反射

传统意义上病理反射有 Babinski 征、Chaddock 征、Oppenheim 征、Gordon 征、Schöeffer 征、Gonda 征等。但临床中把阵挛和牵张反射如 Hoffmann 征、Rossolimo 征等习惯上也列入病理反射之列。

1. Babinski 征　方法同跖反射检查，但足趾不向下屈曲，跗趾反而较缓地向足背方向背曲（也称跖反射伸性反应），可伴有其他足趾呈扇形展开，是为 Babinski 征阳性。一般认为本征为上运动神经元病变的重要征象，但也可见于两岁以下的婴儿和智能发育不全、昏迷、深睡、中毒、严重全身感染、足趾屈曲肌瘫痪、疲劳，甚至少数正常人。临床意义需结合其他体征一并考虑（图 3 - 12 - B）。

2. Chaddock 征　用钝针或木签轻划外踝下部和足背外侧皮肤，阳性反应同 Babinski 征（图 3 - 13）。

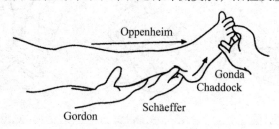

图 3 - 13　病理反射的各种检查方法

3. Oppenheim 征　以拇指和示指沿患者胫骨前面自上而下加压推移，阳性反应同 Babinski 征（图 3 - 13）。

4. Gordon 征　以手挤压腓肠肌，阳性反应同 Babinski 征（图 3 - 13）。

5. Schaeffer 征　以手挤压跟腱，阳性反应同 Babinski 征（图 3 - 13）。

6. Gonda 征　紧压足第 4、5 趾向下，数秒钟后再突然放松，阳性反应同 Babinski 征（图 3 - 13）。

以上六种测试，方法虽然不同，但阳性结果表现一致，临床意义相同。一般情况下，在锥体束损害时较易引出 Babinski 征，但在表现可疑时应测试其余几种以协助诊断。

7. Hoffmann 征　患者腕部略伸，手指微屈，检查者以右手示、中指夹住患者中指第二指节，以拇指快速地弹拨其中指指甲，反应为拇指和其他各指远端指节屈曲然后伸直的动作。如检查者用手指从掌面弹拨患者的中间三指指尖，引起各指屈曲反应时，称 Trömner 征（特勒姆内征）（图 3 - 14）。

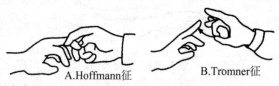

图 3 - 14　Hoffmann 征和 Trömner 征检查法

8. Rossolimo 征　患者仰卧，两腿伸直，用叩诊锤叩击足趾基底部跖面，亦可用手指掌面弹击患者各趾跖面，阳性反应同 Babinski 征（图 3 - 15）。

9. 阵挛　阵挛是在深反射亢进时，用一持续力量使被检查的肌肉处于紧张状态，则该深反射涉及的肌肉就会发生节律性收缩，称为阵挛。①髌阵挛：检查时嘱患者下肢伸直，医生用拇指和示指捏住髌骨上缘，用力向远端方向快速推动数次，然后保持适度的推力。阳性反应为股四头肌节律性收缩，致使髌骨上下运动，见于锥体束损害（图 3 - 16）。②踝阵挛：嘱患者仰卧，髋关节与膝关节稍屈，检查者左手托住腘窝，右手握住足前端，突然推向背屈方向，并用力持续压于足底，阳性反应为跟腱的节律性收缩反应。见于锥体束损害（图3 - 16）。

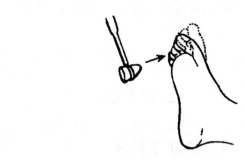

图 3 - 15　Rossolimo 征

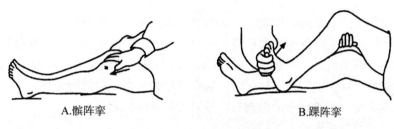

A.髌阵挛　　　　　　　　　　　　B.踝阵挛

图 3 - 16　阵挛的检查方法

六、自主神经（植物神经）功能检查

（一）一般观察

1. 皮肤与黏膜　注意观察以下内容：有无色泽变化如苍白、潮红、红斑、发绀、色素减少或沉着等；有无质地变化如变硬、增厚、脱屑、潮湿、干燥等；有无水肿、溃疡、压疮等。

2. 毛发与指（趾）甲　毛发有无过度增生或脱失，有无分布异常。指甲有无变脆、失去正常光泽和起条纹等。

3. 排汗与腺体分泌　观察有无局限性多汗或少汗、无汗，有无泪液和唾液等腺体分泌的过多或过少。

4. 体温、血压、呼吸、心率变化　注意 24h 内体温变化情况，观察各种体位的血压变化以及心率和呼吸在不同条件下的变化。

（二）括约肌功能

有无排尿障碍如尿急、费力、潴留、充盈性失禁、自动膀胱，有无膀胱膨胀及其膨胀程度，有无排便困难等。

（三）自主神经反射

1. 眼心反射　患者仰卧休息片刻后，数 1min 脉搏次数，然后闭合眼睑，检查者将右手的中指及示指置于患者眼球的两侧，逐渐施加压力，但不可使患者感到疼痛，加压 20～30s 后计数 1min 脉搏次数，正常每分钟脉搏可减少 6～8 次，减少 12 次/min 以上提示迷走神经功能增强，减少 18～24 次/min 提示迷走神经功能明显亢进。如压迫后脉率不减少甚或增加，称为倒错反应，提示交感神经功能亢进。

2. 卧立位试验　在患者平卧时计数 1min 脉搏数，然后嘱患者起立站直，再计数 1min 的脉搏数，如增加 10～12 次/min 为交感神经兴奋增强。由立位到卧位称为立卧试验，前后各计数 1min 脉搏数，若减少 10～12 次/min 为副交感神经兴奋增强。

3. 竖毛反射　将冰块放在患者的颈后或腋窝皮肤上数秒钟之后，可见竖毛肌收缩，毛囊处隆起如鸡皮状。竖毛反射受交感神经节段性支配，颈$_8$至胸$_3$支配面部和颈部，胸$_{4～7}$支配上肢，胸$_{8～9}$支配躯干，胸$_{10}$至腰$_2$支配下肢。根据反应的部位可协助交感神经功能障碍的定位诊断。

4. 皮肤划纹征　用钝针或木签适度加压在皮肤上划一条线，数秒以后皮肤就会出现白色划痕（血管收缩）并高起皮面，正常持续 1～5min 即行消失。如果持续时间超过 5min，提示有交感神经兴奋性增高。经钝针或木签划压后很快出现红色条纹，持续时间较长（数小时），而且逐渐增宽或皮肤隆起，则提示副交感神经兴奋性增高。

（张奉丽）

第二节　脑脊液检查

一、腰椎穿刺术

（一）指征

（1）当怀疑任何形式的脑炎或脑膜炎时，必须经腰椎穿刺做脑脊液检查。

（2）怀疑多发性硬化以及评价痴呆和神经系统变性病时，腰椎穿刺也是一种有用的检查。

（3）怀疑蛛网膜下隙出血时，不能做头颅 CT 或不能与脑膜炎鉴别时，有必要做腰椎穿刺。

（4）评价炎性神经病和多发性神经根病时，脑脊液检查可提有价值的信息。

（5）怀疑占位性病变时，腰脑脊液检查有时可以找到肿瘤标志。

（6）脊髓病变，需做脑脊液动力学检查。

（7）需要向椎管内注射药物时。

（8）通过腰椎穿刺术做特殊检查如气脑造影、脊髓造影或蛛网膜下隙镜。

（二）禁忌证

（1）实施腰椎穿刺取脑脊液时，一定要考虑是否有颅内压升高，如果眼底检查发现视盘水肿的话，一定要先做头颅 CT 或 MRI 检查。影像学上如脑室大小正常且没有移位，后颅凹没有占位征象，方可腰椎穿刺取脑脊液，否则不能做腰椎穿刺。

（2）病情危重已处于休克状态，心力衰竭以及呼吸功能严重障碍者。

（3）穿刺部位有化脓性感染。

（4）躁动不安难以合作者。

（5）凝血酶原时间延长、血小板计数低于 $50\,000/mm^3$、使用肝素或任何原因导致的出血倾向，应该在凝血障碍纠正后行腰椎穿刺。

（6）脊髓压迫症做腰椎穿刺时应该谨慎，因为腰椎穿刺可以使脊髓压迫症状加重。

（7）开放性颅脑损伤或有脑脊液漏者。

（三）操作方法

1. 体位　合适的体位是决定腰椎穿刺成功与否的重要因素，有时医师对自己的穿刺技术过分自信而忽视了患者的体位，结果导致穿刺失败。患者要求侧卧位，至于左侧卧位还是右侧卧位对穿刺效果影响不大，身体尽可能靠近床边，屈颈抱膝以增加脊柱前屈，使得椎间隙张开，背部与检查床垂直，脊柱与检查床平行。如果患者不能配合做充分前屈体位，可以让助手在检查床另一侧帮助保持患者膝部和头颈部的正确体位。

2. 穿刺点　一般选择腰₄、腰₅椎间隙或腰₅、骶₁椎间隙作为穿刺点，如穿刺失败后可以选用腰₃、腰₄椎间隙为穿刺点。沿双侧髂嵴最高点做一连线，与脊柱中线相交处为腰₄棘突，其上为腰₃、腰₄椎间隙，其下为腰₄、腰₅椎间隙。

3. 消毒　同一般手术操作的皮肤消毒。用 3% 的碘酒消毒，75% 的酒精脱碘。操作医师戴无菌手套，消毒完毕后在操作部位铺无菌洞巾。无论在病房、腰椎穿刺室、诊室还是在其他环境做腰椎穿刺，要保持环境的相对清洁，避免人员的走动，以减少感染机会。

4. 麻醉　用 1%～2% 的普鲁卡因或 0.25%～0.50% 的利多卡因 1～2ml 在穿刺点做皮内、皮下麻醉，然后将针头刺入韧带后向外抽出，同时注入麻药。

5. 穿刺　操作者用左手固定穿刺部位的皮肤，右手持穿刺针，针头斜面向上刺入皮下，方向与背平面横轴垂直，针头略向头端倾斜，缓慢刺入，刺入韧带时可感受到一定阻力，当阻力突然减低时提示已刺入蛛网膜下隙，可抽出针芯让脑脊液流出，如没有脑脊液流出，可转动针尾180°，个别患者因压力过低可能需要用针筒吸一下。有时由于穿刺过浅或过深不能获得脑脊液，可将针芯重新插入后略微推进再拔出，观察有无脑脊液。如仍未见到脑脊液流出，可将穿刺针缓慢分几次退出少许，直到脑脊液流出为止。如实在没有脑脊液流出，可考虑重新穿刺。

6. 测压和留取脑脊液　穿刺流出脑脊液后，可接测压管或测压表做压力测定，测压时，让患者放松身体，伸直头和下肢，脑脊液压力上升到一定水平后可以看到压力随呼吸有轻微波动，此时可让患者咳嗽，见咳嗽时压力迅速上升，之后又迅速下降，这提示穿刺针没有黏堵或梗阻。测压完毕以后，拔出测压管或测压表，留取化验所需要的脑脊液。如果脑脊液压力过高时不要留取脑脊液，以防诱发脑疝。

留取的脑脊液送化验，不要超过1h，如果时间过长，因以下因素会影响检测结果：①脑脊液放置时间过长，细胞可能被破坏或与纤维蛋白凝集成块，导致细胞分布不均匀，使得细胞计数不准确。②脑脊液中的细胞离体后迅速变形，而且逐渐消失，影响分类计数。③随着时间的延长，脑脊液中的葡萄糖分解，造成含糖量降低。④细菌在体外溶解，影响细菌的检出率，尤其以脑膜炎双球菌最为明显。⑤在室温下，一些抗体活性降低，影响抗体的阳性率。

7. 留取脑脊液后，插入针芯，拔出穿刺针，用消毒纱布覆盖穿刺处，稍加压以防止出血，再用胶布固定。嘱患者去枕平卧4~6h。

（四）并发症

1. 腰椎穿刺后头痛　腰椎穿刺后头痛是最常见的一种并发症，发生机制是由于腰椎穿刺放出脑脊液后使颅内血管扩张、充血或静脉窦被牵拉而引起的头痛，或者是由于放出脑脊液过多造成颅内压减低时由三叉神经感觉支支配的脑膜及血管组织牵拉、移位引起的头痛。腰椎穿刺后头痛多在腰椎穿刺后24h出现，最迟发生于2~5d。头痛以枕部及前额为著，为跳痛或胀痛，当坐起或站立、咳嗽、喷嚏、牵引时头痛加重，而头低位或平卧数分钟后头痛明显减轻。头痛剧烈时伴有恶心、呕吐、头晕、面色苍白、多汗、颈肩部疼痛，有时出现轻度脑膜刺激征，有时头痛持续5~8d，最长可达8周。出现腰椎穿刺后头痛时，让患者取头低位，平卧休息，鼓励多饮水，必要时静脉滴注生理盐水。

2. 腰背痛及神经根痛　腰椎穿刺后的腰背痛多是由于穿刺造成局部软组织损伤所致，当穿刺不得当时，穿刺针斜面与韧带呈垂直方向时可切断韧带的纵行纤维，使韧带失去正常张力从而产生腰背部的酸痛，这种疼痛有时可持续数月之久。有时穿刺可以损伤神经根而引起急性根痛或感觉障碍，少数病例可遗留较长时间。

3. 脑疝　颅内压增高是腰椎穿刺的相对禁忌证，这是因为腰椎穿刺留取脑脊液时可使椎管内压力减低，颅内容物借压力差而被推向椎管方向，结果小脑蚓部组织嵌入枕骨大孔形成小脑扁桃体疝。脑疝是腰椎穿刺最危险的并发症，因此必须严格掌握腰椎穿刺的指征，如颅内压增高者必须做腰椎穿刺时，应该在腰椎穿刺前先用脱水剂。

4. 出血　一般腰椎穿刺有创伤性出血时，大多是刺破蛛网膜或硬膜的静脉，出血量少，很少引起临床症状。当刺破大血管，如马尾的根血管时，即可能产生大量出血，临床上类似原发性蛛网膜下隙出血。如果腰椎穿刺后患者主诉背部剧烈疼痛，迅速出现截瘫时，提示有硬膜下血肿的可能。因此对于有出血倾向的一定要在纠正凝血障碍后方可进行腰椎穿刺。

5. 感染　由于消毒不彻底或无菌操作不严格，可能导致腰椎穿刺时的感染，包括脊柱脊髓炎、椎间盘感染、硬膜外脓肿和细菌性脑膜炎。

6. 植入性表皮样肿瘤及神经根的带出　有文献报道，用无针芯的穿刺针时，将小的表皮栓子带入蛛网膜下隙，数年以后形成一个缓慢生长的植入性表皮样肿瘤。无针芯穿刺针穿撤出时可吸入一些神经根纤维，或者插入针芯时把神经根纤维夹入针孔内，带出硬膜外，引起疼痛。

7. 鞘内注入异物或药物造成的并发症　由于操作不慎，把一些异物或药物注入蛛网膜下隙可引起一系列临床表现，注入鞘内的异物和药物包括滑石粉、酒精、棉花纤维、麻醉药。这些物质进入蛛网膜下隙后可以引起急性化学性脑膜炎、慢性粘连性蛛网膜炎和惊厥发作。

二、侧脑室穿刺术

（一）指征

（1）因各种原因，不适于其他方法穿刺，而又急需了解脑脊液情况时。

（2）临床需要了解脑室液情况，或需要与腰椎穿刺时的脑脊液情况做对比时。

（3）颅内压增高明显，需要放脑脊液减压时。

（4）需要做颅内压检测时。

（5）脑室内有血液需要清除时。

（二）禁忌证

（1）穿刺部位皮肤感染。

（2）因脑水肿导致脑室变得极小。

（三）操作方法

患者取仰卧位，剃发备皮，用3%碘酒消毒，75%酒精脱碘。患者头下铺无菌巾，操作医师戴无菌手套，消毒完毕后在操作部位铺无菌洞巾。麻醉用1%～2%的普鲁卡因或0.25%～0.50%的利多卡因1～2ml局部浸润麻醉。选择的穿刺部位有三个，即侧脑室前角、后角和下角。

1. 侧脑室前角穿刺　用1%煌绿液在头皮上画出矢状缝及冠状缝线，穿刺点位于矢状缝外侧2cm及冠状缝前2cm处。在穿刺点用骨锥钻一个孔，穿刺针向与矢状缝平行方向刺入，针尖稍向后，即沿两侧外耳道方向前进，一般于5.0～5.5cm处穿入脑室，拔出针芯，见有脑脊液流出。

优点是侧脑室额角较大，易刺中，且无脉络丛组织，便于操作脑室外持续引流术。其缺点是此处皮质血管较多。

2. 侧脑室后角穿刺　患者取侧卧位，用1%煌绿液画出矢状窦线及横窦线，横窦线是枕外粗隆至两侧外耳道的连线。穿刺点位于枕外粗隆沿矢状缝向前4～5cm，向外侧3cm处。在穿刺点用骨锥钻一个孔，穿刺针方向向同侧眼眶外上角，一般5～6cm深即刺入脑室。

此部位的优点在于三角部最大，容易刺中，发生移位机会少或不严重，而且此处脑皮质血管较少。缺点是穿刺时可能伤及脉络丛而引起脑室内出血，做脑室持续外引流时，引流管容易被头颅压迫而闭塞及伤口受压疼痛等。

3. 侧脑室下角穿刺　穿刺点位于外耳道向上3cm，向后3cm，在穿刺点用骨锥钻一个孔，穿刺针针头与骨面垂直刺入，一般刺入4～5cm时即是脑室。

（四）并发症

（1）颅内感染。

（2）刺破血管导致颅内出血。

（3）损伤脑组织，导致穿刺后癫痫。

三、脑脊液结果判断及临床意义

（一）压力

成人脑脊液压力正常值为腰椎穿刺（卧位）0.59～1.76 kPa（60～180mmH$_2$O），脑室穿刺0.69～1.18 kPa（70～120mmH$_2$O）；不同年龄脑脊液压力也有差别，新生儿为0.13～0.64 kPa（13～65mmH$_2$O），婴儿为0.29～0.79 kPa（30～80mmH$_2$O），儿童为0.49～0.98 kPa（50～100mmH$_2$O）。无压力计可测流速，正常在60滴/min以下。

临床意义：升高提示颅内炎症、出血性脑血管病、颈内动脉血栓、颅内占位病变、尿毒症、高血压脑病、胸腹腔内压力增高、良性颅内压增高等情况；降低提示脑脊液循环受阻、脑脊液鼻漏、分泌减少、良性低颅压、穿刺位置不当、反复穿刺放液、使用脱水药等情况。

（二）外观

正常应为无色透明。红色提示出血性脑血管病、穿刺外伤；黄色可能为陈旧出血、蛋白升高、重度黄疸；白色米汤样提示化脓性脑膜炎。

（三）比重

正常在 1.005~1.009。升高见于脑膜炎、尿崩症、糖尿病等。

（四）蛋白

定性：Pandy 试验阳性提示脑脊液中球蛋白含量增高。有脑组织和脑膜疾患时常呈阳性反应，脑出血时多呈强阳性反应，但穿刺损伤有血液混入时也可呈强阳性反应。

定量：因穿刺部位不同而有差别。脑池中正常值儿童为 0.10~0.25g/L（10~25mg/dl），成人为 0.15~0.25g/L（15~25mg/dl）。脑室中正常值为 0.05~0.15g/L（5~15mg/dl）。牙腔中正常值新生儿为 0.4~1.5g/L（40~150mg/dl），婴儿为 0.4~0.8g/L（40~80mg/dl），儿童为 0.16~0.56g/L（16~56mg/dl），成人为 0.15~0.45g/L（15~45mg/dl）。脑脊液中的蛋白质 80% 为清蛋白，20% 为球蛋白。

临床意义：脑脊液蛋白升高见于中枢神经炎症、脑血管疾病、颅内肿瘤、脊髓肿瘤、多发性硬化、Guillain—Barre 综合征、糖尿病、甲状腺和甲状旁腺功能低下、铅中毒等；蛋白降低见于良性颅内压增高、低蛋白血症、慢性脑脊液漏、甲状腺功能亢进等。

蛋白电泳：清蛋白正常值为 0.55~0.69（55%~69%），升高多见于颅内肿瘤、椎管梗阻、脑血管疾病。

α_1 球蛋白正常值为 0.03~0.08（3%~8%），升高时见于炎症，降低多是在脑外伤急性期；α_2 球蛋白正常值为 0.04~0.09（4%~9%），升高时见于脑转移瘤、脑膜癌、胶质瘤；β-球蛋白正常值为 0.10~0.18（10%~18%），升高时见于多发性硬化、亚急性硬化性全脑炎、帕金森病、手足徐动、运动神经元病、胶质瘤；γ-球蛋白正常值为 0.04~0.13（4%~13%），升高时见于多发性硬化、亚急性硬化性全脑炎、病毒性脑炎、脑脓肿、Guillain—Barre 综合征、浆细胞瘤、胶质瘤、结节病、脑外伤、血清 γ-球蛋白增高（肝硬化、结缔组织病、多发性骨髓瘤），降低则见于脑外伤急性期。

免疫球蛋白（Ig）正常值：IgA 为 0~6mg/L（0~0.6mg/dl），IgG 为 10~40mg/L（1~4mg/dl），IgM 为 0~13mg/L（0~1.3mg/dl）。免疫球蛋白（Ig）升高见于化脓性脑膜炎、亚急性硬化性全脑炎、神经梅毒、风疹脑炎、多发性硬化、病毒性和细菌性脑膜炎、小舞蹈病、红斑狼疮、急性化脓性脑膜炎、病毒性脑膜炎。

（五）葡萄糖

脑脊液葡萄糖正常值由于不同部位和不同年龄而有差别。成人腰椎穿刺脑脊液葡萄糖正常值为 450~800mg/L（45~80mg/dl），脑室脑脊液为 500~750mg/L（50~75mg/dl）。10 岁以下儿童腰椎穿刺脑脊液葡萄糖正常值为 350~850mg/L（35~85mg/dl），10 岁以上儿童为 500~800mg/L（50~80mg/dl），新生儿为 700~900mg/L（70~90mg/dl）。

脑脊液和血清葡萄糖比在新生儿和婴儿为 0.8~1.0，在成人为 0.6~0.7。

临床意义：升高时见于病毒感染、脑或蛛网膜下隙出血、丘脑下部病变、糖尿病、精神分裂症。早产儿及新生儿因血脑屏障通透性高故无临床意义。

降低时见于细菌或真菌的颅内感染、脑寄生虫病、癌性脑膜病、神经梅毒、低血糖。

脑脊液和血清葡萄糖比降低可见于细菌性、真菌性、梅毒性脑膜炎或癌性脑膜病，红斑狼疮，蛛网膜下隙出血（10d 内）。

（六）氯化物

脑脊液中氯化物的含量高于血中，是血中氯化物含量的 1.2~1.3 倍。成人脑脊液氯化物的正常值是 197~212mmol/L（700~750mg/dl），儿童是 195~203mmol/L（690~720mg/dl）。

临床意义：脑脊液中氯化物升高见于麻痹性痴呆、牙腔肿瘤、小儿浆液性脑膜炎、尿毒症、肾炎等。脑脊液中氯化物降低见于结核性、化脓性及真菌性脑膜炎以及脑出血、急性梅毒性脑膜炎、流行性脑脊髓膜炎。

（七）白细胞计数

正常值因年龄不同而有差异，成人为（0~8）×10^6/L（0~8/mm³），儿童为（0~10）×10^6/L（0~10/mm³），婴儿为（0~20）×10^6/L（0~20/mm³）。其中淋巴细胞占（64.1±9.1）%，单核细胞占（33.8±8.3）%，中性粒细胞占（0.4±0.6）%，组织细胞占（1.2±1.4）%。

临床意义：淋巴细胞计数增高见于结核性、真菌性及病毒性脑膜炎，麻痹性痴呆、乙型脑炎恢复期、脊髓灰质炎、脊髓痨、脑膜血管梅毒、脑肿瘤。单核细胞增多见于脑肿瘤。中性粒细胞增多见于化脓性脑膜炎、乙型脑炎急性期。组织细胞增多见于浆液性脑膜炎。

四、动力试验

颅内无淋巴系统，静脉为唯一的回流通路。压迫颈静脉时脑脊液回流受阻，颅内压迅速上升。压迫腹腔使脊髓静脉丛瘀滞，脊髓蛛网膜下隙压力增高。颅内压增高为禁忌证。

（一）压腹试验（Stookey 试验）

以手用力压腹部 15s，脑脊液压力迅速上升，放松后在 15s 内下降至原有水平。如压力不上升表明腰椎穿刺局部蛛网膜下隙有阻滞。此时不需再做压颈试验。

（二）压颈试验（QuecKenstedt 试验）

分别压两侧颈静脉 15s，然后再同时压双侧颈静脉 15s，脑脊液压力迅速上升至 2.95~3.90kPa（300~400mmH₂O），比初压高 0.98~2.95kPa（100~300mmH₂O）。放松后应在 15s 内下降至原有水平。或用血压计围于患者颈部，充气至 2.67kPa（20mmHg），每 5s 报告一次压力，至不再上升为止，或维持 30s。迅速放气降压，仍每 5s 报告一次压力，至降到原水平为止。而后再分别加压到 5.33kPa（40mmHg）及 8.0kPa（60mmHg）重复试验。

临床意义：①无梗阻，加压 15s 脑脊液压力上升至最高点，放松后 15 秒内降至原水平。部分梗阻，颈静脉加压后，腰椎穿刺处脑脊液压力上升及下降均缓慢，或上升快而下降慢，或解除压力后不能降至原水平。②完全梗阻，加压至 60mmHg（8.0kPa），压力仍无变化。③若一侧颈静脉加压后脑脊液压力不上升，而压对侧或双侧均可使脑脊液压力上升，压力不上升侧可能有横窦血栓形成。

（三）Ayala 指数

Ayala 指数 = 终压 × 放出脑脊液量（ml）*/初压

*不少于 10ml

正常值为 5~7。小于 5 提示脑脊液储量小，常见于蛛网膜下隙梗阻或脑瘤使脑脊液循环通路有梗阻时，如梗阻性脑积水；大于 7 提示脑脊液储量大，常见于交通性脑积水、脑萎缩、脑膜炎（尤其是浆液性脑膜炎）。

（张奉丽）

第三节　周围神经活检术

一、适应证

周围神经活检主要用来显示病变的轴索和髓鞘，因此，活检的目的是明确周围神经病变性质和病变程度，如糖尿病性周围神经病、急慢性脱髓鞘神经病、类淀粉沉积症、血管炎等。

二、取材

一般取表浅、后遗症轻微的神经进行活检，如腓肠神经、枕大神经、前臂外侧皮神经等。但一般临床患者的活检取材主要是取小腿的腓肠神经，腓肠神经的走行比较表浅，易于手术取材，手术取材后无大的感觉和运动障碍，对疾病的预后无直接影响。手术时常规消毒，局部麻醉，沿神经走行切开皮肤，找出神经，切取 2～3cm。

三、实验室技术

（一）固定

（1）用石蜡切片 HE 染色，采用中性缓冲甲醛液固定 24～48h。

（2）用于髓鞘染色的采用 Flemming 液固定 3～6d。

（3）用于半薄切片和超薄切片的采用戊二醛及锇酸双重固定。

（二）脱水与包埋

1. 用于石蜡切片　常规 HE 染色和 Flemming 染色需石蜡包埋，包括纵横两个切面。

2. 用于半薄和超薄切片　采用环氧树脂混合液包埋。

（三）切片和染色

电镜采用超薄切片 0.5～1.0μm。

1. 石蜡切片　①HE 染色髓鞘和纤维组织染成红色，细胞核染成蓝色。②Masson 三色染色胶原纤维染成蓝色，弹力纤维染成棕色，肌纤维、纤维素及红细胞染成红色，细胞核染成黑蓝色。临床用于显示脱髓鞘后胶原纤维的增生。③Flemming 染色周围神经及正常的髓鞘染成黑色，变性纤维不着色。

2. 半薄切片　甲苯胺蓝染色正常脂肪和髓鞘呈黑色，变性髓鞘不着色。

（郭连勋）

第四节　肌肉组织活检术

一、适应证

（1）代谢性肌病：不但提供组织学证据，还可获得生化改变的依据。如线粒体肌病、脂质沉积性肌病等。

（2）先天性肌病：如中央轴空病等。

（3）局部或弥漫性炎症性肌病：如多发性肌炎等。

（4）鉴别神经源性与肌源性损害：如进行性肌营养不良与脊髓性肌萎缩的鉴别。

（5）不明原因的静止性或进行性肌无力。

（6）确定病情严重程度及累及范围。

二、取材

（一）活检部位

多数肌病以肢体近端肌肉受累为重，故临床上多首选上肢肱二头肌和下肢股四头肌外侧肌，上述肌肉活检后较少影响患者活动。对急性肌病如多发性肌炎，应选压痛明显或肌无力较重的部位；对慢性肌病应选中等损害的部位，因为萎缩严重的部位肌纤维常常被脂肪组织代替，如肌营养不良患者，股四头肌受累较重，则选肱二头肌。另外肌电图改变明显的部位也可作为参考条件，但不宜在肌电图检查的部位活检，可在肌电图检查的对侧取活检，以免针电极对肌组织的损伤造成病理判断上的困难而影响结果。

（二）手术

按常规外科无菌手术操作，获得肌肉组织标本大小为 0.5cm×1.0cm×0.5cm，取材时注意局部麻醉药不能注射到肌肉，切取肌肉标本时动作要轻柔，不可过度牵拉或挤压肌肉，避免钳夹，一般用刀背分离肌肉，然后两端用线结扎后再用刀片切断。

需送电镜的从一端留取少许，放入戊二醛固定液中为电镜检查备用，其余部分快速冰冻切片供光镜检查使用。

三、实验室技术

（一）制片技术

为避免肌肉中的酶被破坏，目前多采用液氮快速冷冻法制片。冰冻过程是肌肉活检的关键步骤，肌肉组织中水分含量高，制片过程中易出现冰晶，给诊断造成困难。使用异戊烷间接制冷可防止冰晶伪差的形成。在恒冷箱式冰冻切片机（ -20℃ ）条件下切片，厚度 8 ~ 10μm，免疫组化为 5μm。

（二）染色

根据不同需要做免疫组化染色。

（郭连勋）

第四章

颅脑损伤

第一节　头皮损伤

一、概述

头皮损伤是急诊外科中最常见的一种创伤，颅脑创伤时也多合并有头皮损伤。单纯的头皮损伤不会造成严重后果，但其损伤部位、类型和程度对判断颅脑创伤的伤情可提供一定的依据。根据头皮损伤的程度，临床上将其分为头皮擦伤、挫裂伤、撕脱伤和头皮血肿。需要早期和急诊处理的是头皮挫裂伤和撕脱伤。治疗上应遵循库欣（Cushing）所提出的"清洁、探查、清创和闭合"的原则。对有头皮损伤的患者，均应考虑是否伴有颅脑创伤和其他部位伴发伤的可能性。婴幼儿头皮血肿常会带来严重的全身反应。

二、诊断思路

1. **病史要点**　有头部外伤史。注意致伤物形状、打击方向等致伤因素。

2. **查体要点**　如下所述：

（1）疼痛：受伤局部疼痛明显。

（2）头皮肿胀：中心常稍软，周边较硬。

（3）头皮裂口：皮肤表面擦伤，头皮缺损，头皮内异物。

（4）出血及贫血貌：头皮伤易出血，严重时可致贫血貌甚至休克。

3. **辅助检查**　如下所述：

（1）CT扫描：可见头皮软组织高密度肿胀影，并可提示颅骨连续性完整与否及颅内损伤情况。

（2）颅骨X线片：加摄切线位片可明确有无凹陷骨折。

4. **头皮损伤诊断标准**　如下所述：

（1）头皮损伤分类。

①头皮血肿：根据血肿发生的部位不同，可分为皮下血肿、帽状腱膜下血肿和骨膜下血肿。皮下血肿位于皮下组织层，局限、无波动，由于血肿周围的组织受伤后肿胀而增厚，故触之有凹陷感，易误为凹陷性骨折，可摄血肿区切线位X线片鉴别。帽状腱膜下血肿位于帽状腱膜与骨膜之间，由于该层系疏松结缔组织，血肿极易扩散，可蔓延及全头，不受颅缝限制，触之有明显波动感。若血肿继发感染，则局部肿胀、触痛更加明显，并伴有全身感染症状。骨膜下血肿位于骨膜和颅骨之间，张力大，波动感不如帽状腱膜下血肿明显，血肿边界不超越颅缝。

②头皮挫裂伤：头皮挫伤和裂伤是两种不同的损伤，临床上常合并存在。头皮挫伤时，伤处及周围组织肿胀、瘀血、压痛明显，常有皮下血肿合并存在。头皮裂伤则属开放性损伤，伤口大小、形状和深度不一，出血较多，其凶猛者，短时间内即可休克。同时，伤口内常混有各种异物，也可能有头皮组织缺损。

③头皮撕脱伤：系指头皮大块自帽状腱膜下或连同骨膜一并撕脱所造成的损伤，分部分撕脱和全部撕脱两种，是头皮损伤中最为严重者。其特点是失血多、易感染，常因大量失血及疼痛而发生创伤性休克。

（2）鉴别诊断：头皮血肿常需与凹陷骨折相鉴别，后者在 CT 骨窗相或颅骨切线位 X 线片有明显骨折线。

三、治疗措施

对创口和创面的清创术，要求尽早、彻底。

1. 头皮血肿　通常不需特殊处理，可待其自行吸收。头皮血肿早期予以冷敷，以减少出血，24～48h 后改热敷，促进血液自行吸收。若疼痛剧烈，可适当给予止痛药如散利痛 1 片，每日 3 次口服。预防感染给予口服抗生素，如头孢呋辛 0.25g，每日 1～2 次。围手术期用抗生素头孢曲松 2.0g 静脉滴注，每日 1 次。有皮肤破损者术后肌内注射破伤风抗毒素 1500IU。一般较小的血肿需 1～2 周，巨大的血肿吸收时间较长可达 4～6 周。适当的加压包扎可阻止血肿扩大。对广泛性巨大血肿亦可对血肿进行穿刺抽吸并加压包扎，包扎应切实可靠，时间不短于 3d，酌情予以抗生素防治感染。对小儿及年老体弱的患者，注意防治贫血和休克，必要时予以输血。

2. 头皮挫裂伤　应尽早清创缝合，细致探查伤口，彻底清除头发、泥土、玻璃等异物，剪除破碎失活的头皮组织。探查时如发现脑脊液或脑组织溢出，即应严格按开放性颅脑创伤处理。由于头皮组织血运丰富，清创缝合时间可放宽至 24h 内。对伴有头皮损伤而缝合困难的患者，应根据缺损的大小、形状分别处理。一般通过潜行分离伤口两侧帽状腱膜下层使之松解后，即可闭合伤口；对有较大缺损的伤口，利用"S、Z、Y"等形状切口，亦可使伤口闭合；若缺损过大，可采用转移皮瓣进行闭合。涉及额面部的伤口，应使用小缝针，运用美容、外科缝合技术，以期达到美观的目的。常规应用 TAT，给予抗生素防止感染。酌情予以止痛、镇静等对症处理。

3. 头皮撕脱伤　随着现代社会的发展，头皮撕脱伤已很少见，但一旦发生，则早期的急救措施，包括止血、抗休克、镇静止痛等处理，尤为重要。患者情况稳定后，尽早对伤口清创，并闭合创面是治疗的关键。对撕脱的皮瓣，应尽力采用显微外科技术吻合小血管，至少包括 1 支小动脉和 1 支小静脉，使皮瓣成活，达到最佳治疗效果。若无吻合条件，可将撕脱的皮瓣制成中厚皮片植于骨膜上，加压包扎。如皮瓣挫伤破损严重或明显污染而不能利用时，则伤口早期处理后，择期行游离植皮闭合创面。在上述措施无效或伤口暴露时间过长的情况下，可在颅骨上多处钻孔，待肉芽长出后植皮。治疗中应注意观察皮瓣或皮片的状况并及时处理。加强抗感染治疗和护理，注意改善患者的一般情况。

四、预后评价

头皮损伤预后与多种因素有关，如年龄、一般情况、损伤类型等。单纯头皮血肿，挫裂伤未感染及无异物残留者能达到一期愈合。若延误清创时间，且头皮挫裂伤严重甚至有缺损感染者则愈合较差。

五、最新进展

头皮因有特殊结构和丰富血供，具有相当自身保护功能，因而损伤后很少感染，较易愈合。须注意有无合并颅骨骨折和颅内损伤，CT 扫描及 X 线切线位摄片尤显重要。在处理上，重要的是对创口和创面的清创术，要求尽早、彻底。对头皮缺损，近来各具特色的带蒂皮瓣移植广泛应用及新材料被采用，大大改善了患者治疗结果。

（郭连勋）

第二节 颅骨骨折

一、概述

颅骨骨折是因暴力作用头颅使颅骨变形超过其弹性限度而产生的颅骨连续性中断。在闭合性颅脑损伤中约占15%，在重型颅脑损伤中约占70%。若暴力强度大、作用面积小，常致颅骨局部变形，产生凹陷骨折，所伴脑损伤也较局限；若暴力强度小而作用面积大，多数发生线形骨折或粉碎性骨折，伴发的脑损伤亦较广泛。颅底复杂的骨结构使得其骨折具有特殊的表现。颅骨骨折治疗的重要性主要在于颅内结构的损伤。

二、诊断思路

1. 病史要点 有头部外伤史。尽可能弄清暴力作用方向、速度和受力范围。

2. 查体要点 颅骨骨折的临床表现主要是受伤部位头皮软组织的外伤表现以及由骨折造成的血管、脑组织、神经等损伤的表现。根据骨折部位、性质的不同，临床表现也各有特点。

（1）颅盖骨折：骨折部位可出现肿胀、瘀血、压痛和头皮血肿等软组织损伤表现。骨折线通过脑膜中动脉沟、矢状窦和横窦时，容易损伤这些血管造成硬膜外血肿，出现急性颅内压增高和神志改变等脑组织受损征象。凹陷性和粉碎性骨折者，则可能产生局部脑受压或脑挫裂伤，出现偏瘫、失语、癫痫发作等脑功能障碍的表现。亦可造成颅内血肿，出现颅高压、意识障碍和各种神经体征。

（2）颅底骨折。

①前颅凹骨折：可有额部软组织损伤的表现。出血进入眶内，可见眼睑和结膜下瘀血，即所谓"熊猫眼"或"眼镜征"。骨折线通过额窦或筛窦时，造成鼻出血或脑脊液鼻漏。当气体由破损的鼻旁窦进入颅腔内，则产生外伤性颅内积气。嗅、视神经损伤则有嗅觉丧失、视力下降等表现。

②中颅凹骨折：常伴有面神经和听神经的损伤，出现周围性面瘫、听力减退、眩晕等。骨折累及蝶骨时，会造成脑脊液鼻漏。岩骨骨折时，脑脊液经中耳和破裂的鼓膜流出，形成脑脊液耳漏。血液或脑脊液亦可经咽鼓管流向口、鼻腔。骨折经过蝶骨损伤颈内动脉，形成颈内动脉—海绵窦瘘时，临床表现为头部或眶部的连续杂音、搏动性突眼、眼球活动受限和视力减退。少数患者因颈内动脉损伤造成致命性出血，大量鲜血自口鼻流出而危及生命。动眼神经、滑车神经、外展神经和三叉神经第一支损伤时，则有瞳孔散大、眼球运动受限、前额部感觉障碍，即"眶上裂综合征"的表现。动眼神经损伤时，应注意和颅内血肿等引起的瞳孔改变相鉴别。

③后颅凹骨折：可在枕下或乳突部发现皮下瘀血（Bathe征），但常出现在数小时或数天后。下咽困难、声音嘶哑则提示后组脑神经损伤。后颅凹骨折常伴脑干损伤而致病情严重。

3. 辅助检查 如下所述：

（1）常规检查。

①CT扫描：不仅可了解骨折情况，还可了解脑损伤及出血状况。

②头颅X线片：判断骨折线走向及骨折范围。

③MRI扫描：可明确脑干及脊髓处的损伤。

（2）实验室检查：收集耳鼻流液的常规检查，细胞计数及糖、蛋白、氯化物定量判断是否符合脑脊液，是否伴有颅内感染。

4. 诊断标准 颅骨骨折分类诊断。

（1）颅盖骨折：以顶骨、额骨居多，枕骨、颞骨次之。

①线形骨折：注意有无合并脑损伤及颅内出血表现。

②凹陷骨折：常见于额顶部，幼儿多见，重点要了解凹陷范围及深度。

③粉碎骨折：注意骨折片的分布，脑损伤的程度。

（2）颅底骨折：诊断主要依靠临床表现，X线平片难以显示颅底骨折，CT扫描利用颅底重建，对诊断有重要价值。

①前颅窝底骨折：骨折线经过眶板、筛板、蝶骨平台等处。以"熊猫眼征"及脑脊液鼻漏多见，可伴嗅觉及视觉障碍。

②中颅窝底骨折：骨折线常经过颞骨岩部、蝶骨翼等。多见有脑脊液耳漏、耳后皮肤瘀斑及动眼、滑车、三叉、外展、面、耳蜗前庭神经损伤。

③后颅窝底骨折：骨折线常经过颞骨岩部、乳突部、枕骨等处。多见乳突部瘀斑及后组脑神经损伤表现。

另外，按骨折处头皮或硬脑膜是否破损分为闭合性与开放性骨折。

三、治疗措施

主要对因骨折造成的脑膜、脑、脑神经、血管损伤进行治疗。

1. 一般治疗　单纯线形骨折只需对症治疗，无须特殊处理，密切观察病情变化，及时复查CT排除颅内血肿。颅底骨折本身无须特殊手术处理，应平卧头高位，避免擤鼻，促其自愈，切忌填塞鼻腔、外耳，保持清洁。

2. 药物治疗　重点对开放性骨折应用抗生素，选择广谱及抗厌氧菌抗生素，足量、足够长时间。另外选择抗癫痫药物治疗，如苯妥英钠0.1g，每日3次，口服。

3. 手术治疗　如下所述：

（1）手术指征：①凹陷骨折深度超过1cm；凹陷处有脑功能区，出现偏瘫、癫痫；凹陷面积大，致颅内压增高。②开放性粉碎凹陷骨折。③颅底骨折患者视力进行性下降；经非手术治疗1个月以上仍有脑脊液漏或反复发生颅内感染的患者。

（2）术前准备：头颅摄片了解骨折程度，配血做好输血准备。

（3）手术方式：在全身麻醉下行凹陷骨折撬起复位。若骨折呈粉碎凹陷，刺入脑膜，则尽可能摘除碎骨片，探查硬膜下及脑组织，清除血肿及异物，严格止血，修补硬膜。对刺入矢状窦及脑深部的碎骨片，若无充分准备，不可勉强摘除。颅底骨折行经额视神经管减压术，行经额、鼻蝶、枕部硬膜外或硬膜下施行脑脊液漏修补等手术。

四、预后评价

颅骨骨折的预后主要与骨折部位是否为开放伤有关。单纯线形骨折及简单凹陷骨折无须手术或单纯颅底骨折预后较好。若有骨缺损较大或伴有骨感染患者预后较差。对骨缺损较大者可行二期颅骨成形术。

五、最新进展

颅骨骨折较为常见。颅骨骨折的重要性不在于骨折本身，而在于骨折造成颅内重要结构的损伤。除少数开放性、凹陷、粉碎性骨折需手术治疗外，大部分骨折患者无须特殊治疗。颅底骨折患者伴脑脊液漏和气颅时，预防感染十分重要。

（付　超）

第三节　脑震荡

一、概述

脑震荡为轻度颅脑损伤引起的一组综合征。特征是伤后短暂意识障碍，醒后伴发逆行性遗忘。近来研究发现脑震荡患者在脑细胞形态、传导功能及代谢、脑血流方面有改变，它不是单纯的短暂脑功能性障碍。

二、诊断思路

1. 病史要点　有明确外伤史。伤后短暂意识障碍，时间大多不超过 30min。其间可出现面色苍白、呼吸浅、脉搏弱，有头痛、头晕、恶心、呕吐、畏光、耳鸣、失眠、乏力等症状。有逆行性遗忘，患者清醒后不能回忆起受伤经过。

2. 查体要点　一般无神经系统阳性定位体征。

3. 辅助检查　CT 扫描显示颅内无脑实质和脑室、脑池结构改变。

4. 诊断标准　主要以外伤史、伤后短暂意识丧失、逆行性遗忘、无神经系统阳性定位体征为主要临床表现。轻度脑挫伤与本病临床表现相近，但 CT 上常有点片出血及脑水肿带，腰椎穿刺压力增高，脑脊液可见红细胞。

三、治疗措施

1. 一般治疗　卧床休息 3～5d，注意观察意识状况及头痛等症状改变，减少外界刺激，减少脑力活动。

2. 药物治疗　镇痛可用罗通定口服，10mg 每日 3 次；镇静可选地西泮每次 5mg 口服；改善记忆力可用思尔明 10mg，每日 2 次，口服。

3. 高压氧治疗　有条件时可进行高压氧治疗，全面改善身体不适症状，提高生活质量。

四、预后评价

脑震荡是脑损伤中最轻的一类。大多数患者经积极地休息、心理疏导及相应的药物治疗 2～3 周后逐渐恢复正常，预后较好。影响预后的主要因素有：年龄、性别、性格、知识层次和周围环境。

五、最新进展

脑震荡不是一个简单的短暂性脑功能紊乱，它存在病理性、脑代谢性异常改变，临床表现多样化。治疗上采用积极态度缓解精神紧张及畏病心理，选用相应药物治疗，大多可取得良好治疗效果，少数患者因精神因素或迟发损害可使其症状长期存在或反复出现而影响预后。

（付　超）

第四节　脑挫裂伤

一、概述

脑组织受暴力打击在颅腔内滑动、碰撞、变形或剪性力所引起的脑挫伤和脑裂伤，统称为脑挫裂伤。多发生在受力部位和对冲部位。损伤灶可见脑组织碎裂、坏死、水肿、出血。颅内高压、低血压和低氧血症可加重脑损害。3 周后出血吸收、水肿消退、脑组织软化，出现胶质瘢痕及脑膜脑瘢痕灶。脑挫伤分轻、中、重和特重型，损伤越重，抢救和治疗不及时、不规范，致残率和病死率越高。

二、诊断思路

1. 病史要点　有头部直接或间接外伤史。伤后即昏迷，持续时间长短不一，一般超过 30min。醒后有头痛、恶心、呕吐。

2. 查体要点　如下所述：

（1）意识障碍明显、持续时间较长：患者伤后昏迷比较深，持续时间短者数小时或数日，长者数周至数月，有的为持续性昏迷或植物生存，个别昏迷数年直至死亡。

（2）有明显的神经损伤后定位体征：由于脑组织的破坏、出血、缺氧等损害不同部位（除某些"哑区"外），脑挫裂伤后常立即出现与损伤的部位和程度相应的体征。常见的有瞳孔散大、单瘫、偏瘫、情感障碍、失语、偏盲、局灶性癫痫、感觉障碍、一侧或两侧锥体束征等。

（3）颅内压增高症状：轻度局灶性脑挫裂伤患者颅内压变化不大，严重者发生明显脑水肿、脑肿胀等，颅内压随之增高，出现剧烈头痛和喷射性呕吐，伴有血压升高，脉搏洪大而慢，如治疗不力最终导致脑疝而死亡。

（4）生命体征变化常较明显：可出现高热或低温、循环与呼吸功能障碍、血压的波动，其中以脑干损伤或下丘脑损伤时最为突出。单纯闭合性脑损伤时患者很少发生休克，但如合并多发与多处创伤或闭合性脑损伤有头皮、颅骨或矢状窦、横窦伤引起大量外出血以及脑干伤特别是脑干内有出血的患者易发生休克。

（5）脑膜刺激症状：脑挫裂伤常合并外伤性蛛网膜下隙出血，过多的红细胞及其破坏后形成的胆色素混杂在脑脊液内引起化学性刺激，造成患者头痛加重、恶心、呕吐、颈项强直及克氏征阳性等。

（6）癫痫：在伤后短时间即可发生，多见于儿童，常表现为大发作或局限性发作两种。可发生在伤后数小时内，也可发生在伤后 1~2d 内，晚期出现的癫痫，多由于脑损伤部位形成瘢痕的原因。

3. 辅助检查　如下所述：

（1）常规检查。

①CT 扫描：可清楚脑挫裂伤灶部位、程度及出血、水肿情况，还可通过颅内结构改变来判断颅内压是否增高。CT 复查还可发现某些迟发性改变。

②颅骨平片：不仅了解骨折状况，还可推断颅内伤情。

③MRI：作为对 CT 检查的补充。对微小病灶、早期缺血及小血肿演变的显示有其优势。

（2）其他检查。

①腰椎穿刺：了解颅内压及可行脑脊液检验，并可适当引流血性脑脊液。颅内压增高者，谨慎选择。

②脑电生理检查：脑电图及诱发电位监测可用于判断脑损伤程度及预后。

③颅内压监测：用于评估脑挫裂伤程度，提示有无继发性损伤出现，并指导治疗。

④血、脑脊液生化检查：血糖及垂体激素测定可用于预后判断。

4. 诊断标准　根据外伤患者意识改变、有神经系统阳性定位体征结合头部影像学检查可做出定性、定位诊断。

（1）按伤情重分型

①轻型：指单纯性脑震荡伴有或无颅骨骨折。

②中型：轻度脑挫裂伤有或无颅骨骨折及蛛网膜下隙出血，无脑受压。

③重型：广泛颅骨骨折、广泛脑挫裂伤及脑干损伤或颅内出血。

④特重型：重型中更急更重者。

（2）按 GCS 评分分型

①轻型：13~15 分，伤后昏迷 30min 以内。

②中型：9~12 分，伤后昏迷 30min 至 6h。

③重型：3~8 分，伤后昏迷 6h 以上或在伤后 24h 内意识恶化再次昏迷 6h 以上。其中 3~5 分为特重型。

（3）鉴别诊断

①脑震荡：昏迷时间较短，常在 30min 内，CT 检查阴性，腰椎穿刺无血性脑脊液。

②颅内血肿：意识障碍逐渐加重，常有定位体征。CT 及 MRI 可明确判断出血状况。

三、治疗措施

轻、中型患者尽可能选择非手术治疗，保留残存脑功能，重型患者适合手术的应尽早、尽快手术，以挽救生命。

1. 一般治疗 如下所述：

（1）侧卧、床头抬高 15°~30°，加强生命体征监测。

（2）保持呼吸道通畅，昏迷深或气道分泌物多、口咽积血者宜气管切开，吸氧、抽痰。

2. 药物治疗 补液量适当，不可过多过快补糖。防消化道应激性溃疡，常用质子泵抑制剂奥美拉唑（洛赛克）40mg 静脉滴注，每日两次。躁动、高热、抽搐判明原因，予以镇静冬眠低温治疗。可予复方冬眠合剂 50~100mg 肌内注射，每日 2~3 次。降颅内高压，常用 20% 甘露醇每次 1.0~2.0g/kg，快速静脉滴注，每日 2~4 次，长期使用或老年患者注意肾功能改变；速尿（呋塞米）每次 0.5~2.0mg/kg，肌内注射，每日 2~4 次，可与甘露醇交替使用，需注意血电解质变化；地塞米松 10~15mg 静脉滴注，每日 1~2 次，3d 后减量，1 周后停药；人血清蛋白 10g，静脉滴注，每日 1~2 次。防止脑血管痉挛，常用尼莫地平 10mg 静脉滴注，每日 1~2 次，10d 为一疗程。应用改善脑代谢及神经营养药，常用胞磷胆碱、活血素、神经节苷脂等。改善微循环，适当采用抗凝药、血稀释及提高血压等方法。

3. 手术治疗 如下所述：

（1）手术指征：①意识障碍逐渐加重，出现脑疝危象。②脑挫裂伤严重，经降颅压药物治疗无效，颅内压监护压力超过 30mmHg（3.99kPa）。③继发颅内出血，量在 40ml 以上，占位效应明显。

（2）手术方式：开颅清除碎裂失活脑组织，清除血肿，放置引流，或行去骨瓣减压、颞肌下减压术。

（3）术后处理：需监测生命体征及颅内压，有可能时应定期复查 CT。

四、预后评价

重型脑损伤死亡率一般在 17.6%~41.7%，轻、中型脑挫裂伤死亡较少。脑挫裂伤的预后与多种因素有关，如年龄、有无并发症及休克、继发性损伤轻重、诊治是否及时及并发症的处理等。经积极正确的治疗，目前重型脑挫裂伤死亡率已降至 15%~25%，同时致残率也大大下降。

Jenneith 和 Bond 于提出伤后半年至 1 年患者恢复情况分级作为评价效果标准被普遍采用，即格拉斯哥结果分级（GOS），见表 4-1。

表 4-1 脑挫裂伤格拉斯哥结果分级

Ⅰ级	死亡
Ⅱ级	植物生存，长期昏迷，呈去皮质强直状态
Ⅲ级	重残，需他人照顾
Ⅳ级	中残，生活能自理
Ⅴ级	良好，成人能工作、学习

五、最新进展

脑挫裂伤治疗主要是打断脑损伤后继发性病理改变导致的脑缺血、脑氧、颅内压增高及脑疝的恶性循环。首先给每个患者做出伤情评估，选择完整监护治疗措施，尤其是颅内压监护和 CT 扫描动态监测。轻、中型患者尽可能选择非手术治疗，保留残存脑功能，重型患者适合手术的，应尽早、尽快手术挽救生命，并尽可能细致手术，减少术后脑膨出和癫痫的发生机会，标准大骨瓣减压也重新被认同。近来亚低温（28~35℃）越来越广泛地被用于治疗重型脑损伤，提高了抢救成功率，但注意治疗时间窗（伤后越早越好）和降温、复温过程（镇静剂、肌松剂、呼吸机配合）细节处理。同时，强调正确使用激素、脑保护剂、脱水剂、钙拮抗剂。

病情监测和预后评估目前有以下几项客观指标：

1. GCS 法 该方法简单易行。GCS 积分越低，预后越差。入院后 3dGCS 积分递降至 3 分者，均告不治。

2. 颅内压监测　若经治疗后颅内压仍大于40mmHg（5.32kkPa），预后不佳，死亡率和病残率明显增高。

3. 诱发电位监测　常用体感诱发电位（SEP）、视觉诱发电位（VEP）、听觉诱发电位（AEP），若AEP和SEP正常，VEP消失，反映大脑半球功能障碍。若AEP、SEP和VEP均消失，表明全脑功能障碍，用该法估计严重脑损伤后精确度达80%以上。

4. 心肺功能监测　一旦出现心功能衰竭和呼吸功能衰竭，预后极差。

5. CT扫描　动态观察不仅可发现迟发性病变，也可客观判定疗效。若发现脑池消失，中线结构移位大于9mm，提示有脑弥漫性损害，约70%以上患者预后不良。

6. 血及脑脊液中的活性物质测定　如垂体激素、内皮素测定也有助于预后判断。

（付　超）

第五节　弥漫性轴索损伤

弥漫性轴索损伤（diffuse axonal injury，DAI）是近年来才被认识的一种原发性脑损伤，过去通常把它看成是弥漫性脑挫裂伤或脑干损伤。在CT与MRI问世以前，DAI仅是病理学家在颅脑损伤病理解剖时发现的一种病理变化，很难做到临床诊断。该损伤有自身特点，不同于一般局限性脑损伤，下面作一介绍。

一、病因

临床多见于交通事故伤、坠落伤及有回转加速暴力病史，颜面部骨折多见。由于脑外伤后脑组织本身加速、减速程度上的差异而产生的力偶作用，造成广泛白质的损伤与变性等。

二、病理生理

主要损伤脑的中轴及其邻近结构，如脑干、胼胝体、基底核区及第三脑室周围。组织学变化为脑白质纤维广泛损害。轻者轴膜折损，轴浆流动中断，轴索水肿；重度轴索断裂，其后轴索回缩呈球状，这个过程至少需12~16h。损伤早期，轴索近端出现小芽呈现再生现象，损伤后期如无细胞架断裂，部分神经功能可能恢复。轻度的轴索损伤可表现为仅仅是功能上的改变，而重度的轴索损伤则有严重的临床症状，预后不良。

三、临床表现

轻度弥漫性轴索损伤的临床表现与脑震荡相似，故目前有些学者已将脑震荡归类于弥漫性脑损伤。严重弥漫性轴索损伤的患者伤后立即出现意识障碍，昏迷时间超过24h，严重时一直昏迷至植物状态。有学者将DAI分为高颅压型和非高颅压型，后者又分为脑干损伤型和大脑损伤型。高颅压型往往合并有局灶型脑损伤，常伴有弥漫性脑肿胀，病情发展快，常出现一侧或双侧瞳孔散大。脑干损伤型除昏迷外以瞳孔变化、双侧肌张力增高、病理反射阳性、呼吸不规则、患者呈去皮质状态为多见。大脑损伤型除昏迷外，多无占位效应，无颅内压增高。

四、诊断

DAI的确定诊断只能依靠组织学检查，但由于CT和MRI的普遍应用为临床诊断提供了影像学依据，诊断主要依赖于病史、临床表现与辅助检查，标准如下：①头部外伤后立即昏迷，GCS>8分，且昏迷时间逾6h，伤后无中间清醒期。②伤后CT检查表现为大脑半球皮质和髓质交界处，基底核内囊区域，胼胝体、脑干或小脑有一个或多个直径小于等于2cm的出血灶，或为脑室内出血及急性弥漫性脑肿胀，但中线结构移位不明显，多小于2mm。

五、早期处理

和严重脑挫裂伤患者类似，如有条件尽可能在急诊 ICU 内进行抢救。在条件允许情况下尽快行头颅 CT 检查，以明确诊断。

六、治疗

目前虽然 DAI 没有特定治疗方法，但积极的综合性治疗可减少轴索的损伤范围和程度，避免出现继发性脑损伤和并发症。在治疗上应注意以下几个方面：①密切观察病情，对生命体征及神经系统体征进行动态观察。②保持呼吸道通畅，早期做气管切开，使 Pa（CO_2）维持于 30mmHg（3.99kPa），Pa（O_2）不低于 80mmHg（10.6kPa）。③药物治疗：常规应用止血剂、抗生素、维生素 C、B 族维生素、能量合剂及神经细胞代谢药物。适当补充水和电解质，防止发生紊乱。④降低颅内压：甘露醇的应用与激素疗法。⑤降低肌张力，控制脑干损伤症状和癫痫发作。⑥积极的营养支持。⑦降温治疗：伤后早期使用亚低温（33～35℃）头部降温。⑧早期高压氧治疗。⑨并发症处理：如感染、呼吸功能衰竭、急性肾功能衰竭、应激性溃疡。⑩手术治疗：对于伴有颅内血肿或出现脑疝者应手术清除血肿并去骨瓣减压。

（刘守跃）

第六节　外伤性颅内血肿

外伤性颅内血肿在闭合性颅脑损伤中发生率占闭合性颅脑损伤 10% 左右，占重型颅脑损伤的 40%～50%。颅内血肿的发生可导致局部颅内压明显升高，进行性压迫和推移脑组织，若没能及时抢救，最终将形成脑疝，危及伤员生命。

一、临床分类

颅内血肿可以分别按解剖部位和时间进行分类，不同分类具有相应的临床意义。

（1）按血肿出现的时间分类：①特急性血肿症状在伤后 3h 内出现。②急性血肿在 3d 内出现症状者。③亚急性血肿症状在伤后 4d 到 3 周内出现症状者。④慢性血肿伤后 3 周以上出现症状者。⑤迟发性血肿是指伤后初次行 CT 检查无颅内血肿迹象，当病情复发后再次 CT 复查才发现的血肿。

（2）按血肿所在解剖部位分类：①硬膜外血肿：血肿位于硬脑膜和颅骨内板之间，出血源一般为硬脑膜膜血管。②硬膜下血肿：血肿位于硬膜下间隙，出血多来自脑表面静脉。③脑内血肿：血肿位于脑实质内。

二、临床特点

1. 头痛、头晕、恶心、呕吐等一般症状　如有颅内血肿或重度脑挫裂伤，则头痛剧烈、呕吐频繁。颅脑损伤后均可出现上述一般症状，但若有颅内出血，上述症状将明显加重，常表现为剧烈头痛和呕吐，并随之可能出现意识障碍。但在慢性血肿，一般上述症状不明显。

2. 意识障碍　是颅脑损伤后最应密切观察的临床表现，对早期发现颅内血肿具有重要价值。颅脑损伤之后，出现颅内血肿，伤员意识障碍，可有 3 种不同表现形式。

（1）中间清醒期型：在伤后立即出现意识障碍，称原发性昏迷。原发性昏迷的时间和程度，取决于原发性脑损伤的轻重。一般短者可数分钟或十几分钟，长者可达数小时或数天，甚至终生植物生存。原发性昏迷可以逐渐好转，甚至完全清醒。继而因有颅内血肿形成，使脑受压再次引起意识障碍，或原有意识状况恶化，呈进行性加重，称为继发性昏迷。这种意识变化过程可概括为"伤后原发性昏迷—中间意识好转或清醒 - 继发性昏迷" 3 个阶段。这一临床经过是颅内血肿的典型表现之一。继发性昏迷发生的早迟，取决于血肿形成的快慢。中间意识好转期的长短，取决于原发性脑损伤的轻重和血肿形成的速度。

（2）原发性脑损伤轻微，伤时可以没有昏迷，随后逐渐出现意识障碍，即只出现继发性昏迷，此种情况虽然缺少原发性昏迷阶段，亦与上述典型临床经过具有同等意义。

（3）原发性脑损伤严重，而血肿形成速度快者，在原发性昏迷尚未好转前，血肿压迫造成的继发性昏迷已经产生，两者可互相衔接，表现为持续性昏迷并进行性加重，而无中间清醒期出现。

3. 局灶症状　在功能区的原发性颅脑损伤可立即产生局灶性症状，如偏瘫、单瘫、各种类型的失语等。但伤后，若出现新的神经功能障碍或原有功能障碍加重，均提示有颅内血肿发生的可能。不同部位血肿可产生不同的局部症状，如额叶血肿可产生失语、偏瘫、癫痫，顶叶血肿可出现对侧半身感觉障碍，颅后窝血肿可出现小脑症状和延髓功能障碍等。

4. 生命体征的变化　与颅内出血导致颅内压升高，造成脑组织受压有关，可表现为血压升高，呼吸和脉搏减慢，若脑干受累，呼吸、循环紊乱进一步加重，表现为呼吸、脉搏浅弱，节律紊乱，血压下降，最后呼吸循环功能完全衰竭。

5. 脑疝症状　颅内血肿导致颅内压升高，到一定程度将发生脑疝，幕上血肿导致天幕裂孔散，幕下血肿将引起枕骨大孔疝。天幕裂孔疝的主要表现有昏迷，患侧瞳孔散大、光反应消失，对侧肢体偏瘫，还可伴有生命指标的改变。幕下血肿造成的枕骨大孔疝将引起脑脊液循环障碍导致急性颅内压升高，延髓受压，导致去大脑强直和急性呼吸、循环功能障碍而死亡。

三、影像学检查

CT 扫描是诊断颅内血肿特别是急性血肿的主要手段，它可以较清楚地显示血肿的形态、大小、部位。不同血肿在 CT 图像上均有其不同的形态特点，因此 3 种血肿在 CT 上可以较容易鉴别。

（1）急性血肿在 CT 上呈高密度影，硬膜外血肿形态为梭形，硬膜下血肿为月牙形，脑内血肿为位于脑实质内类圆形或不规则形高密度影。慢性血肿在 CT 上的形态与急性血肿可能类似，但往往表现为等密度或低密度影。

（2）MRI 可以更清楚地显示颅内慢性血肿，在 MRI 上，慢性为高密度影。

（3）X 线颅骨平片可显示颅骨骨折线的走行和其与脑膜血管的关系，从而提示血肿可能的发生部位、类型和出血来源。如骨折线经过脑膜中动脉主干或分支或经过矢状窦、横窦时，一般以产生硬膜外血肿可能性大，较深凹陷骨折，既可造成硬膜外血肿，又可导致硬膜下和脑内血肿。

四、诊断要点

1. 颅内压增高症状　如下所述：

（1）头痛、恶心、呕吐，如有颅内血肿或重度脑挫伤，则头痛剧烈，呕吐频繁。

（2）血压升高，脉搏和呼吸减慢（Cushing 综合征）。

（3）意识障碍：意识障碍出现的时间对于判断损伤的轻重及颅内血肿的类型有重要意义。临床上可为清醒→浅昏迷→深昏迷，亦可为昏迷→清醒→昏迷，后者称为"中间清醒期"。中间清醒期的长短与颅内损伤的血管的大小、出血的速度有密切关系。

2. 脑疝症状　幕上血肿引起小脑幕裂孔疝，在意识变化的同时产生下列瞳孔变化，开始患者意识为烦躁，继嗜睡，此时患侧瞳孔缩小；随之脑疝加重，患者处于浅昏迷状态，患侧瞳孔开始散大，对光反应迟钝至消失；当脑疝进一步发展时，患侧瞳孔明显散大，对光反射迟钝甚至消失；同时对侧瞳孔开始散大，对光反应迟钝；当脑疝进入晚期时，患者深昏迷，双侧瞳孔散大，对光反应消失，还可出现病理性呼吸，并很快出现呼吸心跳停止。

3. 颅内血肿的定位诊断依据　如下所述：

（1）认真检查外伤时头部着力点，对判断血肿发生部位有意义，一般血肿即可发生于着力点又可发生于对冲部位。因颅骨的解剖特点，对冲部位血肿发生有一定规律，枕部或枕顶着力，血肿好发部位为额极部位；颞部着力，血肿好发部位为对侧颞部；额部着力一般不产生对冲部位血肿。

（2）某些局灶症状可提示血肿部位，如患者出现失语，提示血肿位于优势半球；如出现偏瘫，提示血肿可能位于其对侧大脑半球的额后或顶部。

（3）发生脑疝时，血肿位于瞳孔散大侧。

五、鉴别诊断

主要与原发性颅脑损伤，如脑挫裂伤、脑干损伤等进行鉴别。鉴别主要依据临床表现和辅助检查。临床表现中，以对意识状态的观察最为重要，一般原发性颅脑损伤，特别是原发性脑干损伤造成的原发昏迷深重，持续时间较长；而继发性颅脑损伤，原发性昏迷一般较浅，可出现昏迷→清醒→再昏迷的过程，或呈原发昏迷逐渐加重。其次，二者间瞳孔和肢体活动障碍出现的时间和特点也有所不同。辅助检查应首选 CT，此手段方便、实用，并且很普及；若使用 CT 鉴别有困难时，可行 MRI 检查，因其分辨率高，可更清楚地显示脑干或其他部位较小的挫裂伤或出血灶及弥漫性轴索损伤。

有时需与急性脑血管意外、复合伤所致的脂肪栓塞及肿瘤卒中相鉴别，通过详细询问病史和影像学检查一般鉴别不难，此处不再赘述。

六、治疗方法

（1）外科手术是颅内血肿的主要治疗手段，但对血肿量较小，并且临床症状稳定的病例可通过密切的临床观察和 CT 复查监测进行保守治疗。一旦临床症状恶化或 CT 显示血肿增大应尽早行改用外科手术治疗。

（2）幕上急性血肿量大于 30ml，幕下血肿量大于 10ml，中线移位大于 1cm，患者出现进行性颅内高压症状时，绝大多数均需手术治疗。骨瓣开颅血肿清除是外科治疗急性颅内血肿的主要方法，特别是当患者出现昏迷、一侧瞳孔散大的脑疝症状时，应在快速给予脱水药物的同时迅速进行开颅手术清除血肿，若 CT 显示为单纯硬膜外或硬膜下血肿，情况十分危急时，也可在急诊就地行颅骨钻孔放出血肿的液体部分，使脑受压得到快速缓解，然后进手术室进行骨瓣开颅清除血肿。

（3）血肿清除后，骨瓣是否保留主要取决于术前病情的严重程度，若患者术前已出现脑疝，术后脑组织可能出现明显水肿，应去除骨瓣，硬膜行减张缝合，防止术后水肿对脑组织造成压迫。另外，若术中见脑组织挫裂伤和水肿明显也应去掉骨瓣。

（4）慢性血肿液化较好，一般通过钻孔冲洗即可治愈。

（一）硬脑膜外血肿

1. 概述　硬膜外血肿是出血聚集于颅骨内板与硬脑膜外腔内，好发于幕上大脑凸面。此类血肿发生率占闭合性颅脑损伤的 2%～3%，占颅内血肿的 30%～40%，因血肿聚集硬膜外腔，不伴有原发脑损伤，若能及时发现和治疗，一般预后较佳。婴幼儿的血管沟浅，骨折时一般不易损伤硬膜血管，因此硬膜外血肿发生率明显比成人低。硬脑膜外血肿以急性为最多，占 85%～86%，其次为亚急性，占 10%～12%，慢性最为少见，仅占 3% 左右。

2. 病因病理　硬膜外血肿出血来源多见于颅骨骨折引起脑膜血管断裂，其次为静脉窦和颅骨板障静脉。硬脑膜动脉出血以脑膜中动脉主干及分支常见，所以硬膜外血肿常发生在颞顶部，偶为脑膜前动脉损伤所致。硬脑膜中动脉特别是其主干出血所致的血肿，发病过程往往很急，血肿量大，更易于短时间内形成脑疝。出血的静脉窦包括上矢状窦、横窦和乙状窦，静脉窦缺少平滑肌层，破裂后不能收缩，容易造成猛烈出血，并可形成跨矢状窦或跨横窦巨大血肿。临床上颅骨骨折导致的板障静脉出血一般较缓，出血量有限，不易形成大血肿。硬膜外血肿一般发生于着力点或骨折处，病情轻重取决于出血量、出血速度和部位。一般血肿量越大，病情越重；血肿量相近，出血速度快，颅内压代偿能力得不到发挥，患者可迅速出现昏迷脑疝；与幕上相比，由于颅后窝容积小，对血肿量的耐受也更小，因此，一旦血肿累及颅后窝，手术更应积极。血肿一般于 1 周以后开始机化，可液化并逐渐吸收。

3. 临床特点　硬膜外血肿的临床表现与出血部位、血肿量大小和出血速度有关，即具有一般颅内血肿的临床表现，又有其本身的临床特点。

（1）意识障碍：硬膜外血肿常具有典型的中间清醒期或继发昏迷，但相对于硬膜下或脑内血肿，其原发昏迷通常较轻，甚至可缺如，伤后持续昏迷者少。但脑膜中动脉主干出血，中间清醒期可很短或不明显，患者伤后可迅速进入昏迷。

（2）血肿：血肿一般由外力直接作用引起，常合并骨折，出血一般位于打击点同侧，检查头皮可见局部头皮血肿或裂伤，血肿位置或损伤的血管常与颅骨骨折部位一致。

（3）颅内压增高：随血肿增大患者可出现典型颅内压增高症状，表现为头痛、呕吐和眼底视盘水肿，并出现意识障碍和 Cushing's 反应。

（4）局灶症状：硬膜外血肿所致的局灶症状为继发性，是血肿压迫功能区的结果，以血肿对侧偏瘫、中枢性面瘫和失语为多见，手术清除血肿后，功能障碍一般可以得到较好恢复。

（5）预后：除合并脑挫裂伤或脑干损伤，一般单纯硬膜外血肿如能早期诊断，正确治疗，绝大多数可取得较好预后，并多能恢复正常生活和工作。

4. 影像学检查　如下所述：

（1）X 线光平片可见累及颅骨脑膜血管沟的线状骨折。

（2）CT 扫描可以直观显示硬膜外血肿的形态、大小和位置，硬膜外血肿 CT 扫描，可见血肿呈梭形，是诊断硬膜外血肿的可靠方法，一般血肿在脑表面呈双凸透镜形的高密度影。

（3）MRI 对显示亚急性和慢性硬膜外血肿，MRI 比 CT 更清楚。

5. 诊断要点　如下所述：

（1）由于原发性脑损伤轻，原发昏迷时间短。

（2）局部软组织挫伤肿胀严重。

（3）在中间清醒期后阶段，常出现严重的颅高压的表现，且进展很快。急性硬膜外血肿的诊断应重点突出一个"早"字，因绝大多数硬膜外血肿患者若能做到早期诊断及时治疗均能获得满意疗效，如患者进入深度昏迷，特别是出现瞳孔散大等脑疝症状时，患者不仅术后恢复时间要明显延长，甚至可能导致植物生存和死亡。对于无原发昏迷或有明显中间清醒期的硬膜外血肿患者，应尽可能在继发昏迷或二次昏迷到来前或于昏迷早期做出诊断并及时处理。

6. 鉴别诊断　依据病史、临床表现和影像学检查，应与硬膜外血肿与其他类型颅脑损伤，如硬膜下血肿、脑内血肿及原发颅脑损伤鉴别诊断。

7. 治疗方法　急性硬膜外血肿治疗的关键在于尽早施治，一经确诊应尽早进行外科手术，以清除血肿缓解颅内压。对部分小血肿可在严密监测下保守治疗。大多数硬膜外血肿适合骨瓣开颅清除血肿；但对病情危重或出现脑疝的患者，为争取时间和预防术后水肿可行骨窗开颅；没有 CT 检查条件的地区，应根据病史和体检资料进行钻孔探查骨窗开颅术。保守治疗只适用于神志清楚，CT 检查血肿量在30ml 以下，中线无明显移位，病情稳定的病例。

（二）硬膜下血肿

硬膜下血肿是指出血积聚于硬膜下腔，是继发性颅内损伤。占闭合性颅脑损伤的 5% 左右，占全部颅内血肿的 40% ~50%。根据临床症状出现的时间可分为急性、亚急性和慢性硬膜下血肿，其中急性和慢性均为临床常见类型。根据是否合并脑挫裂伤又可分为单纯性和复合性硬膜下血肿，前者出血一般来自于脑表面的桥静脉，后者可来自于挫伤的脑皮质的动、静脉，出血一般较急，病情发展较快。

1. 急性硬膜下血肿　如下所述：

1）概述：硬膜下血肿（subdural hematomas）是指发生在硬脑膜与蛛网膜或脑皮质之间的血肿，一般占颅内血肿的 35% ~40%。急性硬膜下血肿是指伤后 3d 内出现的血肿，多伴有严重的脑挫伤，故其症状与脑挫伤基本相似。在硬膜下血肿中占 70% 左右。此类血肿常伴有脑挫裂伤和脑水肿，脑皮质小的动脉出血并不少见，因此发病过程往往较急。

2）损伤机制与病理：加速或减速损伤均可引起急性硬膜下血肿，在加速损伤，血肿一般发生于着力点侧。在减速损伤血肿即可发生于着力点处，又可发生于其对冲部位，与对冲侧相比，着力点侧复合硬膜下血肿的发生率更高。一般以枕部或一侧颞部着力造成对侧额底、额极、颞底和颞极部脑挫裂伤和硬膜下血肿为多见。而额、颞极部着力血肿一般仅发生于着力点处。

硬膜下血肿的出血来源：

（1）复合硬膜下血肿：出血一般来自脑挫裂伤灶破裂的动、静脉，多为脑皮质表面小的动、静脉或毛细血管，血肿发生部位往往与脑挫裂伤部位一致，以额、颞部多见。有时硬膜下血肿可与脑内血肿融合一起。临床上此类血肿出血量可能不大，但因同时伴有脑挫裂伤和脑水肿，颅压增高症状常较明显。

（2）单纯硬膜下出血：来源多为静脉窦或静脉窦旁桥静脉撕裂破坏引起，血肿广泛覆盖于大脑半球凸面，出血量常较大。

3）临床特点：急性硬膜下血肿多因脑表面挫伤出血、脑皮质动、静脉出血，使血液积聚在硬脑膜皮质之间，多发生于着力点的对称部位，伤情重，发展快，常伴有脑挫裂伤，故临床表现既有与脑挫裂伤相似之处，又有因随后出血所致急剧颅内压增高等颅内血肿的表现特点。

（1）意识障碍：急性硬膜下血肿因多伴有脑挫裂伤，所以与硬膜外血肿相比，原发昏迷持续时间往往较长，呈进行性加深，中间清醒期短或不明显。

（2）颅内压增高以呕吐、躁动多见，原发昏迷加深，生命体征改变明显。

（3）局灶症状伤后早期因脑挫裂伤累及脑功能区，即可出现某些功能障碍，其中以偏瘫、失语多见，随血肿形成已出现的局灶症状不仅将逐渐加重，还可出现新的症状。

（4）好发部位：血肿虽可发生于着力点处或附近，更好发于着力点的对冲部位，以额底、额极和颞尖为好发部位。

（5）脑疝症状：幕上血肿导致小脑幕切迹疝，主要表现为意识丧失、血肿侧瞳孔散大、对光反射消失和对侧偏瘫等，晚期将出现双瞳孔散大和去大脑强直及生命体征改变，直至呼吸停止。

4）影像学检查

（1）CT 扫描：可清楚显示血肿形态、大小和位置，同时还可显示脑挫裂伤范围和严重程度。硬膜下血肿在 CT 上为位于硬膜下腔月牙形高密度影。

（2）颅骨 X 线片：可显示颅骨骨折情况，但骨折对硬膜下血肿的定位不如硬膜外血肿更意义。

（3）MRI：对显示亚急性、慢性期血肿方面要优于 CT，此期红细胞溶解后导致高铁血红蛋白释放，血肿和局灶出血均表现为高信号，而此时在 CT 上往往为等信号。

（4）脑血管造影检查：可显示血肿区为月牙形无血管区。脑超声可显示中线波移位。但后两项检查在 CT 出现后已较少应用。

5）诊断要点。

（1）急性硬膜下血肿：伤后 3d 之内出现症状。原发损伤较重，持续性昏迷，且逐渐加深，有或无中间清醒期。神经系统检查出现新的定位体征或脑癌症状。CT 显示在脑表面有新月形混杂密度或等密度区。

（2）硬膜下血肿与硬膜外血肿鉴别要点：①着力点与血肿：硬膜下血肿多发生于着力点对侧，硬膜外血肿好发于同侧。②昏迷特点：与硬膜外血肿相反，硬膜下血肿常伴有脑挫裂伤，所以原发昏迷深，且时间长，中间清醒期短或不明显。③颅骨骨折：硬膜外血肿多伴有骨折，硬膜下血肿相对少。④蛛网膜下隙出血：在硬膜外血肿少见或轻，硬膜下多见。

6）治疗方法。

（1）手术治疗：急性硬膜下血肿病情发展多很迅速，CT 显示血肿量超过 40ml，并伴有中线移位者，可很快进入脑疝期，因此手术必须抓紧时间。手术方法主要包括骨窗或骨瓣开颅术和去骨瓣减压术，前者主要适用于血肿定位明确，水肿和脑挫裂伤不重者，若脑挫裂伤、脑水肿明显应同时去骨瓣减压。

（2）非手术疗法：非手术仅适用于原发损伤轻微，血肿量少未造成严重颅内压增高，临床上见患者神志清楚、病情稳定、生命指标平稳，临床症状逐渐减轻，CT 检查血肿量在 40ml 以下，同时中线无明显移位，反复检查血肿量无增加的病例。

2. 亚急性硬膜下血肿 亚急性硬膜下血肿为伤后 3d 至 3 周出现症状者，约占硬膜下血肿的 5%，多属静脉性出血引起。原发性脑损伤较轻，病程中可有较为明显的中间意识好转期。与急性血肿相比，出血血管往往较小或为静脉出血。一般脑挫裂伤也较轻，因此可有较明显的中间清醒期。患者可主述头痛，有时有恶心、呕吐，3~4d 后上述症状加重，眼底可出现水肿，可出现新的局灶性症状或原局灶症状加重。CT 检查血肿影像可与急性硬膜下血肿类似，但有时血肿影变低或为等密度，后者行 MRI 检查往往可显示更清楚。亚急性硬膜下血肿治疗原则与急性硬膜下血肿类似，但一般以骨瓣开颅者为多，也可行钻孔冲洗引流术，一般恢复也较急性血肿好。

3. 慢性硬膜下血肿　如下所述：

1）概述：伤后 3 周以上出现症状者，在硬膜下血肿中约占 25%。原发伤较轻，有些患者甚至不能回忆受伤史。血肿往往已形成完整包膜，此类型血肿并不少见，约占颅内血肿的 10%，占硬膜下血肿的 25% 左右，好发于男性老年人。此血肿一般外伤史轻微，起病隐袭，从受伤到发病的时间一般为1~3 个月。

2）发病机制：慢性硬膜下血肿一般由轻微外伤引起，有的甚至不能回忆起明显的外伤史，偶有与血管或血液系统疾病有关。出血来源可为桥静脉、静脉窦和蛛网膜颗粒或硬膜下水瘤破裂。血肿大多覆盖于大脑半球表面，常涉及额、顶和颞叶。血肿包膜在伤后 5~7d 开始出现，2~3 周基本形成，为黄褐色或灰色的结缔组织包膜，靠蛛网膜侧较薄，硬膜侧厚，显微镜下观察血肿包膜内有较丰富的毛细血管、浆细胞、淋巴细胞和吞噬细胞。血肿形成后会不断扩大，其机制目前尚不十分清楚，曾有几个学说或假设对其进行解释。以前，多认为是血块溶解，血肿腔内的高渗透压导致脑脊液不断由蛛网膜下隙进入血肿腔内的结果，但这种假设已被否认。近年来，有人认为与血肿壁的毛细血管破裂，血浆由毛细血管渗出有关；另外，也与老年人脑萎缩、颅内压降低、静脉张力高和凝血机制障碍等因素有关。

3）临床表现。

（1）颅高压症状：头痛、恶心、复视、视盘水肿等，继而可出现一口气障碍，乃至昏迷脑疝。

（2）精神症状：部分患者可出现进行性痴呆、淡漠、嗜睡等精神症状。有的有性格和人格改变。

（3）患者多为 50~70 岁以上的老年人，有轻微外伤史或外伤史不能回忆。

（4）局灶性症状：可出现偏瘫、各种失语和癫痫。

（5）脑脊液：蛋白含量高，常呈淡黄色。

4）影像学检查。

（1）CT 检查：慢性硬膜下血肿位于硬膜下，沿脑表面分布，形态为月牙形，血肿本身可为等密度或稍高密度或略低密度影，中线结构可有明显移位，但双侧硬膜下血肿因无中线移位，可仅见脑室缩小，有时甚至单纯根据 CT 确诊较为困难。

（2）MRI 检查：MRI 在显示慢性硬膜下血肿方面明显优于 CT，因血肿内红细胞大量破坏导致含铁血黄素释放，血肿在 MRI 的 T_1 和 T_2 加权上均为清晰高密度影，其形态、范围和边界的显示也更为清楚，包括 CT 诊断困难的双侧血肿，在 MRI 上也可清楚显示。

5）诊断要点。

（1）慢性硬膜下血肿诊断主要依据其临床表现和影像资料。

（2）对老年患者出现颅内压增高症状，应警惕此病存在的可能，应询问 1~3 个月间是否受过外伤，然后及时行 CT 或 MRI 检查，其确诊一般不难。本病有时需与硬膜下积液和颅内肿瘤进行鉴别，前者也多与外伤有关，临床表现往往与慢性硬膜下血肿类似，也有人认为硬膜下积液是慢性硬膜下血肿的形成原因之一，有时鉴别并不容易，但硬膜下积液一般占位效应不如血肿明显，双侧发生病例也较血肿多见，在 CT 和 MRI 上虽然病变形态与血肿类似，但其内容往往具有典型液体特征，即在 CT 上为低密度，在 MRI 的 T_2 像上为低密度，在 T_2 像上为高密度影。

6）治疗方法。

（1）非手术疗法：对慢性硬膜下血肿的治疗意见基本趋于一致，除少数无占位效应的小血肿可在密切观察下试用保守治疗外，其余大多数患者均需手术治疗。

（2）手术疗法：①钻孔冲洗术：手术于局部麻醉下施行，可于血肿前、后各钻一个孔，于前孔慢慢置入较软硅胶或尿管，以生理盐水反复冲洗，冲洗液由下孔流出，向不同方向反复进行至冲洗液变清亮为止；也可于顶结节或血肿最厚处钻一孔并稍加扩大，置管反复冲洗，钻孔冲洗效果均较佳，一般一次即可治愈，复发者少。②锥孔冲洗术：与前者相比方法更为简单，但疗效仍有待于观察。

（3）骨瓣开颅适用于血肿液化不佳，血块较多钻孔引流困难者。

（三）脑内血肿

脑内血肿（intracerebral hematoma）：是指血肿位于脑实质内，可发生在任何脑叶及脑干部位。出血来源是由于脑受力变形或剪力使脑内部血管撕裂所致。其直径在3cm以上，可发生于脑内任何部位，在闭合性颅脑损伤中占0.5%~1.0%，约占颅内血肿的5%，常与脑挫裂伤和硬膜下血肿伴发。一般额、颞叶为好发部位，血肿多数为急性，少数为亚急性。

脑室内出血（inrtaverticular hemorrhage）：其来源有两方面，其一是外伤损伤脉络丛和室管膜导致出血；其二是脑实质内出血破入脑室内，临床表现与出血来源及出血量多少有直接关系，临床上基本亦是脑挫裂伤、颅内高压甚或脑疝形成等表现。

1. 病因和病理 额、颞叶脑内血肿常为对冲性脑挫裂伤所致，枕、顶叶血肿多为直接打击或凹陷骨折所引起。对冲性损伤引起脑内血肿的机制是受伤时脑额叶底、颞叶前部在颅底滑动，与眶顶或蝶骨脊摩擦造成脑挫裂伤引起脑内出血形成。直接打击的冲击伤和造成凹陷骨折引起的局部脑挫裂伤均可引起相应区域的脑内血肿。另外，脑深部血管的损伤也可引起脑深部血肿，如脑干和小脑血肿。血肿形成在初期为凝血块，血肿可与挫碎的脑组织混杂一起，血肿周围组织可因受压出现水肿和坏死。一般4~5d后血肿开始液化，变为黑红色陈旧血液。2~3周血肿周围可有包膜形成，随血肿吸收，形成囊性病变，囊内一般存有黄色液体，局部组织可变软，类似脑软化改变。

2. 临床特点 脑内血肿的临床症状和体征依血肿部位和量的多少而定。

（1）意识障碍：多数脑内血肿与脑挫裂伤或硬膜下血肿并存，伤后即可有意识障碍，但随血肿出现，意识障碍要进一步加重。

（2）局部症状：位于额、颞叶的血肿可引起精神、情感和智能等方面的障碍，由于此部位脑内血肿常与脑挫裂伤同时存在，因此，上述症状不应单纯归于血肿压迫所致，血肿会加重上述症状。同样血肿累及重要功能区，可出现偏瘫、失语、偏盲和偏身感觉障碍等，部分患者还可出现癫痫。

（3）颅内压增高、脑局灶性症状、脑疝表现。

3. 影像学检查 CT可显示脑实质内高密度或混杂密度的血肿灶，周围可出现低密度的水肿带，2~4周可变为等密度。

4. 诊断要点 以往对脑内血肿确诊可能较为困难，CT出现后其诊断和鉴别诊断一般不难。

5. 治疗方法 如下所述：

（1）手术治疗：对造成中线结构移位的较大血肿，特别是伴有意识障碍或局灶症状持续加重者应考虑手术清除血肿，根据患者状态决定是否保留骨瓣，如血肿周围存在因挫裂伤所致水肿、坏死、失活的脑组织或硬膜下血肿应一并清除。

（2）非手术疗法：相反对未导致意识障碍的较小的血肿可密切观察病情，暂不考虑手术。基底节或深部血肿破入脑室，特别是伴有脑积水者采取脑室外引流。

（四）多发性血肿

多发性血肿（muttiple intracranial hematoma）是指颅脑损伤后于颅内不同部位或同一部位发生两个以上同一类型或不同类型的血肿，没有独特的临床表现，与其他颅内血肿相似，只是病情更严重，变化更快。常见多发性血肿有：①脑室内出血。②颅后窝血肿。③脑干血肿。这些积压血肿可以表现在3个方面：①同一部位不同类型的多发血肿，如发生于暴力直接损伤部位，同时有硬膜外血肿、硬膜下血肿和脑内血肿，而在对冲伤部位同时有硬膜下血肿。②不同部位的同一类型的多发血肿，如多发骨折致不同部位硬脑膜血肿，重度对冲伤致双侧硬脑膜下血肿或脑内血肿。③不同部位的不同类型的多发血肿，如着力点为硬膜外血肿，对冲伤部为硬膜下血肿或脑内血肿。

1. 诊断要点　如下所述：

（1）外伤史。

（2）CT 扫描检查能明确诊断。

2. 治疗方法　如下所述：

（1）手术治疗原则：多发性颅内血肿的手术一般原则是，不同部位不同类型的血肿，应先清除一侧硬膜外血肿，然后再清除另一侧硬脑膜下血肿或脑内血肿。

（2）对不同部位同类的血肿，应先清除较大一侧的血肿，然后再清除较小部位的血肿。否则，易发生术中对侧血肿增大、脑膨出，难以完成手术。

（刘守跃）

第七节　急性脑疝

一、概述

颅内某分腔占位性病变或弥漫性脑肿胀，使颅内局部或整体压力增高，形成压强差，造成脑组织移位、嵌顿，导致脑组织、血管及脑神经受压，产生一系列危急的临床综合征，称为脑疝（brainhernia）。简而言之，脑组织被挤压突入异常部位谓之脑疝。

二、脑疝的分类及命名

颅内硬脑膜间隙及孔道较多，因而脑疝可以发生的部位也较多，目前尚无统一命名。按照颅脑的解剖部位，临床工作中较多见的脑疝有 4 类。

1. 小脑幕孔疝　如下所述：

（1）小脑幕孔下降疝：最常见，小脑幕上压力高于幕下压力时所引起，多见于幕上占位性病变。但幕下病变引起梗阻性脑积水，导致脑室系统幕上部位（侧脑室及三脑室）明显扩张时，亦可出现小脑幕上压力高于幕下。靠近幕孔区的幕上结构（海马回、钩回等）随大脑、脑干下移而被挤入小脑幕孔。

由于幕孔区发生疝的部位不同，受累的脑池和突入的脑组织也不同，故此类脑疝又分为三种：①脚间池疝（颞叶钩回疝）。②环池疝（海马回疝）。③四叠体池（大脑大静脉池）疝。以上几种脑疝以脚间池疝较多见。

（2）小脑幕孔上升疝：此病为颅后凹占位性病变引起，并多与枕骨大孔疝同时存在。其症状和预后较钩回疝更为严重。

2. 枕骨大孔疝　是由于小脑扁桃体被挤入枕骨大孔及椎管内，故又称为小脑扁桃体疝。

3. 大脑镰下疝　疝出脑组织为扣带回，它被挤入大脑镰下的间隙，故又称为扣带回疝。

4. 蝶骨嵴疝　额叶后下部被推挤进入颅中窝，甚至挤入眶上裂、突入眶内。

三、脑疝的分期

根据脑疝病程发展规律，在临床上可分为 3 期。

1. 脑疝前驱期（初期）　指脑疝即将形成前的阶段。主要症状是：患者突然发生或逐渐发生意识障碍。剧烈头痛，烦躁不安，频繁呕吐以及轻度呼吸深而快脉搏增快，血压增高，体温上升等。以上症状是由于颅压增高使脑缺氧程度突然加重所致。

2. 脑疝代偿期（中期）　指脑疝已经形成，脑干受压迫，但机体尚能通过一系列调节作用代偿，勉强维持生命的阶段。此期全脑损害引起症状为昏迷加深，呼吸深而慢，缓脉，血压、体温升高等。另外由于脑干受压，局灶性体征可有一侧瞳孔散大、偏瘫或锥体束征出现等。

3. 脑疝衰竭期（晚期）　由于脑疝压迫，脑干功能衰竭，代偿功能耗尽。主要表现深度昏迷，呼吸不规律，血压急速波动并逐渐下降，瞳孔两侧散大而固定，体温下降，四肢肌张力消失。如不积极抢救，终因脑干功能衰竭死亡。

脑疝各期持续时间长短和临床表现的特点，取决于导致脑疝的原发病灶性质、部位和脑疝发生类型等因素。例如急性颅脑损伤后所致脑疝，病程短促，多数 1d 之内即结束全部病程。而某些诱因（如腰椎穿刺）造成的急性枕骨大孔疝，往往呼吸突然停止而死亡，就无法对病程进行分期。

四、脑疝的临床表现

（一）小脑幕孔疝的临床表现

1. 意识障碍　患者在颅压增高的基础上，突然出现脑疝前驱期症状（即烦躁不安、呕吐、剧烈头痛、呼吸深快、血压升高等），以后意识模糊，逐渐昏迷。但也可昏迷突然出现。昏迷往往逐渐加深，至脑疝衰竭期进入深昏迷。因此颅压增高病变患者突然发生昏迷或昏迷逐渐加重，应当认为是脑疝的危险信号。脑疝出现昏迷的原因，一般认为是由于颅压增高时脑缺氧，加以位于中脑部位的网状结构受脑疝的压迫，尤其中脑背盖部缺氧、出血，使中脑—间脑上升性网状结构受到损害所致。

从解剖关系来看，小脑幕孔疝较早出现意识障碍，是因为易影响网状结构上行激活系统所致。相反，枕骨大孔疝尤其是慢性枕骨大孔疝发生意识障碍往往不明显或出现较晚。

2. 生命体征的改变　如下所述：

（1）脑疝前驱期：呼吸深快，脉搏频数，血压升高。

（2）脑疝代偿期：呼吸深慢，脉搏缓慢，血压高。

（3）脑疝衰竭期：呼吸抑制，不规则，脉搏细弱，血压急速波动至衰竭。

以上表现是由于脑疝初期因颅压增高，脑血循环障碍，脑缺氧，血中二氧化碳蓄积，兴奋呼吸中枢，呼吸变深变快。血压升高，从而代偿脑组织对血液和氧气需要量。至脑疝代偿期，颅压增高及脑缺氧严重，使呼吸和心血管中枢再加强其调节作用来克服脑缺氧，血压更加增高，甚至收缩压可超过 200mmHg（26.60kPa）以上，同时脉搏缓慢有力。这种缓脉的出现是由于血压骤然升高，通过心跳抑制中枢反射作用使心搏变慢的结果。也有人认为这是由于迷走神经受到刺激所致。脑疝衰竭，因呼吸和心血管中枢受到严重损害，失去调节作用，从而使呼吸变慢，血压下降，脉搏细弱和不规则，甚至呼吸停止，循环衰竭。一般为呼吸首先停止，而心跳和血压仍可维持一段时间。呼吸首先停止的原因，是因为呼吸中枢较心血管中枢敏感，易于衰竭，或因为延髓内呼吸中枢位置低于心血管中枢，枕骨大孔疝时呼吸中枢易先受压，所以呼吸最先停止。呼吸停止而心跳继续维持的原因可能与心脏的自动节律有关，因为此时有试验证明心血管中枢调节作用已经完全丧失。

脑疝时体温升高主要是由于位于视丘下部的体温调节中枢受损害，交感神经麻痹，汗腺停止排汗，小血管麻痹；使体内热量不能发散，加上脑疝时肌肉痉挛和去脑强直产热过多，使体温升高。

3. 眼部症状　脑疝时首先是脑疝侧瞳孔缩小，但时间不长，易被忽略；以后病变侧瞳孔逐渐散大，光反射减弱，而出现两侧瞳孔不等大现象；最后脑疝衰竭期双侧瞳孔全部散大，直接和间接光反应消失。在病变瞳孔出现变化的前后，可出现眼肌麻痹，最后眼球固定。

小脑幕孔下降疝时眼部症状主要是由于同侧动眼神经的损害所致。动眼神经是一种混合神经，其中包含有两种不同作用的神经纤维，一种是副交感神经纤维支配缩瞳肌和睫状肌；另一种是运动神经纤维，支配除上斜肌及外直肌以外的其余眼外肌。钩回疝时，瞳孔首先发生改变的原因有人认为副交感神经纤维分布在动眼神经的上部，当脑干向内向下移位时，使大脑后动脉压迫动眼神经，最初仅仅是副交感神经受到刺激，所以瞳孔缩小（刺激现象），以后因神经麻痹而致瞳孔散大，支配眼外肌的运动神经纤维直径细并且对损伤敏感，所以脑疝发生首先出现瞳孔改变。但以上仍然难以解释临床上各种复杂现象，其原理有待于进一步研究。

4. 对侧肢体瘫痪或锥体束损伤　由于颞叶钩回疝压迫同侧大脑脚，损伤平面在延髓锥体束交叉以上，使支配对侧肢体的锥体束受到损伤。依据压迫程度不同可以出现不同程度对侧肢体偏瘫或轻偏瘫或锥体束征阳性。

少数病例也有出现同侧肢体偏瘫及锥体束征者，这可能是由于海马回及钩回疝入小脑幕孔内将脑干挤向对侧，使对侧大脑脚在小脑幕切迹游离缘上挤压较重所致。极个别情况，属于解剖变异，锥体束纤维可能未行交叉而下降。小脑幕疝时出现的病变同侧动眼神经麻痹及对侧肢体偏瘫，即形成交叉性瘫痪。这是中脑受损的典型定位体征（Weber综合征）。

5. 去大脑强直　脑疝衰竭期，患者表现为双侧肢体瘫痪或间歇性或持续性四肢伸直性强直。往往同时伴有深昏迷，瞳孔两侧极度散大，呼吸不规则，高热等生命体征危重变化。去大脑强直是由于脑疝挤压，在脑干红核及前庭核之间形成横贯性损伤，破坏了脑干网状结构下行抑制系统。其四肢伸直性强直与去大脑皮质后上肢屈曲，下肢伸直性强直不同，后者的损伤部位是两侧大脑皮质或两侧内囊损害。

去大脑强直是病情危重，预后不良的表现之一。持续时间越长，预后越差。至脑疝晚期肌张力完全丧失，常为临近死亡征兆。

（二）枕骨大孔疝的临床症状

1. 枕颈部疼痛及颈肌强直　慢性枕骨大孔疝时，除有颅压增高症状外，常因小脑扁桃体下疝至颈椎管内，上颈脊神经根受到压迫和刺激，引起枕颈部疼痛及颈肌强直以至强迫头位。慢性枕骨大孔疝，有时因某一诱因（如用力咳嗽、腰椎穿刺放出大量脑脊液或过度搬运头部等）而引起脑疝急剧恶化，出现延髓危象甚至死亡。

2. 呼吸受抑制现象　由于小脑扁桃体对延髓呼吸中枢的压迫，表现为呼吸抑制，呼吸缓慢或不规则，患者此时往往神志清楚但烦躁不安。脑疝晚期，呼吸首先停止。

3. 瞳孔　由于枕大孔疝不直接影响动眼神经，所以不出现动眼神经受压症状。但这种脑疝发生时，初期常为对称性瞳孔缩小，继而散大，光反射由迟钝变成消失。这是由于急性脑缺氧损害动眼神经核的结果。

4. 锥体束征　枕骨大孔疝时，由于延髓受压，可以出现双侧锥体束征。一般由于小脑同时受累，故肌张力和深反射一并消失，锥体束征也可以不出现。而常表现为四肢肌张力减低。

5. 其他　生命体征改变及急性颅压增高表现同小脑幕孔疝。

五、诊断

1. 病史及临床体征　注意询问是否有颅压增高症的病史或由慢性脑疝转为急性脑疝的诱因。颅压增高症患者神志突然昏迷或出现瞳孔不等大，应考虑为脑疝。颅压增高患者呼吸突然停止或腰椎穿刺后出现危象，应考虑可能为枕骨大孔疝。

诊断小脑幕孔疝的瞳孔改变应注意下列各种情况：

（1）患者是否应用过散瞳或缩瞳剂，是否有白内障等疾病。

（2）脑疝患者如两侧瞳孔均已散大，不仅检查瞳孔，而且可以检查两眼睑提肌肌张力是否有差异，肌张力降低的一侧，往往提示为动眼神经首先受累的一侧，常为病变侧。当然也可对照检查肢体肌张力、锥体束征及偏瘫情况以确定定位体征。

（3）脑疝患者两侧瞳孔散大，如经脱水剂治疗和改善脑缺氧后，瞳孔改变为一侧缩小，一侧仍散大，则散大侧常为动眼神经受损侧，可提示为病变侧。

（4）脑疝患者，如瞳孔不等大，假使瞳孔较大侧光反应灵敏，眼外肌无麻痹现象，而瞳孔较小侧睑提肌张力低，这种情况往往提示瞳孔较小侧为病侧。这是由于病侧动眼神经的副交感神经纤维受刺激而引起的改变。

体检时如仅凭瞳孔散大一侧定为病变侧，而忽略眼外肌改变及其他有关体征即进行手术检查，则有时会发生定侧错误，因此应当提高警惕。

脑外伤后即刻发生一侧瞳孔散大，应考虑到是原发性动眼神经损伤。应鉴别为眶尖或眼球损伤所致。

2. 腰椎穿刺　脑疝患者应禁止腰椎穿刺。即使有时腰椎穿刺所测椎管内压力不高，也并不能代表颅内压力，因为小脑扁桃体疝可以梗阻颅内及椎管内的脑脊液循环。

3.X 线检查 颅、胃平片（正侧位）。注意观察松果体钙化斑有无侧移位及压低或抬高征象。

4.头颅超声检查 了解是否有脑中线波移位或侧脑室扩大，以确定幕上占位性病变侧别。个别病例可见肿瘤或血肿的病理波。

5.脑血管造影术 颞叶钩回疝时除表现有幕上大脑半球占位性病变的特点之外，还可见大脑后动脉及脉络膜前动脉向内移位。小脑幕孔上升疝时相反。慢性小脑扁桃体疝时，气脑造影往往气体不能进入第四脑室内而积存在椎管中，有时可显示出扁桃体的阴影。

6.CT 扫描检查 小脑幕孔疝时可见基底池（鞍上池）、环池、四叠体池变形或消失。下疝时可见中线明显不对称和移位。

7.MRI 检查 可观察脑疝时脑池变形、消失情况，清晰度高的 MRI 可直接观察到脑内结构如钩回、海马回、间脑、脑干及小脑扁桃体。

六、治疗

（一）急救措施

脑疝发生后患者病情突然恶化，医务人员必须正确、迅速、果断地奋力抢救。其急救措施，首先应当降低颅内压力。

1.脱水降颅压疗法 由于脑水肿是构成脑疝恶性病理循环的一个重要环节，因此控制脑水肿发生和发展是降低颅压的关键之一。颅内占位性病变所导致的脑疝，也需要首先应用脱水药物降低颅压，为手术治疗争得一定时间，为开颅手术创造有利条件。因此在脑疝紧急情况下，应首先选用强力脱水剂由静脉快速推入或滴入。

高渗透性脱水药物是由于静脉快速大量注射高渗药物溶液，使血液内渗透压增高，由于血—脑屏障作用，该种大分子药物不易进入脑及脑脊液内，在一定时间内，血液与脑组织之间形成渗透压差，从而使脑组织及脑脊液的水分被吸收入血液内，这部分水分再经肾脏排出体外，因而使脑组织脱水。同时因血液渗透压增高及血管反射功能，抑制脉络丛的滤过和分泌功能，脑脊液量减少，使颅内压力降低。此类药物如高渗盐水溶液、甘露醇、高渗葡萄糖溶液等。

利尿性药物的作用是通过增加肾小球的过滤和抑制肾小管的再吸收，尿量排出增加，使全身组织脱水，从而降低颅压。此类药物如依他尼酸钠、呋塞米、乙酰唑胺（diamox）、氢氯噻嗪等。

脱水降颅压疗法的并发症：长时间应用强力脱水药物，可引起机体水和电解质的紊乱，如低钾和酸中毒等现象。颅脑损伤和颅内血肿患者，脱水降颅压疗法可以使这类患者病情延误或使颅内出血加剧。因此在颅脑损伤患者无紧急病情时，一般伤后 12h 内不用脱水药物而严密观察。脱水疗法可能导致肾功能损害。心血管功能不全者，可能引起心力衰竭。

应用脱水降颅压疗法的注意事项：①高渗溶液的剂量和注入的速度直接影响脱水降颅压的效果：一般用量越大，颅压下降越明显，持续时间越长；注入速度越快，降颅压效果越好。②高渗溶液内加入氨茶碱 250mg 或激素（氢化可的松 100～200mg）可增强降颅压效果。③在严重脑水肿和颅压增高发生脑疝的紧急情况下，应当把 20% 甘露醇作为首选药物，足量快速静脉推入或滴入，为进一步检查和治疗做好准备，但应注意纠正水电解质的紊乱。

2.快速细孔钻颅脑室体外持续引流术 颅内占位性病变尤其是颅后窝或中线部位肿瘤，室间孔或导水管梗阻时，即出现脑室扩大。在引起脑疝危象时，可以迅速行快速细孔钻颅，穿刺脑室放液以达到减压抢救目的。应用脱水药未达到治疗效果者行脑室穿刺放液，脑室体外引流常常可以奏效。婴幼儿患者，也可以行前囟穿刺脑室放液。对于幕上大脑半球占位性病变所致小脑幕孔疝时不适宜行脑室引流，这类引流可加重脑移位。

（二）去除病因的治疗

对已形成脑疝的病例，及时清除原发病灶是最根本的治疗方法。一般在脑疝代偿期或前驱期，清除原发病灶后，脑疝大多可以自行复位。但在脑疝衰竭期，清除原发病灶外，对某些病例还需要处理脑疝局部病变。处理脑疝局部的方法为：

1. 小脑幕孔疝　切开小脑幕游离缘，使幕孔扩大，以解除"绞窄"，或直接将疝出脑组织还纳复位。有时在清除原发病灶颅压降低情况下，刺激患者的气管，引起咳嗽，以帮助脑疝还纳。

2. 枕骨大孔疝　清除原发病灶外，还应将枕骨大孔后缘、寰椎后弓椎板切除，并剪开寰枕筋膜，以充分减压，解除绞窄并使疝下的脑组织易于复位或者直接将疝出的小脑扁桃体予以切除以解除压迫。

由巨大脑脓肿、慢性硬脑膜下血肿引起的脑疝，可以先行体外引流以降低颅压，待患者情况稳定后再考虑开颅手术。

（三）减压手术

原发病灶清除后，为了进一步减低颅压，防止术后脑水肿，或者原发病灶无法清除，则常常需要进行减压手术。减压术的目的，是为了减低颅压和减轻脑疝对脑干的压迫。常做的减压术为：

（1）颞肌下减压术。

（2）枕肌下减压术。

（3）内减压术。

前二者减压时，切除的骨窗应够大，硬脑膜切开要充分，以达到减压的目的，后者应切除"哑区"的脑组织。对于颅内压很高的颅脑损伤合并血肿者，还可以考虑大骨片减压或双额叶切除减压等。

（四）椎管内加压注射脑疝还纳术

当颅后窝或中线部位占位性病变，突然发生脑疝以致呼吸停止的紧急情况下，一方面行人工呼吸及快速细孔钻颅，脑室体外引流并应用脱水降颅压疗法；一方面注射呼吸兴奋药物。若此时患者呼吸仍不恢复，为使疝出的小脑扁桃体复位还纳至颅内，减少对延髓的压迫和牵拉，在颅压降低的前提下，做腰椎穿刺椎管内快速注射生理盐水 50～100ml，使椎管压力升高，将疝出的小脑扁桃体推回颅内。推入液体同时，可见到脑室体外引流管的液体快速流出，有时可收到一定效果。

（五）其他治疗

脑疝形成的患者，无论其原发疾病性质如何，均处于十分紧急危险状态。因此在以上治疗或手术前后均应注意其他各方面的治疗。其中包括支持疗法；氧气吸入及保持呼吸道通畅，如气管切开术；促进中枢神经系统代谢药物治疗，如应用三磷腺苷、辅酶 A、细胞色素 C、核苷酸等以促进细胞代谢消除脑肿胀。其他药物如激素治疗及促进中枢神经系统兴奋和清醒的药物，如甲氯芬酯、乙胺硫脲等亦可应用。

在抢救脑疝过程中，无论是否手术，或手术前后，应注意纠正水电解质紊乱，合理应用降颅压、抗感染、解除脑缺氧（如吸氧及高压氧舱等）等各项措施，从而对脑疝患者进行积极正确有效的抢救。

（刘守跃）

第八节　儿童颅脑创伤

儿童颅脑创伤是发达国家儿童残疾甚至死亡的重要原因。重度颅脑创伤通常会给儿童留下明显的、无法掩饰的终身残疾。尽管绝大多数的颅脑创伤是轻微的，但仍可能导致儿童或轻或重的学习困难和行为问题。这些问题不仅影响儿童本人，还影响了其周围人的生活。而对于家庭、公共卫生系统和整个社会，儿童颅脑创伤治疗的经济和社会成本近乎天文数字。2000 年，美国因儿童和青少年外伤产生的损失估计高达 346 亿美元，这还不包括患儿原本可以对社会所做贡献的潜在价值。

一、流行病学

创伤是未满 18 岁未成年人死亡的最主要原因，超过了其他所有病因的总和。颅脑创伤在儿童中很常见，是影响儿童幼年生活的高发疾病。每年约有 47.5 万名 14 岁以下的儿童患颅脑创伤，其中大部分患者在医院简单就诊后就回家了，或者从未就医；颅脑创伤每年导致了 3.7 万名儿童住院及 2685 名儿童死亡。尽管在急诊病例中，4 岁以下的幼儿最多，但青少年的住院比例更高。4 岁以下婴幼儿和 15 ~ 19 岁青少年的外伤死亡率最高。虽然因跌倒引起的颅脑创伤占大多数（39%），但导致颅脑创伤的确切损伤机制随着年龄的变化而有所不同。婴儿阶段，施加性损伤仍是导致因颅脑创伤住院或死亡的最主要原因。施加性颅脑创伤的平均年龄为 0 ~ 3 个月。施加性损伤的确切发生率尚不明了，因为只有 2.6% 幼儿的看护人承认在某些情况下摇晃儿童是加强管教的一种方法。随着年龄的增长，施加性损伤的发生率逐渐下降，而跌倒和交通事故的损伤案例不断增多，据加利福尼亚州最近的一份报告显示，事故车辆乘客中受伤儿童的发生率为 21/10 万，行走时被汽车撞伤儿童的发生率为 28/10 万。据估计在美国，颅脑创伤产生的直接医疗费用以及因丧失劳动力及潜能而导致的间接损失高达 600 亿美元。

大部分儿童颅脑创伤的表现轻微，年发生率约为每 10 万名儿童中有 200 多例。尽管对轻度颅脑创伤还没有标准的定义，但大部分研究都认为 GCS 为 13 ~ 15 分或者头外伤后记忆丧失时间小于半小时的脑外伤为轻度颅脑外伤。虽然只有不到 1% 的轻度颅脑创伤需要神经外科的介入，但患儿可以在认知和行为方面出现比较明显的症状。医学界对处于生长发育期儿童的轻度颅脑创伤所导致的认知和行为缺陷的了解不仅少而且欠完整。如果确实存在认知和行为方面的症状，则对它的治疗需要时间。

二、儿童颅脑创伤的分类

中枢神经系统损伤可分为原发性损伤和继发性损伤。原发性损伤是创伤的直接作用造成的，是能量在神经轴突内的消散。这些损伤直接导致神经元和胶质细胞破损、脑裂伤、轴突剪断伤以及血管损伤。虽然原发性损伤在几毫秒内就形成了，但有充足的证据显示各种继发性因素可以加重神经最终的损伤程度，这些因素包括缺氧、低血压、系统创伤、水电解质紊乱、感染等。在神经元方面，这将导致自由基释放和神经元死亡。尽管损伤的原发性作用无法克服，但从理论上来说控制上述系统性因素可以降低再损伤的程度。

如果损伤相当广泛或涉及多个脑叶，则儿童颅脑创伤可以按解剖、临床表现和影像学分成局灶性损伤和弥漫性损伤。此外，一系列的继发因素也会加重原发性脑损伤。

（一）局灶性损伤

局灶性损伤是指包括由挫伤、裂伤和脑实质内血肿所致的局部损伤。这类损伤可以产生进行性增大的血肿，导致脑移位和其他继发性损伤。这类直接损伤或冲击伤通常发生于颅骨的突起部位，例如，蝶骨嵴、颞底、眶顶，或者发生在颅骨骨折的下方。对冲外伤在年长儿童中更常见，这是由于脑部撞击创伤点对冲部位的颅骨造成的。

1. 硬膜外血肿 硬膜外血肿几乎都伴有血肿上方的颅骨骨折，大部分位于颞叶和顶叶。后颅窝硬膜外血肿占各种后颅窝损伤的 25% ~ 40%，而且在儿童中较为常见。若患儿的父母有足够的意识，小血肿是可以被自行发现的。尽管如此，大部分后颅窝血肿都需要手术清除。虽说小的硬膜外血肿无需手术，但这些小血肿对婴幼儿来说可能已相当大，因此，很有必要密切关注各类小血肿。需要手术清除的大血肿可能导致贫血，因此手术室中配备足够的血以应急是至关重要的。婴儿常可能处于休克状态，因为血液进入硬膜外间隙常可导致休克，所以在手术开始时就需要输血。

2. 硬膜下血肿 硬膜下血肿可能出现于后颅窝或幕上间隙。后颅窝硬膜下血肿位于天幕附近，通常会自行消退。幕上硬膜下血肿可相当大，可以造成显著的中线偏移，且可能伴有脑挫伤和脑裂伤。这类血肿都需要手术治疗，并可能需要清除坏死的脑组织。相对成人而言，硬膜下血肿在儿童中较罕见，如发生，通常的原因是高速损伤或非意外性创伤。

3. 脑内血肿 脑内血肿通常都是由加速性或减速性损伤造成的，最常见于额底和颞底部位，其中的一些伤者还可以出现在脑组织深部。大部分脑内血肿可以进行保守治疗；然而如果临床出现明显的占位效应或脑移位时，则需要手术。

（二）弥漫性损伤

弥漫性脑损伤的特点是神经功能的广泛性异常，而患儿入院时的 CT 检查显示正常或稍有异常。弥漫性损伤是外伤的能量分散于整个脑部的结果，其严重程度差异很大。此类损伤的病理学实质是位于灰质和白质交界处、胼胝体和脑干的轴突剪断伤。此类损伤的原因是角加速性或减速性损伤，其损伤程度与在脑中消散的能量多少或进行角加速或减速运动时的速度有关。其临床表现取决于轴突功能障碍或轴突毁损的严重程度，可以从轻微脑震荡到重症弥漫性轴索损伤伴随严重的、长期的神经功能损害。患者可以出现去大脑状态、异常凝视麻痹、瞳孔变化及自主意识紊乱。影像学检查可以表现正常或出现多发性深部白质损害病灶，如胼胝体和脑干血肿，这些改变以脑部 MRI 图像显示最理想。

（三）弥漫性脑肿胀

弥漫性脑肿胀是一种创伤后的反应，特点是因脑血量显著增多而导致 ICP 增高。此现象首先由 Bruce 等在 1981 年描述。他们发现在大脑中间清醒期后出现的迟发性病情恶化，通常伴随大脑半球的脑血流量增加，表现为血管扩张和脑血量增多。Muizelaar 等发现，41% 的重度颅脑创伤患儿出现了脑血管自身调节功能受损。然而，对于这些发现一直争议颇多。最近，Vavilala 等再次发现没有局灶性血肿的重度颅脑创伤患儿的脑血管自动调节功能可以受到损害。总的来说，这似乎可以解释发生弥漫性脑肿胀患儿的预后不如成人。这整个过程确切的病理生理变化我们知之甚少，可能是由于低钠血症、充血、缺氧、局部贫血、脑血流自动调节功能丧失或糖酵解过多造成的。无论是何种潜在病因，都有可能是轻微头外伤后病情严重恶化的主要原因。良好的神经功能恢复来自于积极的 ICP 控制。婴幼儿特别易出现弥漫性脑半球肿胀，偶尔可伴有硬膜下薄层出血，尤其是非意外性创伤。

（四）非意外性创伤

非意外性创伤、他伤或暴力性头外伤及摇婴综合征都是用来描述虐待儿童案例中头外伤的术语，现已成为一个重要的健康关注点。大多数受害者都是未满 3 岁的儿童，而且许多孩子还存在一系列其他的医学问题和损伤，包括不同年龄、不同程度的躯干和四肢骨的损伤以及不同时期和程度的软组织损伤。受虐儿童大都营养不良，而且个人卫生状况堪忧。Caffey 描述了这些儿童存在急性硬膜下出血，这种出血常表现为脑半球间出血、蛛网膜下隙出血、视网膜出血以及骨骺损伤，并首创了摇婴综合征这个术语。此损伤是由施加于脑部的旋转暴力所致，暴力撕裂了硬膜下静脉。婴儿颈部细、身体小而头部较大，更难承受上述旋转暴力。患儿呈现意识状态改变，从易怒到反应迟钝。就病情严重程度而言，病史反应的严重程度通常与临床的影像学检查结果不一致。神经系统检查可以确切地反应损伤程度。这些患儿中多数可伴有癫痫。眼底检查是必不可少的，常可以发现视网膜出血。CT 检查常显示硬膜下和蛛网膜下隙出血。脑实质可以因为水肿而导致图像上灰质和白质的差异减小，或显示大面积表明脑缺血的低密度影。对这些患儿的治疗原则是稳定血流动力学状态、控制增高的 ICP、使用抗痉挛药物以及防止受伤脑部恢复期的代谢紊乱。它的预后常直接与入院时所做的神经系统检查有关。联邦政府和州法律都规定发现疑似病例必须上报有关部门。

（五）颅骨骨折

颅骨骨折是儿童的常见外伤，尤其是不复杂的线性骨折。大多数此类骨折不伴颅内出血，但可以伴硬膜外和（或）脑内血肿，这取决于最初的受伤范围。跨越静脉窦的各类骨折在手术修复时需格外谨慎，因为这类骨折常伴硬膜外血肿。跌倒是大部分幼儿发生线性骨折的原因。学步儿童和婴儿在学习站立、行走和探索周围时更可能发生上述意外。CT 检查虽然是发现颅内出血和骨折的有效方法，但偶尔可能遗漏轴位始发的骨折，但仔细查看 CT 检查图像还是可以发现的。绝大部分线性颅骨骨折都不需要采取任何治疗措施，且不遗留任何后遗症。非复杂性线性骨折的患儿，如果神经系统检查正常，没有颅内损伤，且家庭有条件认真观察患儿的精神状态是否恶化，则无须住院治疗。所有其他患儿最好还是留院观察。对婴幼儿及学步儿童还应进行特别看护以排除虐儿的可能性。颅骨骨折的真正问题并不在于颅骨受伤本身，而在于潜在性神经损伤，这些损伤可以影响头颅外伤的治疗和恢复。

1. 颅骨凹陷骨折　颅骨凹陷骨折在儿童中相对常见，约占所有颅骨骨折的 10%。闭合性凹陷骨折通常不需要手术干预，除非怀疑硬膜裂伤或凹陷位置影响了美观。婴儿的一种独特的、不同寻常的凹陷骨折是乒乓球型骨折或池塘骨折，通常是由于分娩过程中使用产钳位置不恰当或低处跌落造成。大部分骨折的凹陷比较轻微，且在其下方不断发育的脑组织的冲击下可以逐渐再塑形；然而，一些比较严重的凹陷骨折，需要手术干预。手术时在骨折边缘打一小孔，使用 Penfield 提升器就可以抬起凹陷的骨折块。合并头皮裂伤的复合性凹陷骨折，如果伤口严重污染或疑有硬膜撕裂，需要清创治疗。如果污染局限，清创术后可以将骨折碎片放回原位，以免将来需再做颅骨成形术。

2. 颅骨生长性骨折　颅骨生长性骨折也称为软脑膜囊肿，是一种很独特但罕见的并发症，常见于颅骨骨折的幼儿，也可发生于任何年龄的儿童。发生在线形骨折或复杂性骨折下方的硬脑膜裂伤及脑损伤是颅骨生长性骨折的重要前兆。由于损伤能量的关系，骨折的边缘常破裂，而脑搏动可使脑组织沿硬膜破裂口向外疝出。随着时间推移，数周或数月后，骨折边缘被进一步挤压，逐步扩大，并变得光滑。沿着撕裂的硬膜和颅骨骨折边缘的脑搏动可以进行性损伤周边脑皮质。此类骨折通常位于颅骨顶部，但也可以出现在枕部、后颅窝或眶顶。受脑发育和（或）正常脑搏动的推动，脑组织从骨折处和硬膜缺损处疝出，并随着时间推移使上述两种缺损不断增宽，硬膜缺损常常宽于颅骨缺损。患儿头部将出现局灶性、搏动性肿块，其中包含 CSF 和疝出的脑组织（如软脑膜囊肿），患儿还会出现进行性的神经功能损害和癫痫。通过 CT 和 MRI 检查，颅骨生长性骨折的诊断比较简单。治疗手段包括大范围地切除颅骨，最小范围地切除已胶质化疝出的脑组织，然后修补硬膜及进行颅骨成形术。进行颅骨成形术时应使用自体骨，永远避免使用合成材料，以保证颅骨的继续发育。对合并脑积水的患儿需要进行 CSF 引流术，但 CSF 引流术永远不能作为治疗颅骨生长性骨折的首选方法。

3. 颅底骨折　颅底骨折占儿童颅骨骨折的 15%～19%。尽管 5 岁以下儿童的额窦和蝶窦未气化，但还是可以发生脑脊液漏，CSF 经前颅底或岩骨从鼻或耳漏出。几乎所有此类脑脊液漏都会自行停止。应将患儿头部抬高，并避免各种为去除血凝块而对耳和鼻的牵拉或其他暴力操作。中耳检查和听力测试应延迟至脑脊液漏停止以后数周进行。预防性使用抗生素达不到预防脑膜炎的目的，因为使用该类药物可以增加出现异常或耐药性细菌的风险。颅底骨折可以合并中耳、颈动脉、静脉窦和脑神经的损伤，因为这些结构从颅底的孔洞中穿过。

三、控制颅内压升高

对颅脑创伤患儿进行神经外科监护的目的是治疗明显的颅内血肿，并预防对受伤脑组织的继发性损伤。治疗旨在控制 ICP，并维持 CPP 在正常范围。总体原则包括避免发热和低氧血症、维持正常呼吸、保持适当的颈静脉引流量和恰当的镇静镇痛措施。当患儿的 GCS≤8 分，或有疑似 ICP 增高时，或者某些临床检查不适宜监护患儿时，应进行 ICP 监护。现有多种 ICP 监护方式，都需要在颅骨上固定一个螺栓，因此明显不适于婴儿。相对成人，儿童有适应于儿童的技术、适应证和方法。我们更倾向于用有脑室导管的探头来监测 ICP，此方法不仅可以监测 ICP，还可通过 CSF 引流来帮助控制 ICP。

如果已使用了这些方法 ICP 仍然增高，那么需要考虑出现新的颅内占位性病变的可能。除上述方法外，高渗疗法、过度通气法、巴比妥酸盐疗法、低温疗法和开颅减压术也可能控制增高的 ICP。按照儿童颅脑创伤治疗原则所述，目前采用的是一种理性的递进式的治疗方法，这种方法分阶段实施，并基于 ICP、治疗反应、外科干预风险、标准化护理，可以降低死亡率和改善预后。尽管彻底查阅了儿童颅脑创伤方面的文献，结果无标准或建议可循，但还是有多种治疗选择可供参考。对于重度颅脑创伤儿童的护理也存在多种策略。是否进行 ICP 监护、采用何种方法的最终决定还是取决于主管医师。许多用于控制 ICP 增高的方法因无数据可依而无法进行比较，无法形成统一的标准。据 2001 年对英国所有儿童重症监护室的调查发现，各医疗中心的治疗方式存在很大差异，巴比妥酸盐、甘露醇、低温和过度通气疗法的使用也不尽相同。儿童和成人颅脑创伤的治疗方法也没什么本质的区别。

（一）高渗疗法

当采用头高体位、镇静和 CSF 引流等保守治疗方法无效时，可以采用高渗疗法来治疗 ICP 增高。儿童需要治疗的 ICP 上临界点尚无严格定义，一般来说，治疗的目的是将 ICP 控制在 20cmH$_2$O（1.96kPa）以下，未满 6 岁的患儿应控制在 18cmH$_2$O（1.76kPa）以下，未满 24 个月岁的婴幼儿应控制在 15cmH$_2$O（1.47kPa）以下。过去曾采用多种不同的高渗制剂，目前最常用的是甘露醇和高渗盐水。哪种制剂更好尚不清楚，只要能有效地控制 ICP 并在治疗期间维持水、电解质平衡即可，不同制剂的差别是可以忽略的。

自 20 世纪 70 年代以来，甘露醇就一直成为高渗疗法的药物。不同的患儿甘露醇的使用剂量差别很大，（0.25~1.50）g/kg 甘露醇均可达到良好的临床效果，能有效地控制 ICP，且能维持水、电解质平衡。一组研究表明，使用较小剂量的甘露醇能产生同样的治疗效果，但不良反应更轻。从 1980 年起高渗盐水的使用逐渐盛行，当时创伤研究者在使用高渗盐水抢救烧伤患者或休克患者时注意到了其对颅脑创伤患者的显著疗效。另一组随机的多中心针对需在入院前复苏的创伤患者的术后研究发现，使用高渗盐水患者的存活率达 34%，远高于使用乳酸钠林格溶液患者（12%）的存活率。

尽管大部分研究都是基于成人患者，但有些是针对颅脑创伤患儿的研究。在伤后立即使用和早期使用高渗盐水，证明有类似疗效。Simma 等将 35 名 GCS < 8 分的颅脑创伤患儿随机分为两组，一组用乳酸钠林格溶液进行复苏，另一组则使用 2% 的高渗盐水。尽管两组的存活率和治疗结果相似，但采用乳酸钠林格溶液作为复苏液的一组患儿相比高渗盐水组的患儿，需要更多的干预手段，更易患成人呼吸窘迫综合征（ARDS），需要在 ICU 待更长时间。如今高渗盐水的使用范围已超出了伤后早期复苏，已证实它能控制伤后增高的 ICP，许多研究还发现高渗盐水非常安全。高渗盐水还有助于恢复血管内血容量，并增强心血管功能，降低风险，包括肾功能衰竭、血钾过低、低血压和与甘露醇相关的反跳性颅内压增高。针对脑血流的研究显示，高渗盐水通过收缩内皮细胞来增大毛细血管的直径，还可使血细胞收缩以增强其变形能力，最终结果是增加脑血流量。除了作为一种渗透制剂，高渗盐水还能刺激心房利钠因子的释放，并抵消血管内皮素的血管收缩作用。高渗盐水还能升高动脉压，促进血浆流动，导致血黏度降低和脑血流增加。据 1965—1999 年的文献汇总分析显示，在使用多少浓度和使用多大剂量的高渗盐水方面没形成一个统一的标准，而且使用高渗盐水的患者人数相对较少。尽管如此，还是有趋势表明接受高渗盐水治疗的患者的 ICP 明显降低，而且患者几乎没有不良反应。

对于能产生最佳临床效果的高渗盐水的理想浓度尚未达成一致。1993 年起的一项动物实验显示，用 7% 的高渗盐水可以达到和甘露醇同样的控制 ICP 的效果。从此，几项人体试验也证实用高渗盐水治疗 ICP 增高具有安全性和有效性。Vialet 等随机选取了处于持续昏迷状态的颅脑创伤患者进行研究，一旦其 ICP > 25mmHg（3.33kPa）就接受等剂量的 7.5% 高渗盐水或 20% 甘露醇进行注射治疗。研究表明，接受高渗盐水治疗的患者，每日 ICP 增高的次数相对较少（7 次对 13 次），每日 ICP 增高的持续时间明显缩短（67min 对 131min）。高渗盐水的渗透压梯度比甘露醇高 2 倍多。一项更近的研究直接比较了等渗甘露醇和 7.5% 高渗盐水或 6% 葡聚糖溶液的疗效。该研究按随机的方法进行，按先使用甘露醇，后使用高渗盐水（或先后次序相反）的方法来治疗 ICP 增高，在同一患者身上比较高渗盐水和甘露醇的疗效。经过对 9 名患者的观察后，结果发现高渗盐水可以更有效地将 ICP 降至治疗目标范围，而且药效持续时间明显长久（148min 对 90min）。可以在等量注射甘露醇和高渗盐水的基础上直接比较作为高渗制剂的疗效，尽管高渗盐水或葡聚糖要比甘露醇贵很多，但其更有效，且需要更少的其他干预。

有证据表明高渗盐水可以用于控制对所有其他干预手段都无反应的 ICP 增高。Horn 等回顾了 10 名 ICP 持续增高患者，尽管已经使用了适当的镇静剂、麻醉剂、过度通气疗法、巴比妥酸盐昏迷法及每隔 4h 使用 0.35g/kg 剂量的甘露醇，但 ICP 都无法降低。研究证实，在所有其他干预手段都无效的情况下，输注 7.5% 的高渗盐水仍能控制 ICP。在治疗期间，需要小心控制血钠浓度和血浆渗透压。

当有高渗疗法指征时，我们的做法是，最初间歇性使用剂量为 0.25~1.00g/kg 的甘露醇，每 4~6h 重复使用，以控制 ICP。补充适当的等张液体以维持体液平衡，并密切观察保持血浆渗透压小于等于 320mmol/L，这是至关重要的措施。当这些治疗都无效时，再以 0.1~1.0ml/kg 的速度输注 3% 的氯化钠溶液，直到 ICP 得到控制或血钠浓度达到 165~170mmol/L。

（二）开颅减压术

当一级和二级疗法都不起作用时，开颅减压术是控制药物治疗效果不良性 ICP 增高的另一种选择。如同高渗疗法，现有的文献资料难以评估开颅减压术的效果，因为手术指征及方法均有很大的差别。外科手术治疗 ICP 增高可以追溯到 Dandy 和 Cushing 时代。在 20 世纪 70 年代初就有报道，先后对 50 多例颅脑创伤患者实施了双额开颅术，存活率仅为 22%。接受开颅减压术而存活者中也有很多恢复正常神经功能，并可以重新工作或学习的患者。若干年后的一项类似的研究报道了比上述研究更高的存活率，但神经功能的恢复比上述研究差。研究还发现，因脑干功能障碍而处于昏迷状态的颅脑创伤患者的抢救失败率很高，而且每次治疗的费用相当惊人。因此，这些治疗措施常受到质疑，因为虽然能避免重症外伤者早期死亡，但只能使其以植物状态生存。

Polin 等报道了一些采用开颅减压术控制 ICP 的乐观结果。他们报道了一组 35 例使用过度通气、甘露醇、镇静和麻醉药物治疗均无效的 ICP 增高，并接受了双侧经额开颅减压术的病例，然后对他们的治疗结果和创伤昏迷数据库的数据进行了配对对照研究。结果显示，中度神经功能障碍的恢复率为 37%，儿童的恢复率达 44%，所有患者的 ICP 均有所降低，而且低于对照组的 ICP 值。研究者强调早期实施开颅降压术最为有效，但对于 ICP >40mmHg（5.32kPa）、GCS 为 3 分的患者无效。尽管本研究没有采用巴比妥酸盐或 CSF 引流术来协助控制 ICP，尽管所挑选的病例和历史对照比较有偏倚，但本研究表明开颅减压术对一些 ICP 增高的重度颅脑创伤患者确实还是有作用的。Guerra 等也发现了类似的良好结果。1977—1997 年，57 名患者在标准治疗无法降低 ICP 的情况下，接受了开颅减压术（31 例单侧，26 例双侧），结果 10% 的患者处于植物生存状态，而 58% 的患者获得了康复得以重返社会。

（三）低温疗法

低温疗法为颅脑创伤患者提供了另一种治疗方法。尽管已对颅脑创伤、脑缺血和脑卒中的实验模型进行了大量研究，并发现低温疗法是有效的，但人体临床数据表明低温疗法的作用是复杂的，并充满争议。相反，业内通常认为应尽量避免使用低温疗法。现有的研究包括：对成熟和未成熟动物进行中等度低温疗法的实验室研究，对存在脑缺血、缺氧新生儿进行低温疗法的尝试，成人颅脑创伤后 24 ~ 48h 进行低温疗法的 II 期临床试验。这些研究结果都支持低温疗法是一种安全有效的治疗方法。Marion 等对 16 ~ 75 岁入院时 GCS 为 3 ~ 7 分的患者进行了随机的前瞻性研究，这些患者中不包括低血压、缺氧或错过最佳抢救时间者。使用冷盐水洗胃和冰毯覆盖来使体温达到 32 ~ 33℃ 的中等度低温疗法，保持 24h，然后缓慢复温，结果显示低温治疗组患者的 ICP 比较低，尤其在伤后第一个 36h。通过早期随访发现接受低温治疗者的预后都有改善。相对于创伤昏迷数据库对照病例的 25% 的恢复率，有 50% 低温疗法接受者的预后良好或存在中等度残疾。长期随访结果显示，初始 GCS 为 5 ~ 7 分者，低温治疗后 12 个月的临床结果有所改善；而初始 GCS 为 3 ~ 4 分者治疗前后的临床结果没有显著变化。Shiozaki 等报道了采用温和低温疗法控制 ICP 增高的结果令人鼓舞。Clifton 等报道，接受 48h 中度低温治疗的患者中，15% 的患者在治疗 6 个月后病情有所改善。然而，《全国急性脑损伤研究：低温疗法》并不支持这些研究的初期结果。他们研究了 392 例 16 ~ 65 岁的患者，结论是低温疗法不能改善重度颅脑创伤患者的预后，各组中均有 57% 治疗患者的临床结果不佳。进一步的研究显示，45 岁以下患者的预后相对较好，他们入院时体温较低，并接受低温治疗。所有这些研究的对象都是 16 岁以上的成年人。鉴于儿童独特的病理生理机制，且颅脑创伤后常遗留后遗症，因此，正如上述提及用低温疗法治疗脑缺血、缺氧新生儿的病例，儿童可能对低温疗法的反应更好。在一项最早的对儿童进行低温疗法的研究中，Gruszkiewicz 等认为低温疗法可以改善重度颅脑创伤儿童的预后。在 191 例重度颅脑创伤患儿中，42 例患儿出现了脑干损伤征象：去脑强直、瞳孔异常和呼吸不规律。这些患儿接受了 31 ~ 36℃ 的低温治疗 1 ~ 16d，治疗期间仍然维持适当的镇静剂、甘露醇和多次腰椎穿刺治疗，直到去脑强直状态消失、呼吸正常。其中 22 例入院后不久即死亡，20 例存活，大部分能回到学校正常上课，但经常需要特殊辅导。在一项多中心的二期临床研究中，Adelson 等证实对重度颅脑创伤患儿施行中度低温疗法是安全的。尽管与未接受低温疗法的患儿相比，ICP 的平均值无统计学差异，但还是存在 ICP 每小时平均值的降低及 ICP >20mmHg（2.67kPa）次数的减少，表明 ICP 的总体严重性得到了缓解。稍后接受低温疗法的患儿也可见到此效果（6h 后）。该方法虽然可能增加心律失常的风险（窦性心动过速可通过补充水分来控制），但发生凝血功能障碍、感染或再次颅内血肿的风险并无显著性差别。在复温阶段，存在 ICP 反弹增高的趋势。总体来说，这些研究都认为低温疗法可能有助于控制重度颅脑创伤患儿的 ICP。但有关治疗需要维持多少时间以及复温的速度多少适宜仍存在疑问，希望这些问题能在已开展的有关重度颅脑创伤患儿中度低温疗法的多中心二期临床研究中得到解答。

四、创伤后癫痫

创伤后癫痫（post traumatic seizures，PTE）是儿童颅脑创伤的一种常见并发症。PTE 的定义是反复发作的自发性发作性疾病。10%～20%的重度颅脑创伤患儿可以出现 PTE，且常常治疗困难。早期 PTE 通常出现于伤后的第一周。PTE 患儿可以在受到刺激时突发抽搐，然后迅速恢复至正常精神状态，且无颅内异常。受伤时立即发生的抽搐发作也称为刺激性发作，儿童中更常见，尤其是婴儿。各种类型的 PTE 均与外伤的严重程度无关，总体发生率为 5.5%～21.0%。绝大部分 PTE 都发生在颅脑创伤后的第一个 24h 内，外伤越严重、年龄越小，发生率越高。轻度、中度和重度颅脑创伤儿童 PTE 的发生率分别为 2%～6%、12%～27%和 23%～35%。2 岁以下幼儿 PTE 的发生率是 3～12 岁儿童的 2.5 倍。非意外性颅脑创伤儿童的 PTE 更常见，有报道其发生率达 48%～65%，而意外性颅脑创伤的 PTE 发生率只有 15%～17%。对于发生 PTE 的颅脑创伤儿童需要更长的随访时间。颅脑创伤后 5 年，轻度、中度、重度颅脑创伤儿童累积 PTE 的发生率分别为 0.7%、1.2% 和 10%。相反，伤后 30 年的累积发生率分别上升至 2.1%、4.2% 和 16.7%。基于儿童癫痫的发生阈值低于成人的观点，儿童急性颅脑创伤后通常需要接受预防抗惊厥的经验治疗。尽管如此，一项随机双盲试验发现，接受苯妥英治疗的儿童延迟性 PTE 的发生率为 12%，而接受安慰剂的患儿延迟性 PTE 的发生率为 6%。儿童延迟性 PTE 的发生率略低于成人。一项回顾性研究总结了 1988—1990 年 194 例受钝器伤的儿童的 PTE 发生情况，18 例出现了 PTE，其中 14 例发生于受伤后 24h 内。这项研究发现，受伤后最初的 GCS 评分是预测 PTE 发生的最可靠指标：38.7% GCS 为 3～8 分的患者发生了 PTE，而仅有 3.8% GCS 为 9～15 分的患者出现 PTE。根据主治医师的意见，此回顾性研究中一些 GCS 为 3～8 分的患者接受了苯妥英治疗，PTE 的发生率从 53% 降至 15%。

另一项针对颅脑创伤儿童的回顾性研究也得到了类似的结论。1980—1986 年针对芝加哥地区颅脑创伤患儿的调查发现，PTE 的发生率为 9.8%，其中 95% 发生于伤后第一个 24h 内。而有弥漫性脑水肿、GCS 为 3～8 分及急性硬膜下血肿的患者更有可能发生 PTE。该组的发生率达 35%，而轻微颅脑创伤患者 PTE 是发生率只有 5%。此项研究中年龄和 PTE 的发生率无关。

因此，预防性使用抗癫痫药是否有益，尤其对于重度颅脑创伤亚组的患儿，上述两项研究提供了一些线索。1976—1979 年，245 例受钝器伤或穿通伤的患者随机接受了苯妥英或安慰剂的治疗，以控制伤后早期 PTE。研究仅涵盖被认为有 10% 以上概率可能发生 PTE 的患者。5 例用苯妥英者及 4 例用安慰剂者出现了伤后早期 PTE。有人认为这些结果无法证明预防性治疗是无益的。反而，另一项在华盛顿和西雅图进行的时间跨度为 4 年，涵盖 586 例颅脑创伤患者的研究发现，伤后早期 PTE 明显降低。这些患者随机接受了长达 1 年的安慰剂和苯妥英治疗。苯妥英治疗组中伤后早期 PTE 的发生率只有 3.6%，而安慰剂组则差很多，发生率达 14.2%。两组的延迟性 PTE 发生率无显著差异。事实上，苯妥英组（21.5%）的发生率略高于安慰剂组（15.7%）。

五、预防

颅脑创伤的死亡风险非常高，而且终身都可能处于残疾状态之中。患者一旦处于残疾状态，那么丰富多彩、幸福快乐的生活将不复存在。尽管可以付出大量的努力来治疗原发性脑损伤，并降低各种加重神经功能损害的继发性因素的损害作用，但从逻辑上讲，最基本的预防措施是降低颅脑创伤死亡率和致残率的最有效手段。许多团体或组织，如优先思考（Think First）、全国安全孩子运动（National Safe Kids Campaign）、游乐场安全计划（Program for Play ground Safety）等，都在尽力提高人们对颅脑创伤的认识和防范受伤意识。一些简单的措施，如滑冰、骑车时戴头盔、使用安全座椅和安全带等，已经在减轻损伤范围和严重性方面起了重要作用。这些计划需要我们的支持，提高人们对于损伤的了解和防范外伤应该成为医疗工作的一部分。

导致脑震荡的轻度颅脑创伤一直备受关注。多项研究表明，相对于第一次发生的脑震荡，再次发生的脑震荡可以显著影响神经功能恢复。有一点很重要，年轻运动员如果发生过脑震荡，应禁止其继续从事运动。儿童脑震荡的症状通常包括思想无法集中或记忆困难、逻辑性差、头痛、过度疲劳或情绪不稳定等。每个人所需的重返社会的时间不一，何时重返社会取决于是否恢复到受伤前状态和创伤后症状是否彻底消失。

六、总结

各类严重程度不一的颅脑创伤都可能对儿童脑的生长发育产生深远的影响。尽管儿童颅脑创伤后对颅内占位性病变的治疗原则和成人的并无差别，但无疑还是存在年龄相关性差异，包括弥漫性脑肿胀、脑自主调节功能受损、癫痫发作阈值降低、非意外性损伤以及脑发育中易损性增高等。需要重视并控制系统性损害因素（如缺氧、低血压、ICP 增高、CPP 增加和使用抗痉挛药物）所造成的不良影响，以助于防止继发性损伤。对低温疗法的深入研究、评估自由基的控制、提高受损脑功能和代谢的影像学检查，都将助于预防继发性损伤，并提高治疗效果。

（赵　彬）

第五章

脑血管疾病

第一节 自发性蛛网膜下隙出血

自发性蛛网膜下隙出血（spontanous subarachnoid hemorrhage，SSAH）是指各种非外伤性原因引起的脑血管破裂，血液流入蛛网膜下隙的统称。它不是一种独立的疾病，而是某些疾病的临床表现，占急性脑血管疾病的10%～20%。

一、发病率

自发性蛛网膜下隙出血的发病率为（5～20）/10万人/年。

二、病因

最常见的病因为颅内动脉瘤，占自发性蛛网膜下隙出血的75%～80%，其次为脑血管畸形（10%～15%），高血压性动脉硬化、动脉炎、烟雾病、脊髓血管畸形、结缔组织病、血液病、颅内肿瘤卒中、抗凝治疗并发症等为少见原因。

三、临床表现

（一）性别、年龄

男女比例为1：（1.3～1.6）。可发生在任何年龄，发病率随年龄增长而增加，并在60岁左右达到高峰，以后随年龄增大反而下降。各种常见病因的自发性蛛网膜下隙出血的好发年龄见本节鉴别诊断部分。

（二）起病形式

绝大部分在情绪激动或用力等情况下急性发病。

（三）症状、体征

1. 出血症状　表现为突然发病，剧烈头痛、恶心呕吐、面色苍白、全身冷汗。半数患者可出现精神症状，如烦躁不安、意识模糊、定向力障碍等。意识障碍多为一过性的，严重者呈昏迷状态，甚至出现脑疝而死亡。20%可出现抽搐发作。有的还可出现眩晕、项背痛或下肢疼痛。脑膜刺激征明显。

2. 颅神经损害　6%～20%患者出现一侧动眼神经麻痹，提示存在同侧颈内动脉后交通动脉动脉瘤或大脑后动脉动脉瘤。

3. 偏瘫　20%患者出现轻偏瘫。

4. 视力、视野障碍　发病后1h内即可出现玻璃体膜下片状出血，引起视力障碍。10%～20%有视盘水肿。当视交叉、视束或视放射受累时产生双颞偏盲或同向偏盲。

5. 其他　约1%的颅内动、静脉畸形和颅内动脉瘤出现颅内杂音。部分蛛网膜下隙出血发病后可有发热。

（四）并发症

1. 再出血　以出血后 5 ~ 11d 为再出血高峰期，80% 发生在 1 个月内。颅内动脉瘤初次出血后的 24h 内再出血率最高，为 4.1%，第 2 次再出血的发生率为每天 1.5%，到第 14d 时累计为 19%。表现为在经治疗病情稳定好转的情况下，突然再次发生剧烈头痛、恶心呕吐、意识障碍加重、原有局灶症状和体征重新出现等。

2. 血管痉挛　通常发生在出血后第 1 ~ 2 周，表现为病情稳定后再出现神经系统定位体征和意识障碍。腰椎穿刺或头颅 CT 检查无再出血表现。

3. 急性非交通性脑积水　常发生在出血后 1 周内，主要为脑室内积血所致，临床表现为头痛、呕吐、脑膜刺激征、意识障碍等，复查头颅 CT 可以诊断。

4. 正常颅压脑积水　多出现在蛛网膜下隙出血的晚期，表现为精神障碍、步态异常和尿失禁。

四、辅助诊断

（一）CT

颅脑 CT 是诊断蛛网膜下隙出血的首选方法，诊断急性蛛网膜下隙出血准确率几乎 100%，主要表现为蛛网膜下隙内高密度影，即脑沟与脑池内高密度影（图 5 - 1）。动态 CT 检查有助于了解出血的吸收情况、有无再出血、继发脑梗死、脑积水及其程度等。强化 CT 还可显示脑血管畸形和直径大于 0.8cm 的动脉瘤。蛛网膜下隙出血的 CT 分级（Fisher 法）见表 5 - 1。

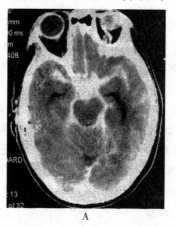
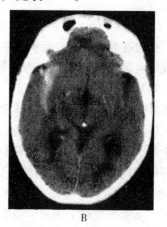

A　　　　　　　　　　　　B

图 5 - 1　A：自发性蛛网膜下隙出血（鞍上池与环池）的 CT 表现；

B：自发性蛛网膜下隙出血（外侧裂池）的 CT 表现

表 5 - 1　蛛网膜下隙出血的 CT 分级（Fisher 法）

级别	CT 发现
Ⅰ级	无出血所见
Ⅱ级	蛛网膜下隙一部分存在弥漫性薄层出血（1mm）
Ⅲ级	蛛网膜下隙有较厚（1mm 以上）出血或局限性血肿
Ⅳ级	伴脑实质或脑室内积血

由于自发性蛛网膜下隙出血的原因脑动脉瘤占一半以上，因此，可根据 CT 显示的蛛网膜下隙出血的部位初步判断或提示颅内动脉瘤的位置。如颈内动脉动脉瘤破裂出血常是鞍上池不对称积血，大脑中动脉动脉瘤破裂出血多见外侧裂积血，前交通动脉动脉瘤破裂出血则是纵裂池、基底部积血，而出血在脚间池和环池者，一般不是动脉瘤破裂引起。

（二）脑脊液检查

通常 CT 检查已确诊者，腰椎穿刺不作为临床常规检查。如果出血量较少或者距起病时间较长，CT 检查无阳性发现时，需要行腰椎穿刺检查脑脊液。蛛网膜下隙的新鲜出血，脑脊液检查的特征性表现为均匀血性脑脊液；脑脊液变黄或发现了含有红细胞、含铁血黄素或胆红质结晶的吞噬细胞等，则提示为陈旧性出血。

（三）脑血管影像学检查

1. DSA　即血管造影的影像通过数字化处理，把不需要的组织影像删除掉，只保留血管影像，这种技术叫做数字减影技术。其特点是图像清晰，分辨率高，对观察血管病变、血管狭窄的定位测量，诊断及介入治疗提供了真实的立体图像，为脑血管内介入治疗提供了必备条件。主要适用于全身血管性疾病、肿瘤的检查及治疗。DSA 是确定自发性蛛网膜下隙出血病因的首选方法，也是诊断动脉瘤、血管畸形、烟雾病等颅内血管性病变的最有价值的方法。DSA 不仅能及时明确动脉瘤大小、部位、单发或多发、有无血管痉挛，而且还能显示脑动、静脉畸形的供应动脉和引流静脉以及侧支循环情况。对怀疑脊髓动、静脉畸形者还应行脊髓动脉造影。脑血管造影可加重脑缺血、引起动脉瘤再次破裂等，因此，造影时机宜避开脑血管痉挛和再出血的高峰期，即出血 3d 内或 3 周后进行为宜。

旋转 DSA 及三维重建技术的应用，使其能在三维空间内做任意角度的观察，清晰地显露出动脉瘤体、瘤颈、载瘤动脉及与周围血管解剖关系，有效地避免了邻近血管重叠或掩盖。此项技术突破了常规 DSA 一次造影只能显示一个角度和图像后处理手段少等局限性，极大地方便了介入诊疗操作，对脑血管病变的诊断和治疗具有很大的应用价值。

由于 DSA 显示的是造影剂充盈的血管管腔的空间结构，因此，目前仍被公认为是血管性疾病的诊断"金标准"，诊断颅内动脉瘤的准确率达 95% 以上。但是，随着 CTA、MRA 技术的迅速发展，在某些方面大有取代 DSA 之势。

2. CT 血管成像（CTA）　CTA 检查经济、快速、无创，可同时显示颈内动脉系、椎动脉系和 Willis 环血管全貌，因此，是筛查颅内血管性疾病的首选影像学诊断方法之一。由于 CTA 受患者病情因素限制少，急性脑出血或蛛网膜出血患者，当临床怀疑动脉瘤或脑动、静脉畸形可能为出血原因时，DSA 检查受限，CTA 可作为早期检查的可靠方法。

由于脑血流循环时间短，脑动脉 CTA 容易产生静脉污染以及颅底骨质难以彻底清除，Willis 动脉环近段动脉重建效果欠佳，血管性病变漏诊率高。但是，近年来，64 层螺旋 CT 的扫描速度已超越动脉血流速度，因此，无论是小剂量造影剂团注测试技术还是增强扫描智能触发技术，配合 64 层螺旋 CT 扫描，纯粹的脑动脉期图像的获取已不成问题，尤其是数字减影 CTA（subtraction CT angiography，DSC-TA）技术基本上去除了颅底骨骼对 CTA 的影响。超薄的扫描层厚使其能最大限度地消除了常规头部 CT 扫描时颅底骨质伪影，显著地提高了 Willis 动脉环近段动脉 CTA 图像质量，真正地使其三维及二维处理图像绝对无变形、失真，能最真实地显示脑血管病变及其与邻近结构的解剖关系，图像质量媲美 DSA，提供诊断信息量超越 DSA。表面遮盖法（SSD）及最大密度投影法（MIP）是最常用的三维重建方法，容积显示法（VR）是最高级的三维成像方法。DSCTA 对脑动脉瘤诊断的特异性和敏感性与 DSA 一致，常规 CTA 组诊断 Willis 动脉环及其远段脑动脉瘤的特异性和敏感性亦与 DSA 一致，但对 Willis 动脉环近段动脉瘤有漏诊的情况，敏感性仅 71.4%。但是，DSCTA 也存在一定局限性，基础病变，如血肿、钙化、动脉支架及动脉银夹等被减影导致漏诊或轻微运动可致减影失败，患者照射剂量增加及图像噪声增加等也是问题。近期临床上应用的 320 层螺旋 CT 更显示出了其优越性。

目前，CTA 主要用于诊断脑动脉瘤、脑动、静脉畸形、闭塞性脑血管病、静脉窦闭塞和脑出血等。CTA 能清晰观察到脑动脉瘤的瘤体大小、瘤颈宽度及与载瘤动脉的关系；能清晰观察到脑动、静脉畸形血管团大小、形态及供血动脉和引流静脉；能清晰观察到脑血管狭窄或闭塞部位、形态及血管壁硬、软斑块。64 层螺旋 CTA 对脑动脉瘤检查有较高的敏感性和特异性，诊断符合率达 100%，能查出约 1.7mm 大小的动脉瘤。采用多层面重建（MPR）、曲面重建（CPR）、容积显示（VR）和最大密度投影（MIP）等技术可清楚地显示动脉瘤的瘤体大小、瘤颈宽度及与载瘤动脉的关系；并可任意旋转图像，多角度观察，能获得完整的形态及与邻近血管、颅骨的空间解剖关系，为制订治疗方案和选择手术入路提供可靠依据。CTA 可显示脑动、静脉畸形的供血动脉、病变血管团和引流静脉的立体结构，有助于临床医生选择手术入路，以避开较大脑血管和分支处进行定位和穿刺治疗。脑动、静脉畸形出血急性期的 DSA 检查，其显示受血肿影响，而 CTA 三维图像能任意角度观察，显示病灶与周围结构关系较 DSA 更清晰。CTA 诊断颈内动脉狭窄的符合率为 95%，最大密度投影法可更好地显示血管狭窄程度。在脑梗死早期显示动脉闭塞，指导溶栓治疗。CTA 可清晰显示静脉窦是否通畅。CTA 显示造影剂外溢的患者，往往血肿增大。

总之，CT 血管造影（CTA）与数字减影血管造影（DSA）相比，最大优势是快速和无创伤，并可多方位、多角度观察脑血管及病变形态，提供近似实体的解剖概念，对筛查自发性蛛网膜下隙出血的病因和诊断某些脑血管疾病不失为一种重要而有效的检查方法。但是，CTA 的不足之处在于造影剂用量大，需掌握注药与扫描的最佳时间间隔，不能显示扫描范围以外的病变，可能漏诊。并且对侧支循环的血管、直径小于 1.2mm 的穿动脉、动脉的硬化改变及血管痉挛的显示不如 DSA。

3. 磁共振血管成像（MRA） 包括时间飞越法 MRA 及相位对比法 MRA，其具有无创伤、无辐射、不用对比剂的特点，被广泛应用于血管性病变的诊断中，可显示颈内动脉狭窄、颅内动、静脉畸形、动脉瘤等疾病。主要用于有动脉瘤家族史或破裂先兆者的筛查，动脉瘤患者的随访以及急性期不能耐受脑血管造影检查的患者。不足之处是由于扫描时间长及饱和效应，使得血流信号下降，血管分支显示不佳，大大降低了图像的效果及诊断的准确性。

MRA 探测脑动脉瘤有很高的敏感性，特别是探测没有伴发急性蛛网膜下隙出血的动脉瘤。MRA 能完全无创伤性地显示血管解剖和病变及血流动力学信息，能清楚地显示瘤巢的供血动脉和引流静脉的走行、数量、形态等。另外，MRI 可通过其直接征象"流空信号簇"对脑动、静脉畸形做出明确的诊断。因此，MRI 与 MRA 的联合应用，作为一种完全无损伤性的血管检查方法，在临床症状不典型或临床症状与神经系统定位不相符时，可以大大提高脑血管畸形的发现率和确诊率。

五、诊断

根据急性发病方式、剧烈头痛、恶心呕吐等临床症状、体征，结合 CT 检查，确诊蛛网膜下隙出血并不困难。进一步寻找蛛网膜下隙出血的原因，即病因诊断更为重要，尤其是确定外科疾病引起蛛网膜下隙出血的原因。因此，对于自发性蛛网膜下隙出血患者，若无明显的血液病史、抗凝治疗等病史，均要常规行脑血管造影或（和）CTA、MRA 检查，以寻找出血原因，明确病因。

六、病因鉴别诊断

临床上常见的自发性蛛网膜下隙出血的病因鉴别诊断见表 5-2。

表 5-2 自发性蛛网膜下隙出血的病因鉴别诊断

病因	动脉瘤	动、静脉畸形	高血压	烟雾病	脑瘤出血
发病年龄	40~60 岁	35 岁以下	50 岁以上	青少年多见	30~60 岁
出血前症状	无症状，少数动眼神经麻痹	常见癫痫发作	高血压史	可见偏瘫	颅压高和病灶症状
血压	正常或增高	正常	增高	正常	正常
复发出血	常见且有规律	年出血率 2%	可见	可见	少见
意识障碍	多较严重	较重	较重	有轻有重	较重
脑神经麻痹	2~6 脑神经	无	少见	少见	颅底肿瘤常见
偏瘫	少见	较常见	多见	常见	常见
眼部症状	可见玻璃体出血	可有同向偏盲	眼底动脉硬化	少见	视盘水肿
CT 表现	蛛网膜下隙高密度	增强可见 AVM 影	脑萎缩或梗死灶	脑室出血铸型或梗死灶	增强后可见肿瘤影
脑血管造影	动脉瘤和血管痉挛	动、静脉畸形	脑动脉粗细不均	脑底动脉异常血管团	有时可见肿瘤染色

七、治疗

（一）急性期治疗

1. 一般处理　如下所述：

（1）密切观察：生命体征监测；密切观察神经系统体征的变化；保持呼吸道通畅，维持稳定的呼吸、循环系统功能。

（2）降低颅内压：常用的有甘露醇、速尿、甘油果糖或甘油氯化钠，也可以酌情选用清蛋白。

（3）纠正水、电解质平衡紊乱：记出入液体量；注意维持液体出入量平衡。适当补液、补钠、补钾，调整饮食和静脉补液中晶体胶体的比例可以有效预防低钠血症。

（4）对症治疗：烦躁者给予镇静药，头痛给予镇痛药。禁用吗啡、哌替啶等镇痛药。癫痫发作，可采用抗癫痫药物，如地西泮、卡马西平或者丙戊酸钠。

（5）加强护理：卧床休息，给予高纤维、高能量饮食，保持尿便通畅。意识障碍者可放置鼻胃管，预防窒息和吸入性肺炎。尿潴留者，给予导尿并膀胱冲洗，预防尿路感染。定时翻身、局部按摩、被动活动肢体、应用气垫床等措施预防压疮、肺不张和深静脉血栓形成等并发症。

2. 防治再出血　如下所述：

（1）安静休息：绝对卧床 4~6 周，镇静、镇痛，避免用力和情绪激动。

（2）控制血压：如果平均动脉压大于 125mmHg（16.63kPa）或收缩压大于 180mmHg（23.94kPa），可在血压监测下使用降压药物，保持血压稳定在正常或者起病前水平。可选用钙离子通道阻滞剂、β 受体阻滞剂等。

（3）抗纤溶药物：常用 6—氨基己酸（EACA）、止血芳酸（PAMBA）或止血环酸（氨甲环酸）。抗纤溶治疗可以降低再出血的发生率，但同时也增加脑动脉痉挛和脑梗死的发生率，建议与钙离子通道阻滞剂同时使用。

（4）外科手术：已经确诊为动脉瘤性蛛网膜下隙出血者，应根据病情，及早行动脉瘤夹闭术或介入栓塞治疗。

3. 防治并发症　如下所述：

（1）脑动脉痉挛及脑缺血：①维持正常血压和血容量：保持有效的血液循环量，给予胶体溶液（清蛋白、血浆等）扩容升压。②早期使用尼莫地平：常用剂量 10~20mg/d，静脉滴注 1mg/h，共10~14d，注意其低血压的不良反应。③腰椎穿刺放液：发病后 1~3d 行腰椎穿刺释放适量的脑脊液，有利于预防脑血管痉挛、减轻脑膜刺激征等。但是，有诱发颅内感染、再出血及脑疝的危险。

（2）脑积水：①药物治疗：轻度脑积水可先行醋氮酰胺等药物治疗，酌情选用甘露醇、速尿等。②脑室穿刺脑脊液外引流术：蛛网膜下隙出血后脑室内积血性扩张或出现急性脑积水，经内科治疗后症状仍进行性加重者，可行脑室穿刺外引流术。但是，可增加再出血的概率。③脑脊液分流术：对于出血病因处理后，出现慢性交通性脑积水，经内科治疗仍进行性加重者，可行脑室—腹腔分流术。

（二）病因治疗

1. 手术治疗　对于出血病因明确者，应及时进行病因手术治疗，例如开颅动脉瘤夹闭术、脑动、静脉畸形或脑肿瘤切除术等。

2. 血管内介入治疗　适合血管内介入治疗的动脉瘤、颅内动、静脉畸形患者，也可采用动脉瘤或动、静脉畸形栓塞术。

3. 立体定向放射治疗　主要用于小型动、静脉畸形以及栓塞或手术后残余病灶的治疗。

八、预后

自发性蛛网膜下隙出血的预后与病因、治疗等诸多因素相关，脑动、静脉畸形引起的蛛网膜下隙出血预后最佳，血液病引起的蛛网膜下隙出血效果最差。动脉瘤第 1 次破裂后，死亡率高达 30%~40%，其中半数在发病后48h内死亡，5年内死亡率为51%；存活的病例中，1/3生活不能自理，1/3可再次发生出血，发生再次出血者的死亡率高达60%~80%。脑动、静脉畸形初次出血死亡率10%左右。80%血管造影阴性的蛛网膜下隙出血患者能恢复正常工作，而动脉瘤破裂引起的蛛网膜下隙出血患者只有50%能恢复健康。

（赵　彬）

第二节　自发性脑室内出血

一、概述

自发性脑室内出血（spontaneous intraventricular hemorrhage）是指非外伤性因素所致的颅内血管破裂，血液进入脑室系统。Sanders于1881年首先根据病例资料将自发性脑室内出血分为原发性与继发性两大类。原发性脑室内出血（primary intraventricular hemorrhage，PIVH）系指出血来源于脑室脉络丛、脑室内及脑室壁和脑室旁区的血管。原发性是指病理表现，即出血部位，而不是指病因不明。根据邻近脑室和脑室旁区的离心走行的血管解剖，脑室周围距室管膜下1.5cm以内血肿亦属于原发性脑室内出血。继发性脑室内出血（secondary intrayentricular hemorrhage，SIVH）是指脑室内或蛛网膜下隙出血，血肿破入或逆流入脑室内。自愈性脑室内出血（spontanous resolution ofintraventricular hemorrhage，SRIVH）指脑室内出血后未经外科处理而出血自行吸收消失，并且神经功能障碍完全恢复者。

（一）病因

1. 原发性脑室内出血　一般认为原发性脑室内出血最常见的病因是脉络丛动脉瘤及脑动、静脉畸形。高血压及颈动脉闭塞、烟雾病也是常见的病因。其他少见或罕见的病因有脑室内脉络丛乳头状瘤或错构瘤、囊肿、出血性素质、胶样囊肿或其他脑室旁肿瘤、先天性脑积水、过度紧张、静脉曲张破裂（特别是丘纹静脉或大脑大静脉）、室管膜下腔隙梗死性出血、脉络丛猪囊尾蚴病、白血病、垂体卒中以及术后（脑室穿刺、引流术、分流术）等，许多病因不明者可能与"隐性血管瘤"有关，采用显微镜或尸体解剖详细检查脉络丛可能会发现更多的"隐性血管瘤"。综合以往文献报道，病因分类明确的原发性脑室内出血，动脉瘤占第一位，为35.5%；高血压占第二位，为23.8%；以下依次是颈动脉闭塞（包括烟雾病）占19.8%，脑动、静脉畸形占10.5%，原因不明者6.4%，其他病因占4.1%。

2. 继发性脑室内出血　高血压、动脉瘤、脑动、静脉畸形、烟雾病、颅内肿瘤卒中，其他少见或罕见的病因有凝血功能异常，约占自发性脑室内出血的0.9%。这类脑室内出血一部分是由于疾病引起的凝血功能障碍，另一部分为抗凝药物治疗的并发症。引起出血的疾病有白血病、再生障碍性贫血、血友病、血小板减少性紫癜、肝病、维生素原减少症等。脑梗死后出血是继发性脑室内出血的另一少见原因，约占自发性脑室内出血的1.4%。其他引起继发性脑室内出血的病因有出血素质、蛛网膜下隙出血后血管痉挛的血流动力学治疗、系统性红斑狼疮、脑曲霉病、遗传蛋白C缺乏症、颈动脉内膜切除术后和代谢性疾病。

（二）病理基础及发病机制

以往许多人认为脉络丛是脑室内出血的基本来源。血管瘤破裂或粟粒样动脉瘤破裂可引起原发性脑室内出血。在血管分化成大约直径为3mm时，在丰富的脉络丛的附近，有些较大的动脉与静脉内皮吻合。在这些区域，当原始血管吻合时，可出现瘘管，因此，可以发生血管动、静脉畸形。动、静脉畸形也可因原始通道没有消失而发生。血管瘤被定义为局限性结构数目异常的血管团，包括正常或畸形的动、静脉及毛细血管或它们的混合体。脑室旁区的血管瘤可部分突入脑室内，破裂出血可引起原发性脑室内出血；脑室内血管异常也可以深部血管囊性动脉瘤的形式出现而发生原发性脑室内出血。原因不明的脑室内出血，隐性血管瘤被认为是其主要根源。Gerlash（1969年）更欣赏"微血管瘤"这一概念，他定义为最大直径为2cm的血管团，既包括肉眼可见的血管瘤，又包括只有显微镜下才能发现的血管瘤。蛛网膜下隙出血（SAH）或脑实质内任何部位出血，都有可能造成继发性脑室内出血。因为血肿的扩展总是沿阻力最小的方向进行，所以，脑实质内的血肿可以穿破脑室壁形成脑室内出血。

继发性脑室内出的血液进入脑室系统的途径可分为逆流型和穿通型两种。

1. 逆流型　为蛛网膜下隙出血，血液通过第四脑室的侧孔与正中孔逆流入脑室系统。

2. 穿通型　是脑实质内血肿或蛛网膜下隙出血直接穿破脑室或破坏脑实质形成血肿，再穿破脑室壁进入脑室系统。此型又分为五个亚型。

（1）侧脑室体部或三角区穿通型：最为常见。

（2）侧脑室前角穿通型：次之。

（3）第三脑室穿通型：占第三位。

（4）侧脑室后角穿通型：少见。

（5）胼胝体穿通型：最少见。

Willis 动脉环处动脉瘤破裂出血，血肿可破坏胼胝体嘴部而进入第三脑室。

二、临床表现与诊断

（一）临床表现

自发性脑室内出血临床表现轻重不一，许多病例临床表现呈良性过程。其预后主要与病因、出血部位、大小等因素有关。轻者可仅表现为脑膜刺激征而无脑定位征或意识障碍，甚至仅表现为定向力等认识功能障碍而无其他症状和体征。这部分患者往往容易被误诊为蛛网膜下隙出血或漏诊，或只有在 CT 扫描时才发现有脑室内出血，并且部分患者（15.6%）可以自愈（指脑室内出血未经外科手术，出血完全自然吸收消失，并且神经功能完全恢复者）。严重者表现为意识障碍、抽风、偏瘫、失语、高热、肌张力高、膝反射亢进、眼肌活动障碍、瞳孔缩小及双侧病理征阳性等。晚期可出现脑疝、去脑强直和呼吸循环障碍以及自主神经功能紊乱。部分患者可并发上消化道出血、急性肾功能衰竭、坠积性肺炎等。

绝大多数自发性脑室内出血患者为急性起病，少部分患者可呈亚急性或慢性起病。自发性脑室内出血患者最常见的首发症状为头痛、头晕、恶心、呕吐，其次为意识障碍、偏瘫、失语、肢体麻木和其他症状（发热、瘫痪、视物不清等）。

自发性脑室内出血有关的危险因素主要有高血压、心脏病、脑梗死、脑出血、糖尿病等。

1. 原发性脑室内出血　占自发性脑室内出血的 4% ~ 18%，Sanders（1881 年）报道 20% 的原发性脑室内出血发生在 20 岁或 20 岁以下。男女之比文献报道为 1：0.86。原发性脑室内出血的临床表现，除具有头痛、头晕、恶心、呕吐、血压升高、脑膜刺激征等一般表现外，与继发性脑室内出血相比尚具有以下特点：①年龄分布两极化，即 30 岁以下，50 岁以上为高发年龄。②意识障碍相对较轻或无（76.2%）。③可亚急性或慢性起病（19%）。④定位体征不明显，如运动障碍轻或无，较少发生脑神经受累及瞳孔异常。⑤多以认识功能（如记忆力、注意力、定向力及集中力）障碍和精神症状为常见表现。

此外，三脑室内出血可出现上视不能、血管舒张障碍、尿崩症或去脑强直。但是，原发性脑室内出血有时也可以昏沉作为唯一发病症状，而无其他症状和体征。总之，原发性脑室内出血由于没有脑实质的破坏，若没有急性梗阻性脑积水，整个临床过程要比继发性脑室内出血来的缓慢。

2. 继发性脑室内出血　继发性脑室内出血占自发性脑室内出血的 82% ~ 96%。继发性脑室内出血的原发出血部位不同，临床表现亦不尽相同。

1）大脑半球出血破入脑室：大脑半球出血破入脑室，占继发性脑室内出血的 84.6%。出血部位有基底核、丘脑和脑叶等，这些部位脑室内出血除具有一般脑室内出血的特点外，还有其自己的特点。

①基底核出血破入脑室：基底核出血破入脑室约占继发性脑室内出血的 4.7% ~ 33.3%。位于内囊前肢前 2/3，尤其是尾状核区的血肿，极易破入脑室，此区血肿 88.0% ~ 89.3% 穿破侧脑室前角破入侧脑室内。此类患者临床表现往往相对较轻，意识障碍轻、无感觉障碍、轻度偏瘫，部分患者甚至无明显脑定位征。内囊后肢前 2/3 区的血肿，可穿破侧脑室三角区或体部破入脑室内，往往是血肿较大，多在

60ml 以上，病情一般较重。由于血肿距脑室相对距离较远，血肿穿破脑室时，脑实质破坏严重，面积较大，故患者多表现为突然昏迷、偏瘫，病理征阳性、眼球向病灶侧凝视、克氏征阳性，若血肿在主侧半球可有失语。严重时，可发生呼吸衰竭和脑疝。位于内囊后肢后 1/3 的血肿，血肿往往是通过三角区破入脑室，患者多有感觉障碍和视野变化，而运动障碍相对较轻。

②丘脑出血破入脑室：丘脑出血破入脑室占继发性脑室内出血的 3.1% ~ 20.8%，往往是通过侧脑室三角区或体部穿破脑室或穿破三脑室进入脑室系统。患者可出现意识障碍、偏瘫或肢体麻木、两眼上视困难、高热、尿崩症、病理征阳性等症状。但是，穿破脑室的丘脑出血要比穿破脑室的基底核出血死亡率为低。这是因为丘脑出血破入脑室不一定会破坏生命中枢，它能减轻血肿对中线结构的压迫，并且丘脑出血距脑室较近，即使穿破脑室，也不会造成大片脑实质破坏。丘脑出血破入脑室时，其脑实质内的血肿量不一定很大，平均约 15.8ml。

③脑叶出血破入脑室：脑叶出血破入脑室占继发性脑室内出血的 1.2% ~ 8.9%。其临床表现要比单纯脑叶出血严重得多，预后也差。这是因为脑叶出血破入脑室，血肿需要破坏大面积的脑实质才能穿破脑室，这就是说血肿量往往很大，平均 60ml，最大可达 400ml 以上。此类患者多表现为突然深昏迷、完全性偏瘫、明显的颅内压增高或去脑强直、脑疝等。

（2）小脑出血破入脑室：小脑出血破入第四脑室约占继发性脑室内出血的 6.4%，多急性起病。若患者神志清楚，多诉说剧烈头痛、头晕、恶心、呕吐、颈后疼痛、颈强直，查体可见脑膜刺激征阳性、共济失调、面神经损伤、肢体瘫痪不明显。由于小脑出血容易造成梗阻性脑积水，临床表现往往迅速恶化而出现意识障碍；有些患者可于发病后 1 ~ 2h 内发展至深昏迷，四肢抽搐或强直，双侧病理征阳性，呼吸衰竭或突然呼吸停止。这部分患者往往是由于小脑大量出血，直接压迫脑干或造成小脑扁桃体下疝而发生死亡。

（3）脑桥出血破入脑室：临床上遇到的脑干出血，绝大多数是脑桥出血，而脑桥出血容易破入第四脑室。脑干出血约占继发性脑室内出血的 2%。若出血量较少，患者可以神志清楚，有剧烈头痛、眼花、呕吐、复视、吞咽困难、后组脑神经损伤、颈强直等表现。若大量出血，患者常于发病后几十分钟甚至几分钟内发展至深昏迷、高热、大小便失禁、急性上消化道出血等表现，并有双侧瞳孔缩小、交叉性瘫痪、呼吸障碍等生命体征紊乱症状。由于这部分患者发病时即十分危重，往往未到达医院或未来得及诊治便死亡，故预后极差，死亡率几乎为 100%。

（4）蛛网膜下隙出血逆流入脑室和多发性脑出血破入脑室

①蛛网膜下隙出血逆流入脑室：蛛网膜下隙出血可通过第四脑室逆流入脑室系统内，约占继发性脑室内出血的 5.9%。轻者临床表现与无脑室内出血的蛛网膜下隙出血相似，即头痛、发热、不同程度的意识障碍、精神异常、癫痫和脑神经麻痹等。重者多数（92.2%）出现昏迷、发作性去脑强直性抽搐、视盘水肿、玻璃体下出血、病理征阳性、脑定位征、脑疝等表现。上述症状与体征的出现机会要比单纯蛛网膜下隙出血高得多，其预后也较单纯蛛网膜下隙出血差。

②多发性脑出血破入脑室：多发性脑出血破入脑室约占继发性脑室内出血的 2%。原发出血部位可分为大脑半球和幕下。大脑半球出血部位可以是同侧，亦可以是双侧对称性部位。幕下多发出血和幕上、幕下多发性脑出血临床上少见。多发性脑出血破入脑室，临床上多数患者（80%）仅出现一个出血灶的体征或无脑定位征。这主要与出血部位是否影响脑的主要功能区有关，而与血肿的大小关系不大。但是患者也可出现多病灶表现，除具有一般脑室内出血的表现外，往往临床过程较重，约 80% 的患者出现意识障碍，死亡率高。单靠临床表现是难以诊断多发性脑出血破入脑室的，必须依靠 CT 等先进仪器帮助诊断。

（二）自发性脑室内出血的诊断

由于自发性脑室内出血的临床表现可轻可重，变化不一，CT 问世以前明确诊断多根据手术或尸解。因此，对活体术前病例或症状轻者临床上常诊断困难或漏诊、误诊。凡突然发病、有急性颅内压增高、意识障碍、脑定位征、脑膜刺激征等表现者，均应考虑到有脑室内出血的可能。自发性脑室内出血单靠临床查体确诊困难，应及时行特殊检查，尤其是 CT 扫描检查和数字减影脑血管造影检查，这对于明确病因是十分必要的。即使如此，亦会发生漏诊，因为某些轻型脑室内出血患者可仅表现为头痛、头晕、恶心呕吐等，而无意识障碍或脑定位体征。所以，有条件者，应放宽 CT 扫描检查的指征，并及时行其他辅助检查。

1. 一般检查 如下所述：

(1) 血常规、出凝血时间及凝血酶原时间：约85%的病例白细胞高于 $1 \times 10^{10}/L$，主要是多核白细胞升高。白细胞计数多在 (1.0~2.5) $\times 10^{10}/L$ 之间，小儿可出现血红蛋白下降。其他常规项目可无明显变化。出凝血时间及凝血酶原时间绝大多数患者正常，只有在病因是白血病、肝病、妊娠期高血压疾病子痫及抗凝治疗等引起凝血功能障碍而发生脑室内出血的患者身上才出现异常，表现为出凝血时间及凝血酶原时间延长，但有时亦在正常范围之内。

(2) 尿常规部分患者可出现尿糖和蛋白尿：凝血功能异常或妊娠期高血压疾病子痫引起的脑室内出血，发病前后可以出现进行性血尿，提示将有可能发生脑室内出血。

(3) 腰椎穿刺检查：几乎所有的患者都出现血性脑脊液，腰椎穿刺压力多超过 2.6kPa（约为 $200mmH_2O$），多数患者为 3.3~6.7kPa（250~500mmH_2O）。脑室压力为 1~10kPa（80~800mmH_2O）。急性期脑脊液中以红细胞和嗜中性粒细胞为主，病后 3~5d 可见含铁血黄素吞噬细胞，7~10d 可见胆红质巨噬细胞。但是，此项检查在急性期要慎重施行，以免诱发脑疝。腰椎穿刺放液时要缓慢，放液量以不超过 8 滴/min 和 7ml 为宜。

(4) 颅骨平片：大脑半球出血引起的继发性脑室内出血可见松果体或脉络丛钙化斑向对侧移位。病因为动脉瘤者有时可见一侧眶上裂扩大，颈内动脉管增粗，视神经孔扩大及边缘模糊。脑动、静脉畸形可见颅骨血管沟异常，颅内异常钙化斑点。颅内肿瘤患者可见有慢性颅内压增高征象，有时亦可见局部颅骨增生或破坏，这些对自发性脑室内出血的病因诊断均有一定参考价值。

2. 特殊检查 如下所述：

(1) 脑室造影术：CT 应用之前，脑室造影对确诊脑室内出血很有价值。脑室穿刺时即可发现脑脊液为血性，压力增高。造影时可出现以下表现：①脑室扩大。②脑室变形移位。③脑室内充盈缺损，为自发性脑室内出血的特征性表现。④脑池及脑沟扩大或不显影。⑤脑池充盈缺损。

(2) 脑血管造影术：脑血管造影术除能显示出自发性脑室内出血的病因（如动脉瘤、脑血管畸形、烟雾病和颅内肿瘤等）表现及脑实质内血肿的表现外，血肿破入脑室时尚表现为：正位片可见外侧豆纹动脉向内侧移位，其远端下压或变直；大脑前动脉仍居中或移位不明显，大脑内静脉明显向对侧移位（超过6mm）与大脑前动脉之间有"移位分离"现象，这是血肿破入脑室的特征表现。侧位片可见侧脑室扩大征象，即大脑前动脉膝部呈球形和胼周动脉弧度增大、静脉角变大、室管膜下静脉拉直等。

(3) CT 扫描：CT 扫描检查是目前诊断脑室内出血最安全、可靠、迅速和无创伤的手段。必要时应反复检查，以便动态观察其变化。脑室内出血表现为脑室内高密度影，偶尔亦可表现为等密度影。CT 扫描尚能清楚地显示出其原发出血部位，血肿大小、形态、脑水肿程度、中线结构移位程度、脑积水的阻塞部位及其程度、穿破脑室的部位和脑室内出血的程度等，为临床指导治疗判断预后提供重要的资料依据。反复 CT 扫描不仅能动态观察血肿的自然过程，而且能发现是否有再出血。

(4) MRI：脑室内出血的 MRI 表现与脑出血的表现一致，其 MRI 上信号的变化规律详见表5-3。

表5-3 自发性脑室内出血不同时期的 MRI 表现

分期	出血后时间	T_1 加权像	T_2 加权像
超急性期	<24h	等信号	等信号
急性期	1~3d	等信号	低信号
亚急性早期	3~7d	高信号	低信号
亚急性晚期	7~14d	高信号	高信号
慢性早期	2~3周	高信号	高信号
慢性期	大于3周	低信号	高信号

3. 病因鉴别诊断　如下所述：

（1）高血压性脑室内出血：高血压性脑室内出血患者，绝大多数有明显的高血压的病史，中年以上突然发病，意识障碍相对较重，偏瘫、失语较明显，脑血管造影无颅内动脉瘤及畸形血管。

（2）动脉瘤性脑室内出血：多见于 40 ~ 50 岁，女性多于男性，发病前无特殊症状或有一侧眼肌麻痹、偏头痛等。发病后症状严重，反复出血较多见，间隔时间 80% 为 1 个月之内。患者有一侧动眼神经损伤，视力进行性下降，视网膜出血，在此基础上突然出现脑室内出血的表现，很有可能为动脉瘤破裂出血导致脑室内出血，应及时行 CT 扫描和脑血管造影明确诊断。

（3）脑动、静脉畸形性脑室内出血：易发年龄为 15 ~ 40 岁，平均年龄比动脉瘤性脑室内出血约小 20 岁。性别发生率与动脉瘤相反，即男性多于女性。发病前可有出血或癫痫病史，进行性轻偏瘫而无明显颅内压增高表现，或有颅后窝症状，呈缓慢波动性进展。如突然发生轻度意识障碍和一系列脑室内出血表现，应首先考虑脑动、静脉畸形。确诊需要 CT 扫描及脑血管造影术。

（4）烟雾病性脑室内出血：多见于儿童及青年，在发生脑室内出血之前，儿童主要表现为发作性偏瘫，成人则多表现为蛛网膜下隙出血，在此基础上出现脑室内出血的症状和体征。脑血管造影示颈内动脉末端严重狭窄或闭塞，在脑底部有密集的毛细血管网，如同烟雾状为其特征表现。

（5）颅内肿瘤性脑室内出血：多见于成人，凡是脑室内出血恢复过程不典型或脑室内出血急性期脑水肿消退、神志或定位体征不见好转，查体发现双侧视神经盘水肿等慢性颅内压增高的表现，或发病前有颅内占位性病变表现或脑肿瘤术后放疗患者，应考虑到有脑肿瘤出血导致脑室内出血的可能。必要时可行 CT 强化扫描确诊。另外，其他少见或罕见病因的脑室内出血，多有明显的病因可查，根据病史不难做出其病因诊断。

三、自发性脑室内出血的治疗

目前，自发性脑室内出血急性期的治疗措施大致可分为内科治疗和外科治疗两大类。常用的外科手术治疗方式为脑室引流术和开颅血肿清除术，而脑内血肿穿刺吸除术临床上较少用。

（一）内科治疗

内科治疗自发性脑室内出血，以往死亡率较高。CT 出现以后，内科治疗自发性脑室内出血的死亡率已降至 34.1% ~ 57.1%，平均 38.4%。这并非因内科治疗措施有很大提高，而是因轻型的自发性脑室内出血患者发现增多，并且能够及时明确诊断，及时治疗。

1. 适应证　凡属于 I 级的患者均应首选内科治疗。自发性脑室内出血内科保守治疗的具体指征包括：①入院时意识清醒或意识模糊。②临床轻、中度脑定位体征，保守治疗过程中无恶化倾向。③入院时血压不超过 26.7kPa（200/120mmHg）。④无急性梗阻性脑积水或仅有轻度脑积水（脑室颅比率在 0.15 ~ 0.23）的原发性脑室内出血。⑤中线结构移位小于 10mm。⑥非闭塞性血肿。⑦对于继发性脑室内出血幕上脑实质内血肿小于 30ml，或小脑、脑干、多发性出血破入脑室，蛛网膜下隙出血逆流入脑室，原发血肿量少，患者意识障碍轻者，亦可考虑保守治疗。⑧高龄伴多个器官衰竭，脑疝晚期不宜手术者。

2. 治疗措施　内科治疗自发性脑室内出血的治疗原则基本上同单纯脑出血和蛛网膜下隙出血一样。传统的内科治疗措施为镇静、止血、减轻脑水肿、降低颅内压、控制血压及防治并发症、改善脑功能等。

腰椎穿刺对于严重颅内高压者禁止施行，以免诱发脑疝。但是，对于颅内压已正常，尤其是原发性脑室内出血患者，可慎重地反复腰椎穿刺缓慢放液，每次 1 ~ 7ml 为宜，以减少脑脊液中的血液成分，缓解症状，避免因血液吸收引起的高热反应和蛛网膜颗粒阻塞而发生迟发性交通性脑积水。

（二）外科治疗

由于自发性脑室内出血约 93% 的患者属于继发性脑室内出血。而且脑出血血块期作为占位性病变，以及急性梗阻性脑积水的形成，存在着颅内高压和脑受压、脑疝的威胁，内科治疗措施不尽满意。因此，自发性脑室内出血作为自发性脑出血的一种严重类型，外科治疗更值得探讨。

1. **手术方法与适应证** 手术方法大致可分为直接手术（穿刺血肿吸除及引流术、开颅血肿清除术）及脑室穿刺脑脊液引流术。

（1）直接手术：对于脑实质内血肿较大而脑室内血肿较小的继发性脑室内出血，或有脑疝症状以及脑室穿刺脑脊液引流术未能奏效者，反复 CT 扫描血肿逐渐增大以及脑血管造影时发现造影剂外溢者，均应考虑直接手术清除血肿。直接手术的死亡率一般为 33.75%，这主要是由于做手术的患者多为危重患者所致，并非手术效果不好。

①立体定向脑内血肿穿刺吸除术和引流术：以往因本手术方式带有一定的盲目性，血块抽不出或吸除不全及不能止血等原因，使这项手术的应用受到限制，大有被废弃之势。近年来，随着 CT 及立体定向术的发展与应用，此手术又开始复兴。据报道，首次准确穿刺血肿可吸出急性期血肿量的 35%，然后用尿激酶反复冲洗引流，于 1~2d 内可完全清除血肿。另外，用阿基米德钻可以一次全部清除血肿。

②骨窗开颅与骨瓣开颅血肿清除术：此手术是目前最常用的方法。现在多采用局部麻醉下小切口骨窗开颅血肿清除术，这是在传统的骨窗和骨瓣开颅术基础上的改进。此法的优点是损伤较小，并发症少，手术简单迅速。一旦进入血肿腔，由于周围脑组织压力较高，可不断将血肿推向切口部位，使血肿"自然娩出"。但是，由于手术视野小，需要良好的照明。也有人认为还是骨瓣开颅为好，其优点是手术暴露好，血块清除彻底，便于清除脑室内的血肿，止血充分。但是，这样颅脑损伤较大，手术时间长。无论使用哪种方法，术后均应放置引流管，以利脑水肿的消退及残留血块的引流。

无论何种手术方式，要降低死亡率，关键在于恰当地掌握好手术适应证。

③直接手术适应证：意识障碍进行性加重或早期深昏迷者；大脑半球出血，血肿量超过 30ml，中线结构移位超过 10mm 的继发性脑室内出血；脑实质内血肿大而脑室内血肿小者，或复查 CT 血肿逐渐增大者；小脑血肿直径大于 3cm，脑干血肿直径大于 2cm，或脑室引流后好转又恶化的继发性脑室内出血；早期脑疝经脑室穿刺脑脊液引流好转后，亦应考虑直接手术。

（2）脑室穿刺脑脊液引流术：脑室穿刺脑脊液引流术是治疗自发性脑室内出血的另一重要而有效的手术方式，分单侧和双侧脑室穿刺脑脊液引流术。一般多采用经额穿刺脑室脑脊液引流。

①治疗效果：脑室穿刺脑脊液引流治疗脑室内出血，临床上往往能收到意料不到的效果。尤其是对于原发性脑室内出血，单靠脑室穿刺脑脊液引流就能基本上解决问题。但也有人否定此方法的治疗作用，其根据是引流管几乎全被血块堵塞。脑室穿刺脑脊液引流术治疗自发性脑室内出血的死亡率一般为 25% 左右。

②适应证：由于脑室穿刺脑脊液引流术简单易行，安全有效，可在床边进行，故可作为自发性脑室内出血患者的首选治疗方法，亦可作为直接手术之前的应急治疗措施以缓解症状，赢得时间，进一步手术治疗。凡内科保守治疗无效或高龄，有心、肺、肝、肾等脏器严重疾病者，以及脑干血肿不能直接手术或脑疝晚期患者，均可试行脑室穿刺脑脊液引流术。尤其对于有急性梗阻性脑积水的原发性脑室内出血患者和有闭塞型血肿的脑室内出血患者，更为适用。但是，对于动脉瘤、动、静脉畸形等破裂出血引起的脑室内出血，在未处理原发病之前，行脑室穿刺脑脊液引流要小心谨慎，避免过度降低颅内压，诱发再出血。

③注意事项：钻颅与置管的部位：一般可于含血量少的一侧侧脑室前角或健侧侧脑室置管引流。这样对侧侧脑室内血液需要经过室间孔和第三脑室才能达到引流管，避免了较大的血块对引流管的阻塞。另外，出血侧侧脑室可能有病理性血管，于同侧穿刺时，可能会造成再出血。若室间孔阻塞可同时行双侧侧脑室穿刺脑脊液引流术。

引流管的选择：有关脑室引流管的选择问题很重要。因为脑室穿刺脑脊液引流不仅是为了引流脑脊液，更重要的是引流血肿，这样要求引流管的内径要适当的粗些，故宜选择质软、无毒、壁薄、腔大、易消毒的导管。若采用大钻头钻孔可用内径为 4mm 的橡胶管。

拔管时机：何时拔除脑室引流管，临床上没有统一的时间规定。一般来说，引流的血性脑脊液色泽变淡或颅内压已正常，特别是经 CT 复查后，脑室内血肿明显减少或消失，临床症状好转，即可拔除脑室引流管。若无 CT 检查，亦可在临床表现明显好转后，夹闭引流管观察 24h，若临床表现无变化即可拔管。若引流的脑脊液已变清，但是颅内压仍较高或引流量仍多，可考虑行脑室—腹腔或脑室左心耳分流术。然而，如果引流后病情明显好转，即使引流出的脑脊液含血量较多，但颅内压已正常，也可以及早拔管，必要时可以间断腰椎穿刺放液，以免长期引流并发颅内感染。遇此情况，应酌情尽早地拔除引流管，终止脑脊液引流。

预防感染：继发性化脓性脑室炎和脑膜炎是脑室穿刺脑脊液引流术最严重的并发症，也是造成患者额外死亡的主要原因之一。细菌侵入的最重要的途径是引流管内波动的脑脊液。严格要求无菌操作，避免引流管漏液和逆流，防止引流管外口与脑脊液收集瓶内液体接触，CT 复查时夹闭引流管等，都是预防颅内感染的重要环节。另外，预防性应用抗生素对预防颅内感染也是十分必要的。

2. 手术时机　手术时机可分为超早期（发病后 7h 之内）、早期（发病后 7h 至 3d）和延期（发病后 3d 以上）手术 3 种。

（1）超早期手术：超早期手术治疗自发性脑室内出血的死亡率为 7%～14%。超早期手术的优点可概括为以下四点：

①手术时脑水肿轻微或无脑水肿，此期将血肿清除，利于防止和打断脑水肿的发生和发展的恶性循环。

②脑室内血肿清除并给予脑室引流，可尽早地解除脑脊液循环障碍。

③尽早地解除因血肿压迫导致的脑疝，降低死亡率和致残率。

④超早期手术得到早期止血，防止血肿的增大或再出血，利于术后意识和神经功能的恢复。

超早期手术治疗自发性脑室内出血的临床效果均比早期和延期手术更为理想。

（2）早期与延期手术：出血 1d 内自主神经功能紊乱，生命体征多不稳定，而数天后，血肿和脑水肿造成的颅内压增高逐渐明显，此时手术效果较好。延期手术时，自主神经功能紊乱，脑水肿多已消退，血肿与脑组织分界清楚，此时手术比较容易，再出血的机会也减少。目前，在实际工作中，由于各种因素的限制，神经外科医师在很多情况下是被动地接受手术患者。因为自发性脑室内出血的患者首诊往往不是神经外科医师，在会诊时，不少患者往往已处于脑疝晚期阶段，不要说是超早期手术，就连早期手术的时机也失去了。因此，多数手术患者属于延期或早期手术。

（三）治疗方法的选择

国内外学者曾对自发性脑室内出血的治疗进行过许多探讨，其疗效差别很大，而且这些报告中手术治疗的病例都是经过筛选的，所以不能说明手术治疗是否较内科治疗优越，也看不出手术治疗所能提高疗效的程度，并且，由于其轻重患者的构成比不一样，故内、外科治疗的方法的死亡率不具可比性。

自发性脑室内出血的最佳治疗方案为：Ⅰ级患者行内科治疗；Ⅱ级患者行超早期脑室穿刺脑脊液引流术；Ⅲ级患者行超早期开颅血肿清除术；Ⅳ级患者应积极探索新的治疗方法，以挽救患者的生命，治疗上亦可考虑行超早期手术。但是，Ⅳ级患者即使偶尔有个别病例存活，也多遗有严重的神经功能障碍。

（赵　彬）

第三节　脑动、静脉畸形

脑动、静脉畸形（cerebral arteriovenous malformations）是一种先天性脑血管疾病。在胚胎早期，原始的动、静脉是相互交通的，以后由于局部血管发育异常，动、静脉血管仍然以直接沟通的形势遗留下来。由于缺少正常毛细血管的阻力，血液由动脉直接进入静脉，使静脉因压力增加而扩张，动脉因供血增加而增粗。同时，由于侧支循环形成及扩大，形成了迂曲、粗细不等的畸形血管团。脑动、静脉畸形又称脑血管瘤、血管性错构瘤、脑动、静脉瘘等。在畸形的血管团两端有明显的供血输入动脉和回流血的输出静脉。虽然该病为先天性疾病，但大多数患者在若干年后才表现出临床症状，通常 50%～68% 可发生颅内出血，其自然出血率每年为 2%～4%，首次出血的病死率近 10%，致残率更高。

一、病因

因畸形血管管壁无正常动、静脉的完整性而十分薄弱，在病变部位可有反复的小出血，也由于邻近的脑组织可有小的出血性梗死软化，使病变缺乏支持，也容易发生出血，血块发生机化和液化，再出血时使血液又流入此腔内，形成更大的囊腔，病变体积逐渐增大；由于病变内的动、静脉畸形管壁的缺欠和薄弱，长期经受增大的血流压力而扩大曲张，甚至形成动脉瘤样改变。这些均构成了动、静脉畸形破裂出血的因素。

二、病理

病变血管破裂可发生蛛网膜下隙出血、脑内或脑室内出血，常形成脑内血肿，偶可形成硬膜下血肿。因多次反复的小出血，病变周围有含铁血黄素沉积使局部脑组织发黄，邻近的甚至较远的脑组织因缺血营养不良可有萎缩，局部脑室可扩大；颅后窝病变可致导水管或第四脑室阻塞而产生梗阻性脑积水。

三、临床特点

小的动、静脉畸形也可无症状，除非出血或引起癫痫才能被发现。绝大多数脑动、静脉畸形患者可表现出头痛、癫痫和出血的症状，也有根据血管畸形所在的部位表现出相应的神经功能障碍者；少数患者因血管畸形较小或是隐性而不表现出任何症状，往往是在颅内出血后被诊断，也有是在查找癫痫原因时被发现。

1. 颅内出血　是脑动、静脉畸形最常见的症状，约50%的患者为首发症状，一般多发生在30岁以下年龄较轻的患者，高峰年龄较动脉瘤早，为15～18岁。为突然发病，多在体力活动或情绪激动时发生，也有在日常活动及睡眠中发生者。表现为剧烈头痛、呕吐，甚至意识不清，有脑膜刺激症状，大脑半球病变常有偏瘫或偏身感觉障碍、偏盲或失语；颅后窝病变可表现有共济失调、眼球震颤、眼球运动障碍及长传导束受累现象。颅内出血除表现为蛛网膜下隙出血外，可有脑内出血、脑室内出血，少数可形成硬膜下血肿。较大的脑动、静脉畸形出血量多时可引起颅压升高导致脑疝而死亡。

与颅内动脉瘤比较，脑动、静脉畸形出血的特点是出血年龄早、出血程度轻、早期再出血发生率低，出血后发生脑血管痉挛较一般动脉瘤轻，出血危险程度与年龄、畸形血管团大小及部位有关。

2. 头痛　约80%的患者有长期头痛的病史，多数是颅内出血的结果，除此以外，约43%的患者在出血前即有持续性或反复发作性头痛。16%～40%为首发症状，可表现为偏头痛、局灶性头痛和全头痛。头痛的部位与病灶无明显关系，头痛的原因与畸形血管扩张有关。当动、静脉畸形破裂时头痛变得剧烈且伴有呕吐。

3. 癫痫　也是脑动、静脉畸形的常见症状，可单独出现，也可在颅内出血时发生。发生率为28%～64%，其发生率与脑动、静脉畸形的大小、位置及类型有关。位于皮质的大型脑动、静脉畸形及呈广泛毛细血管扩张型脑动、静脉畸形的发生率高。癫痫常见于30岁以上年龄较大的患者，约有半数患者为首发症状，在一部分患者为唯一症状。

4. 神经功能障碍　约40%的患者可出现进行性神经功能障碍，其中10%为首发症状。表现的症状由血管畸形部位、血肿压迫、脑血循环障碍及脑萎缩区域而定。主要表现为运动或感觉性障碍。位于额叶者可有偏侧肢体及颜面肌力减弱，优势半球可发生语言障碍；位于颞叶者可有幻视、幻嗅、听觉性失语等；顶枕叶者可有皮质性感觉障碍、失读、失用、偏盲和空间定向障碍等；位于基底节者常见有震颤、不自主运动、肢体笨拙，出血后可发生偏瘫等；位于脑桥及延髓的动、静脉畸形可有锥体束征、共济失调、听力减退、吞咽障碍等脑神经麻痹症状，出血严重者可造成四肢瘫、角弓反张、呼吸障碍等。

5. 颅内杂音　颅内血管吹风样杂音占脑动、静脉畸形患者的2.4%～38.0%，压迫同侧颈动脉可使杂音减弱，压迫对侧颈动脉则增强。主要发生在颈外动脉系统供血的硬脑膜动、静脉畸形。患者感觉自己脑内及头皮上有颤动及杂音，但别人听不着，只有动、静脉畸形体积较大且部位较浅时，才能在颅骨上听到收缩期增强的连续性杂音。横窦及乙状窦的动、静脉畸形可有颅内血管杂音。

6. 智力减退　可呈现进行性智力减退，尤其在巨大型动、静脉畸形患者，因严重的脑盗血导致脑的弥漫性缺血和脑的发育障碍。

7. 眼球突出　位于额叶或颞叶、眶内及海绵窦者可有眼球突出。

8. 其他症状　动、静脉畸形引流静脉的扩张或其破裂造成的血肿、蛛网膜下隙或脑室内出血，均可阻塞脑脊液循环通路而引起脑积水，出现颅内压增高的表现。脑干动、静脉畸形可引起复视。在婴儿及儿童中，因颅内血循环短路，可有心力衰竭，尤其是病变累及大脑大静脉者，心力衰竭甚至可能是唯一的临床症状。

四、实验室检查

1. 脑脊液　出血前多无明显改变，出血后颅内压大多在 1.92~3.84kPa，脑脊液呈血性。

2. 脑电图　多数患者有脑电图异常，脑电图异常主要表现为局限性的不正常活动，包括 α 节律的减少或消失，波率减慢，波幅降低，有时出现弥漫性 θ 波，与脑萎缩或脑退行性改变的脑电图相似；脑内血肿者可出现局灶性 δ 波；幕下动、静脉畸形可表现为不规则的慢波；约一半有癫痫病史的患者表现有癫痫波形。

3. 核素扫描　一般用 ^{99}Tc 或 ^{197}Hg 做闪烁扫描连续摄像，90%~95% 的幕上动、静脉畸形出现阳性结果，可做定位诊断。直径在 2mm 以下的动、静脉畸形不易发现。

五、影像学检查

1. 头颅 X 线平片　有异常发现者占 22%~40%，表现为病灶部位钙化斑、颅骨血管沟变深加宽等，颅底平片有时可见破裂孔或棘孔扩大。颅后窝动、静脉畸形致梗阻性脑积水者可显示有颅内压增高的现象。出血后可见松果体钙化移位。

2. CT扫描　虽然不像血管造影能显示病变的全貌，对出血范围、血肿大小及血栓形成梗死灶脑室内出血、脑积水也有很高的价值。有利于发现较小的病灶和定位诊断。

3. 磁共振影像（MRI）及磁共振血管造影（MRA）　MRI 对动、静脉畸形的诊断具有绝对的准确性，对畸形的供血动脉、血管团、引流静脉、出血、占位效应、病灶与功能区的关系均能明确显示，即使是隐性脑动、静脉畸形往往也能显示出来。主要表现是圆形曲线状、蜂窝状或葡萄状血管流空低信号影，即动、静脉畸形中的快速血流在 MRI 影像中显示为无信号影，而病变的血管团、供血动脉和引流静脉清楚地显示为黑色（图 5-2）。

4. 脑血管造影　蛛网膜下隙出血或自发性脑内血肿应进行脑血管造影或磁共振血管造影（MRA），顽固性癫痫及头痛提示有颅内动、静脉畸形的可能，也应行脑血管造影或 MRA。

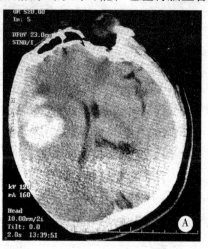

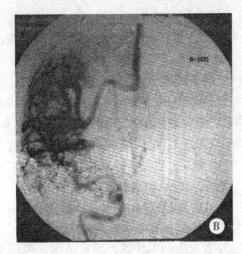
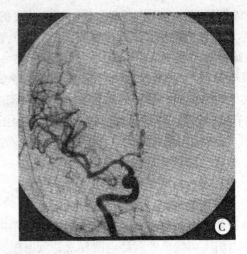

图 5-2　外侧裂区脑动、静脉畸形

Lasjaumias 等（1986 年）报道，在超选择性血管造影见到畸形血管的结构是：①动脉直接输入血管团。②动脉发出分支输入病灶。③与血流有关的动脉扩张形成动脉瘤。④不在动、静脉畸形供血动脉上的动脉瘤。⑤动、静脉瘘。⑥病灶内的动脉扩张形成动脉瘤。⑦病灶内的静脉扩张形成静脉瘤。⑧引流静脉扩张。

5. 经颅多普勒超声（TCD）　经颅多普勒超声是运用定向微调脉冲式多普勒探头直接记录颅内一定深度血管内血流的脉波，经微机分析处理后计算出相应血管血流波形及收缩期血流速度、舒张期血流速度、平均血流速度及脉搏指数。术中利用多普勒超声帮助确定血流方向和动、静脉畸形血管结构类型，区分动、静脉畸形的流入和流出血管，深部动、静脉畸形的定位，动态监测动、静脉畸形输入动脉的阻断效果和其血流动力学变化，有助于避免术中因血流动力学变化所引起的正常灌注压突破综合征等并发症。经颅多普勒超声与 CT 扫描或磁共振影像结合有助于脑动、静脉畸形的诊断（图 5-3～图 5-5）。

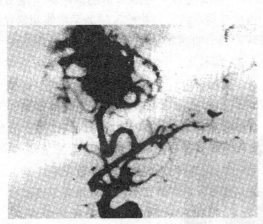
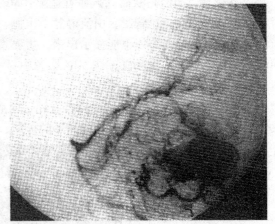

图 5-3　颈动脉造影侧位像　　　　图 5-4　椎动脉供血小脑血管畸形侧位像

六、诊断与鉴别诊断

（1）诊断：年轻人有突然自发性颅内出血者多应考虑此病，尤其具有反复发作性头痛和癫痫病史者更应高度怀疑脑动、静脉畸形的可能；听到颅内血管杂音而无颈内动脉海绵窦瘘症状者，大多可确定为此病。CT 扫描和经颅多普勒超声可提示此病，协助确诊和分类，而选择性全脑血管造影和磁共振成像是明确诊断和研究本病的最可靠依据。

（2）应注意与下列疾病相鉴别：①海绵状血管瘤。②胶质瘤。③转移瘤。④脑膜瘤。⑤血管网状细胞瘤。⑥颅内动脉瘤。⑦静脉性脑血管畸形。⑧moyamoya 病等。

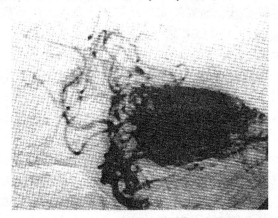

图 5 – 5　椎动脉供血小脑血管畸形正位像

七、治疗方法

脑动、静脉畸形的治疗目标是使动、静脉畸形完全消失并保留神经功能。脑动、静脉畸形治疗目的是阻断供血动脉及去除畸形血管团，解决及预防出血、治疗癫痫、消除头痛、解决盗血，恢复神经功能。

1. 手术治疗　如下所述：

（1）脑动、静脉畸形全切除术：仍是最合理的根治方法，既杜绝了出血的后患，又除去了脑盗血的根源，应作为首选的治疗方案。适用于 1～3 级的脑动、静脉畸形，对于 4 级者因切除的危险性太大，不宜采用，3 级与 4 级间的病例应根据具体情况决定。

（2）供血动脉结扎术：适用于 3～4 级和 4 级脑动、静脉畸形及其他不能手术切除但经常反复出血者。可使供血减少，脑动、静脉畸形内的血流减慢，增加自行血栓形成的机会，并减少盗血量。

2. 血管内栓塞　由于栓塞材料的完善及介入神经放射学的不断发展，血管内栓塞已成为治疗动、静脉畸形的重要手段。对于大型高血流量的脑动、静脉畸形、部分深在的重要功能区的脑动、静脉畸形、供血动脉伴有动脉瘤、畸形团引流静脉细小屈曲使引流不畅者适用。

3. 立体定向放射治疗　是在立体定向手术基础上发展起来的一种新的治疗方法。该方法利用先进的立体定向技术和计算机系统，对颅内靶点使用一次大剂量窄束电离射线，从多方向、多角度精确地聚集于靶点上，引起放射生物学反应而达到治疗疾病的目的。

4. 综合治疗　近年来，对脑动、静脉畸形采用一些先进的治疗方案，包括：①血管内栓塞治疗后的显微手术治疗。②放射治疗后的显微手术治疗。③血管内治疗后的放射治疗。④显微手术后的放射治疗等，这些疗法已取得一定的临床效果。

（徐　宁）

第四节　脑缺血性疾病

一、概述

脑卒中包括出血性卒中和缺血性卒中两大类，前者包括脑出血和蛛网膜下隙出血，后者为各种原因引起的脑缺血性疾病（cerebral ischemic diseases），缺血性卒中占所有卒中的 75%～90%。

造成脑缺血的病因是复杂的，归纳起来有以下几类：①颅内、外动脉狭窄或闭塞。②脑动脉栓塞。③血流动力学因素。④血液学因素等。

1. 脑动脉狭窄或闭塞　脑由两侧颈内动脉和椎动脉供血，两侧颈内动脉供血占脑的总供血量的

80%～90%，椎动脉占10%～20%。当其中一条动脉发生足以影响血流量的狭窄或闭塞时，若是侧支循环良好，可以不发生临床缺血症状，如果侧支循环不良，或有多条动脉发生足以影响血流量的狭窄时，则会使局部或全脑的 CBF 减少，当 CBF 减少到发生脑缺血的临界水平 [18～20ml/（100g·min）] 以下时，就会产生脑缺血症状。

轻度的动脉狭窄不至于影响其血流量，一般认为必须缩窄原有管腔横断面积的80%以上才足以使血流量减少。从脑血管造影片上无法测出其横断面积，只能测量其内径。动脉内径狭窄超过其原有管径的50%时，相当于管腔面积缩窄75%，即可认为是足以影响血流量的狭窄程度，也就是具有外科意义的狭窄。

多条脑动脉狭窄或闭塞对脑血流的影响更大，因可使全脑血流处于缺血的边缘状态 [CBF 为 31ml/（100g·min）]，此时如有全身性血压波动，即可引发脑缺血。造成脑动脉狭窄或闭塞的主要原因是动脉粥样硬化，而且绝大多数（93%）累及颅外段大动脉和颅内的中等动脉，其中以颈动脉和椎动脉起始部受累的机会最多，而动脉硬化则多累及脑内小动脉。

2. 脑动脉栓塞　动脉粥样硬化斑块除可造成动脉管腔狭窄以外，在斑块上的溃疡面上常附有血小板凝块、附壁血栓和胆固醇碎片。这些附着物被血流冲刷脱落后形成栓子，被血流带入颅内动脉，堵塞远侧动脉造成脑栓塞，使供血区缺血。

最常见的栓子来源是颈内动脉起始部的动脉粥样硬化斑块，被认为是引起短暂性脑缺血发作（TIA）最常见的原因。

动脉栓塞另一个主要原因是心源性栓子。患有风湿性心瓣膜病、亚急性细菌性心内膜炎、先天性心脏病、人工瓣膜和心脏手术等形成的栓子随血流进入脑内造成栓塞。少见的栓子如脓毒性栓子、脂肪栓子、空气栓子等也可造成脑栓塞。

3. 血流动力学因素　短暂的低血压可引发脑缺血，如果有脑血管的严重狭窄或多条脑动脉狭窄，使脑血流处于少血状态时，轻度的血压降低即可引发脑缺血。例如，心肌梗死、严重心律失常、休克、颈动脉窦过敏、直立性低血压、锁骨下动脉盗血综合征等。

4. 血液学因素　口服避孕药物、妊娠、产妇、手术后和血小板增多症引起的血液高凝状态；红细胞增多症、镰状细胞贫血、巨球蛋白血症引起的黏稠度增高均可发生脑缺血。

二、临床表现与诊断

（一）脑缺血的类型和临床表现

根据脑缺血后脑损害的程度，其临床表现可分为两类，一类由于轻度或短暂的供血不足引起暂时性神经功能缺失，但无明显脑梗死存在，临床上表现为短暂性脑缺血发作（TIA），另一类缺血程度较重，持续时间较长，造成脑梗死，临床上表现为可逆性缺血性神经功能缺失（RIND）、进展性卒中（PS）和完全性卒中（CS）。

1. 短暂性脑缺血发作（TIA）　TIA 为缺血引起的短暂性神经功能缺失，在24h 内完全恢复。TIA 一般是突然发作，持续不到10～15min，有的可持续数小时，90%的 TIA 持续时间不超过6h。引起 TIA 的主要原因是动脉狭窄和微栓塞。

重视 TIA 是近30年来脑缺血疾病防治工作的一大进展，因为 TIA 的发生率很高，而且是发生完全性卒中的一个警兆，正确处理 TIA 患者，可能使很多患者免于发展成死亡率和致残率都很高的完全性卒中。

据 Whisnant 调查美国罗契斯特城的资料，每年每千人中有0.31例新发生的 TIA 患者，65岁以上的人口中，发生率为0.93/（1000人·年）。完全性卒中的患者中，在发病之前大部分患者有 TIA 史，最危险的时期是首次 TIA 发作之后数日之内，约有半数发生在一个月之内，首次 TIA 后的5年之内有35%的患者发生完全性卒中。曾发生过 TIA 者有半数患者将再次发生 TIA。有的 TIA 患者，在数小时至数天之内连续发生越来越频繁和持续时间越来越长的 TIA，称为"渐重性 TIA"，这种发作显示神经状态特别不稳定，而且发生脑梗死的危险性很大。

TIA 的临床表现根据病变累及的动脉不同而各异。

（1）颈动脉系统 TIA：表现为颈动脉供血区神经功能缺失。患者突然发作一侧肢体无力或瘫痪、感觉障碍，有的有失语和偏盲，有的发生一过性黑蒙，表现为突然单眼失明，持续 2～3min，很少超过 5min，然后视力恢复。黑蒙有时单独发生，有时伴有对侧肢体运动和感觉障碍。

（2）椎—基底动脉系统 TIA：椎—基底动脉系统 TIA 的症状比颈动脉系统复杂，眩晕是最常见的症状，当眩晕单独发生时，必须与其他原因引起的眩晕相鉴别。此外，可出现复视、同向偏盲、皮质性失明、构音困难、吞咽困难、共济失调、两侧交替出现的偏瘫和感觉障碍、面部麻木等。有的患者还可发生"跌倒发作"，表现为没有任何先兆的突然跌倒，但无意识丧失，患者可很快自行站起来，是脑干短暂性缺血所致。跌倒发作也见于颈椎病的患者，由于颈椎的骨赘压迫椎动脉，当颈部转动到某一方位时，骨赘将主要供血一侧的椎动脉压闭，使脑干突然缺血，当颈部转离该特殊方位后，又恢复供血。

2. 可逆性缺血性神经功能缺失（RIND）　RIND 是一种局限性神经功能缺失，持续时间超过 24h，但在 3 周内完全恢复，神经系统检查可发现阳性局灶性神经缺失体征。RIND 患者可能有小范围的脑梗死存在。

3. 进展性卒中（PS）　脑缺血症状逐渐发展和加重，超过 6h 才达到高峰，有的在 1～2d 才完成其发展过程，脑内有梗死灶存在。进展性卒中较多地发生于椎—基底动脉系统。

4. 完全性卒中（CS）　脑缺血症状发展迅速，在发病后数分钟至 1h 内达到高峰，至迟不超过 6h。

区分 TIA 和 RIND 的时间界限为 24h，在此时限之前恢复者为 TIA，在此时限以后恢复者为 RIND，在文献中大体趋于一致。但对 PS 和 CS 发展到高峰的时间界限则不一致，有人定为 2h，但更常用的时限为 6h。

（二）检查和诊断

造成脑缺血性卒中最常见的原因是颈内动脉和动脉粥样硬化。动脉粥样硬化的病变不仅可使动脉管腔狭窄或闭塞，而且可形成栓子堵塞远侧脑动脉。在诊断脑血管病变方面，脑血管造影自然是最佳方法，但可能造成栓子脱落形成栓塞，这种危险虽然并不多见，但后果严重。因此近年来很多非侵袭性检查，如经颅多普勒超声探测、磁共振血管造影应用较多，只有在 TCD 和 MRA 不能确诊时才行常规脑血管造影。

1. 脑血管造影　脑动脉粥样硬化病变可发生于脑血管系统的多个部位，但最多见于头—臂动脉和脑动脉的起始部，在脑动脉中则多见于颈内动脉和椎动脉的起始部。有时在一条动脉上可发生多处病变，例如在颈内动脉起始部和虹吸部都有病变，称为串列病变，故应进行尽可能充分的脑血管造影。

直接穿刺颈总动脉造影对颈总动脉分叉部显影清晰，简单易行，但直接穿刺有病变的动脉有危险性。穿刺处应距分叉部稍远，操作力求轻柔，以免造成栓子脱落。经股动脉插管选择性脑血管造影可进行 4 条脑动脉造影，是最常用的造影方法，但当股动脉和主动脉弓有狭窄时插管困难，颈总动脉或椎动脉开口处有病变时，插管也较困难并有一定危险性。经腋动脉插管选择性脑血管造影较少采用，腋动脉较少发生粥样硬化，且管径较粗并有较丰富的侧支循环，不像肱动脉那样容易造成上臂缺血，但穿刺时易伤及臂丛神经。经右侧腋动脉插管有时不能显示左颈总动脉、左锁骨下动脉和左椎动脉，遇此情况不得不辅以其他途径的造影。经股动脉或腋动脉插管到主动脉弓，用高压注射大剂量造影剂，可显示从主动脉弓分出的所有脑动脉的全程，但清晰度不及选择性插管或直接穿刺造影。

脑血管造影可显示动脉的狭窄程度、粥样斑块和溃疡。在造影片上测量狭窄程度的方法如（图 5－6）。计算公式如下：

$$狭窄程度 = \frac{1 - 狭窄处管径（mm）}{正常管径（mm）} \times 100\%$$

如狭窄程度达到 50%，表示管腔横断面积减少 75%，狭窄度达到 75%，管腔面积已减少 90%。如狭窄处呈现"细线征"，则管腔面积已减少 90%～99%。

动脉粥样硬化上的溃疡可被血管造影所显示，在造影片上溃疡的形态可表现为：①动脉壁上有边缘锐利的下陷。②突出的斑块中有基底不规则的凹陷。③当造影剂流空后在不规则基底中有造影剂残留。

有时相邻两个斑块中的凹陷可误认为是溃疡，也有时溃疡被血栓填满而被忽略。因此，脑血管造影对溃疡的确诊率只有47%左右。

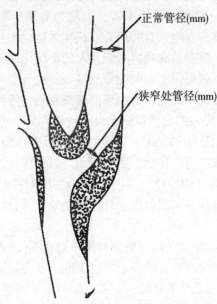

正常管径(mm)

狭窄处管径(mm)

图5－6　动脉狭窄度测量法

2. 超声探测　超声探测是一种非侵袭性检查方法。B超二维成像可观察管腔是否有狭窄、斑块和溃疡；波段脉冲多普勒超声探测可测定颈部动脉内的峰值频率和血流速度，可借以判断颈内动脉狭窄的程度。残余管腔越小其峰值频率越高，血流速度也越快。根据颈动脉峰值流速判断狭窄程度的标准（表5－4）。

颈动脉指数等于颈总动脉的峰值收缩期频率除颈内动脉的峰值收缩期频率。根据颈动脉指数也可判断颈内动脉狭窄的程度（表5－5）。

表5－4　多普勒超声探测颈内动脉狭窄程度

狭窄的百分比（%）	颈内动脉/颈总动脉 峰值收缩期流速比率	峰值收缩期流速（cm/s）
41～50	<1.8	>125
60～79	>1.8	>130
80～99	>3.7	>250 或 <25（极度狭窄）

表5－5　颈动脉指数与颈内动脉狭窄

狭窄程度	狭窄的百分比（%）	残余管径（mm）	颈动脉指数
轻度	<40	>4	2.5～4.0
中度	40～60	2～4	4.0～6.9
重度	>60	<2	7～15

经颅多普勒超声（TCD）可探测颅内动脉的狭窄，如颈内动脉颅内段、大脑中动脉、大脑前动脉和大脑后动脉主干的狭窄。

多普勒超声还可探测眶上动脉血流的方向，借以判断颈内动脉的狭窄程度或闭塞。眶上动脉和滑车上动脉是从颈内动脉分支眼动脉分出的，正常时其血流方向是向上的，当颈内动脉狭窄或闭塞时，眶上动脉和滑车上动脉的血流可明显减低或消失。如眼动脉发出点近侧的颈内动脉闭塞时，颈外动脉的血可通过这两条动脉逆流入眼动脉，供应闭塞处远侧的颈内动脉，用方向性多普勒探测此两条动脉的血流方向，可判断颈内动脉的狭窄或闭塞。但这种方法假阴性很多，因此只能作为参考。

3. 磁共振血管造影（MRA）　MRA也是一种非侵袭性检查方法。可显示颅内外脑血管影像，根据

"北美症状性颈动脉内膜切除试验研究"的分级标准，管腔狭窄10%~69%者为轻度和中度狭窄，此时MRA片上显示动脉管腔虽然缩小，但血流柱的连续性依然存在。管腔狭窄70%~95%者为重度狭窄，血流柱的信号有局限性中断，称为"跳跃征"。管腔狭窄95%~99%者为极度狭窄，在信号局限性中断以上，血流柱很纤细甚至不能显示，称为"纤细征"。目前在MRA像中尚难可靠地区分极度狭窄和闭塞，MRA的另一缺点是难以显示粥样硬化的溃疡。

4.CT脑血管造影（CTA） 用螺旋CT进行三维重建是近年来发展的另一种非侵袭性检查脑血管的方法。需静脉注入100~150ml含碘造影剂，然后进行扫描和重建，可用以检查颈动脉的病变，与常规脑血管造影的诊断符合率可达89%。其缺点是难以区分血管腔内的造影剂与血管壁的钙化，因而对狭窄程度的估计不够准确。

三、脑缺血性疾病的外科治疗

治疗脑动脉闭塞性疾病的外科方法很多，包括球囊血管成形术、狭窄处补片管腔扩大术、动脉内膜切除术、头—臂动脉架桥术、颅外—颅内动脉吻合术、大网膜移植术以及几种方法的联合等。

（一）头－臂动脉架桥术

从主动脉弓发出的各条头臂动脉都可发生狭窄或闭塞引起脑缺血。其中无名动脉、颈总动脉、锁骨下动脉、颈内动脉和椎动脉的起始部都是好发部位。最常见的病因是动脉粥样硬化，约有半数患者累及一条以上的动脉。颈动脉系统和椎—基底动脉系统闭塞性病变除可引起各该系统的缺血性神经症状以外，还可引起全脑性症状，如头晕、昏厥、错乱、痴呆和嗜睡等。一侧锁骨下动脉发出椎动脉的近侧段闭塞还可引起一种特殊的综合征，多发生于左侧锁骨下动脉，表现为上肢无力、疼痛、脉搏无力或消失，运动患肢时引发椎—基底动脉缺血症状。因患侧椎动脉通过椎—基底动脉会合处将对侧椎动脉的血"偷漏"到患侧椎动脉，以供应上肢而致脑缺血，称为"锁骨下动脉分流综合征"。

治疗这些大动脉闭塞性疾病最常用的外科方法是动脉架桥术。主动脉上大动脉起始部的闭塞，必须开胸在升主动脉与阻塞部远侧的动脉之间架桥。由于开胸的并发症较多且较困难，故应尽量避免开胸，而只在颈部各条动脉之间架桥。架桥的方式有多种，应根据动脉闭塞的不同部位来设计。架桥所用的材料为涤纶（dacron）或聚四氟乙烯（teflon）制成的人造血管，较小的动脉之间也可用大隐静脉架桥。

（二）动脉内膜切除术

动脉内膜切除术可切除粥样硬化斑块而扩大管腔，同时消除了产生栓子的来源，因此是防止和治疗脑缺血的有效方法。颈部动脉内膜切除术适用于治疗颅外手术"可以达到"的病变，包括乳突—下颌线（从乳突尖端到下颌角的连线）以下的各条脑动脉，其中主要为颈总动脉分叉部和椎动脉起始部的病变。

最常发生阻塞性病变的部位是颈总动脉分叉部，特别是颈内动脉的起始部，两侧的发生率相等，其次是椎动脉的起始部，左侧的发生率高于右侧。颅外手术可达到部分的阻塞性病变中，狭窄多于闭塞，二者之比为3：1。

（三）颈动脉内膜切除术

1951年Carrea等首次对脑缺血患者进行了颈内动脉血管重建术。1953年，DeBakey首次对颈内动脉完全闭塞的患者成功地进行了内膜切除术，1954年Eastcott对颈动脉内膜切除术做了详细的描述。50多年来，颈内动脉内膜切除术经受了时间的考验，证明是治疗脑缺血疾病有效的外科方法。近年来，有两种趋势在并行地发展着，一方面是对缺血性卒中危险因素处理的进步和抗血小板凝集药物的应用，使缺血性卒中的发生率下降，另一方面由于外科技术、麻醉和监护技术的进步，使颈动脉内膜切除术的安全性增加，这两种趋势的相互发展将影响颈动脉内膜切除术的适应证和手术对象的选择。

1.适应证和禁忌证 决定颈动脉内膜切除术的适应证时应根据两个条件，即血管病变情况和临床表现。

（1）血管病变：要根据颈动脉狭窄的程度和范围、有无对侧颈动脉狭窄或椎动脉狭窄、有无溃疡和溃疡的大小等判断。管腔狭窄超过原有直径的50%即认为具有外科意义。溃疡深而面积大者易发生脑栓塞，而且有溃疡者手术中发生并发症的危险要大得多。

（2）临床表现：以下情况可作为手术的适应证。

①有TIA发作者，为防止以后发展为完全性卒中。

②完全性卒中患者，有轻度神经功能缺失，为改善症状和防止再次卒中。

③慢性脑缺血患者，为改善脑缺血和防止发生卒中。

④无症状性血管杂音患者，虽无症状但在数年内发生卒中的可能性在15%～17%。正常颈动脉管径约为5～6mm，狭窄超过50%时即可出现血管杂音，超过85%或直径<1～1.5mm时杂音即消失，因此时血流显著减弱以致不能产生杂音，但发生卒中的危险性很大。

有下列情况者内膜切除术的效果不良。

①脑梗死的急性期，因重建血流后可加重脑水肿，甚至发生脑内出血。

②慢性颈内动脉完全闭塞超过2周者，手术使血管再通的成功率和长期通畅率很低。

③有严重全身性疾病不能耐受手术者，例如心脏病、严重肺部疾病、糖尿病、肾脏病、感染、恶性肿瘤和估计手术后寿命不长者。

虽然有上述手术适应证和禁忌证的大体界定，但由于病情的复杂性，必须考虑手术的危险和效益的关系，对具体患者要个别地进行选择，在这方面仍存在争议。

颈动脉闭塞性疾病的患者，经4条脑血管造影，发现多数（67.3%～73%）有2处以上的病变，或2条以上的动脉上都有病变，称为多发性病变。对多发性病变的处理提出以下原则：

①同一条动脉中有多发性病变时，应先处理近侧的病变，后处理远侧的病变。例如，应先处理无名动脉的病变，后处理右颈动脉和椎动脉的病变。

②颈动脉和椎动脉都有病变者，应先处理颈动脉的病变，因为颈动脉显露容易且管腔较大，手术的危险性较小。颈动脉的血流量比椎动脉大2.5～10.0倍，疏通之后可更有效地改善脑的供血。表现为颈动脉系统缺血的患者中，有1/3的患者还有椎—基底动脉系统症状，颈动脉内膜切除术后，往往椎—基底动脉系统的症状也得到改善，如果颈动脉手术后无效，再考虑做椎动脉内膜切除术，或其他改善椎动脉供血的手术。

③有狭窄程度不同的多发性病变时，应先处理狭窄程度较重的动脉，以期更有效地改善供血。例如一侧颈动脉狭窄90%，手术中阻断血流对脑的CBF影响较小，而另一侧狭窄50%，仍有相当多的血液供应脑内，阻断后对脑供血影响较大，可能耐受不良，如对侧颈动脉已经疏通，则增加耐受阻断的能力。若是两侧颈动脉狭窄程度相等，则看脑血管造影时交叉充盈程度而定。当一侧颈动脉造影时，可以通过前交通动脉供应对侧颈动脉系统，表示该侧的血流量大，是为"主侧"，暂时阻断后对脑的灌注影响较大，应先做"非主侧"的颈动脉内膜切除术。

④两侧颈动脉狭窄程度相等时，应先做非优势半球侧的颈动脉内膜切除术，这样可增加优势半球的侧支供血，以便下次做优势半球侧颈动脉内膜切除时，会增加阻断血流的安全性。两侧手术应分期进行，相隔时间至少1周。

⑤一个可以达到的颈部动脉病变和一个不可达到的颅内动脉病变同时存在，而两个病变之间有侧支循环渠道时，近侧病变疏通之后可以改善远侧病变动脉供血区的血流量。例如，一个病变在颈内动脉起始部，另一个在大脑中动脉，当颈内动脉的阻塞疏通后，血液可通过大脑前、中动脉间的吻合血管床和大脑后、中动脉间的吻合血管床，供应大脑中动脉的供血区。若是两个病变之间无侧支循环通路，则近侧病变疏通后不能改善远侧病变的供血。例如，一个病变在颈内动脉起始部，另一个在虹吸部，二者之间无侧支循环渠道，当虹吸部狭窄程度超过颈内动脉，则疏通颈内动脉不会改善供血状态。反之，若近侧病变狭窄超过远侧病变，则近侧病变疏通后可以改善供血。

⑥颈内动脉闭塞同时有颈外动脉狭窄，疏通颈外动脉后可通过眼动脉增加颈内动脉颅内段的供血。当颈外动脉狭窄超过50%时，即有手术指征。

上述选择手术对象的标准是一个完整的思路，代表某些专家的实践经验，其中有些方面仍存在争论，例如，对无症状性狭窄杂音的手术态度、双侧颈动脉狭窄时对无症状侧手术的问题、卒中急性期和完全性闭塞的手术问题等，将随内科治疗的进步和外科方法的改善逐步得出结论。

2. 麻醉　颈动脉内膜切除术可采用区域性阻滞麻醉或全身麻醉，区域性麻醉时患者清醒，便于术中观察缺血症状，有助于决定是否需用分流管。但手术野显露受限，患者精神紧张易导致手术的仓促。全身麻醉便于呼吸道管理，以保持正常的血气状态，充分显露手术野，便于进行防止脑缺氧的措施。故一般多采用全身麻醉，只有在患者患有严重的心、肺疾病而患者又能合作的情况下才采用区域麻醉。

3. 手术中的脑保护和监测　用氟烷或异氟烷全身麻醉可降低脑耗氧量，增加脑对缺氧的耐受性。巴比妥类虽也有同样作用，但对脑电活动的抑制作用不利于术中进行脑电图的监测，且可延缓术后的苏醒，妨碍术后对神经功能的检查。如果没有心脏方面的禁忌，阻断颈动脉后可适当提高血压以促进侧支循环，但收缩压不宜超过 22.7kPa（170mmHg）。较术前血压提高 1.3 ~ 2.6kPa（10 ~ 20mmHg）为宜。

手术中最常用于监测脑缺血的方法是连续监测脑电图。麻醉前先测定双侧大脑半球的基础脑电图，然后在手术中连续监测。脑电图与局部脑血流量的改变有高度相关性。在全身麻醉和 Pa（CO_2）在正常范围的条件下，维持正常脑电图的最低 rCBF 为 18ml/（100g·min）。直接测定 rCBF 的方法较烦琐，故较少应用。如果术中阻断颈内动脉有缺血危险者，应放置分流管。

关于术中是否需要放置分流管有不同意见，有的外科医师常规放置分流管，有的则不用分流管，有的则选择性地放置分流管。分流管为 9 ~ 15cm 的硅胶管，有不同的管径（8 ~ 14F）。两端必须非常光滑，以免损伤动脉内膜。在正常血压下，内径为 2.5mm 的分流管可流过血液 125ml/min，虽然不能完全替代颈内动脉的正常血流量，但已够维持脑的最低需血量，何况狭窄的颈内动脉在手术前已有血流量减少。安放分流管的缺点是：①可损伤动脉内膜。②造成栓子脱落堵塞远侧脑动脉。

安放分流管的指征如下：

（1）区域性麻醉者，暂时阻断颈内动脉血流，观察半小时，如出现脑缺血症状即应安放分流管。

（2）阻断颈内动脉后测量远侧的残余血压，如降到 6 ~ 7kPa（50 ~ 55mmHg）以下即应安放分流管。

（3）阻断颈动脉后描记脑电图，如发生显著改变即应安放分流管。

（4）阻断颈内动脉后测量 rCBF，如降到 30ml/（100g·min）以下即应安放分流管。

一般约有 10% 的患者需要放置分流管。

4. 颈动脉内膜切除术的技术　如下所述：

（1）切口：沿胸锁乳突肌前缘切开皮肤和颈阔肌，严密止血。在胸锁乳突肌前方显露颈总动脉，仔细保护舌下神经和迷走神经。

（2）分离颈动脉：先显露颈总动脉，然后向远侧分离颈内和颈外动脉。用利多卡因封闭颈动脉窦，以防发生反射性心动过缓和低血压。操作务必轻柔以免导致栓子脱落，保护喉上神经。颈内动脉至少应显露近侧段 2cm，颈外动脉需显露到甲状腺上动脉分支处以远。用条带绕过动脉以便控制其血流。

（3）切开动脉壁：静脉注入肝素 5000 ~ 7000IU。抽紧控制带，沿动脉长轴切开颈总动脉和颈内动脉壁至能看到斑块，沿斑块与动脉的界面向远侧分离。动脉壁切口从颈总动脉分叉部近侧 1 ~ 2cm 开始，并超过颈内动脉中斑块的远端。

（4）切除斑块：先切断颈总动脉中的斑块的近端，然后切断颈外动脉内的斑块。最后在斑块和正常内膜交界处切断颈内动脉远端的斑块。此时注意不要将内膜与肌层分离，如有分离可稍加修剪或缝合固定在动脉壁上，否则重建的血流会将内膜冲开形成隔膜堵塞管腔。

（5）缝合动脉壁：切除斑块后用肝素盐水冲洗管腔，用 6—0 血管缝合线连续缝合切口，也可从切口两端向中央相对缝合，缝至最后 3 ~ 4 针时先放开颈内动脉的控制带，使回流的血将管腔内的空气和碎片或血块冲出，再控制颈内动脉。然后松开颈总动脉的控制带，冲出其中的空气和碎片或血块，再控制颈总动脉，迅速将切口完全缝合。缝合完毕后先放开颈外动脉的动脉夹，再放开颈总动脉，使血流将可能残存的空气和碎片冲到颈外动脉中去，最后放开颈内动脉恢复血流。此时如有条件可进行血管造影，有助于发现远侧动脉狭窄和内膜瓣，这些在外观上很难发现。

（6）动脉壁补片成形术：当显露颈动脉后，如果发现管腔很细，估计缝合后管腔仍然狭窄，先从下肢取一段大隐静脉，纵行剖开备用，也可用浸以胶原的绦纶织片补在动脉切口上以扩大管腔。

（7）安置分流管：如有符合安放分流管的指征时，在切开动脉壁时连同斑块一起切开至管腔，在分流管中充满肝素盐水后夹住，先松开颈内动脉，迅速放入分流管远端后收紧控制带，放开分流管使回流的血冲出，再用同样方法将近端放入颈总动脉，即可建立从颈总动脉到颈内动脉的血流，然后进行内膜切除术。缝合动脉壁至最后几针时抽出分流管，最后完成缝合。

手术完毕后用鱼精蛋白中和肝素。有人为了防止手术后血栓形成而不中和肝素，并在手术后继续应用5~7d，但必须妥善止血。

5. 手术后并发症　包括以下几点。

（1）心血管并发症：心肌梗死在手术中和围手术期发生的危险性很大。以往认为手术后应提高血压以促进脑供血的观点应慎重考虑并酌情而定。

（2）神经系统并发症：常见并发症有以下几种：①脑内出血。②手术中阻断颈内动脉引起的脑缺血。③手术中脑栓塞。④颈动脉闭塞：应立即进行CT扫描或脑血管造影，如果是脑内出血或颈动脉闭塞需立即进行手术处理。绝大多数（大于80%）神经系统并发症发生于手术后的1~7d，多因脑栓塞或脑缺血所致。如脑血管造影显示手术部位有大的充盈缺损，需再次手术加以清除。如动脉基本正常，则多因脑栓塞所致，应给予抗凝治疗。

（3）切口部血肿：出血来源有：①软组织渗血。②动脉切口缝合不严密漏血。由于术中和术后应用肝素，如果止血不彻底，容易形成血肿。大的血肿可压迫气管，需立即进行止血，紧急情况下可在床边打开切口以减压。

（4）脑神经损伤：手术入路中可能损伤喉上神经、舌下神经、迷走神经、喉返神经或面神经的下颌支，特别是当颈动脉分叉部较高位时。并可损伤交感神经链发生Horner综合征。

（5）补片破裂：通常的静脉补片取自下肢踝前的大隐静脉，此处的静脉管径小而壁薄，不能承受颈内动脉的血压，手术后有破裂的可能。多发生于术后2~7d，突然颈部肿胀、呼吸困难。文献中报告静脉补片破裂者均取自踝前的大隐静脉，破裂率为1%~4%。而取自大腿或腹股沟的静脉补片很少发生破裂。

（6）高灌注综合征：动脉内膜切除术后有12%的患者发生高灌注综合征，表现为各种神经症状，少数发生脑内血肿。多发生于颈动脉严重狭窄的患者。原因是长期缺血使脑血管发生极度扩大，内膜切除后血流量突然增加而脑血管的自动调节功能尚未恢复，以致rCBF和血流速度急骤增高。故对高度狭窄的患者应进行TCD或rCBF监测，如发现高灌注状态，应适当降低血压。

6. 颈动脉内膜切除术的评价和效果　从20世纪50年代初开始，用内膜切除术预防和治疗颈动脉闭塞性疾病引起的脑缺血性卒中以来，有逐年增加的趋势。美国每年有85 000例颈动脉内膜切除术在施行，仅次于冠状动脉血管重建手术。这种手术的理论根据是合理的，因为：①除去动脉粥样硬化斑块、溃疡和附壁血栓，可消除脑栓塞的来源。②疏通和扩大颈动脉管腔，增加脑供血量，可改善缺血引起的神经功能障碍。有关颈动脉内膜切除术的文献浩繁，对这种手术的评价基本上是肯定的，但由于其中很多资料缺乏长期的随机对照研究，有人对这种手术与内科治疗何者更为优越提出质疑。因此必须对这种手术的危险—效益概率做全面的估计，才能评价这种手术与最佳的内科治疗何者对防治脑缺血卒中更为恰当，以及如何选择手术适应证。

内膜切除术的危险包括手术死亡率和围手术期发生的各种并发症，其中主要有心脏并发症、切口并发症（血肿、感染等）和神经系统并发症。据多中心研究的统计，内膜切除术的手术死亡率为0~5%，围手术期卒中的发生率为15%~16%。手术死亡率和致残率的高低与手术患者的病情程度和各种危险因素有关，也与手术医生的经验和技术有关。引起不良后果的危险因素有：①年龄大于75岁。②有无同侧或对侧的症状。③术前舒张压大于110mmHg（14.63kPa）。④有心绞痛史。⑤为冠状动脉搭桥术预行颈动脉内膜切除术。⑥动脉内有血栓形成。⑦狭窄接近颈动脉虹吸部。如果有两个以上的危险因素同时存在，则手术的危险性增加1倍。

颈动脉内膜切除术的预防意义大于治疗意义。具有发生脑缺血性卒中高危险因素的颈动脉狭窄患者，经内膜切除术后确可减少卒中的发生率。

随着颈动脉内膜切除术在麻醉、监测、脑保护和手术技术进步的同时，内科治疗也在进步，内膜切除术在防治颈动脉源性脑缺血卒中的作用，也将会有新的评价。

（四）颈外动脉内膜切除术

颈动脉内膜切除术通常是指颈内动脉的内膜切除术。当颈内动脉完全闭塞时，颈外动脉作为一个重要的侧支循环即显得很重要。脑血管造影时可见颈内动脉闭塞，有的可留下一个残株，颈外动脉明显扩大，与眶上动脉的吻合明显，通过眼动脉注入颈内动脉的虹吸部。由于颈内动脉完全闭塞的手术再通率低，故当颈内动脉完全闭塞，而颈外动脉有斑块性狭窄并引起视网膜栓塞或 TIA 时，是颈外动脉内膜切除术的适应证。当双侧颈内动脉闭塞时，颈外动脉狭窄可导致全脑弥散性低灌注的症状，在此情况下颈外动脉内膜切除术可改善脑供血。此外，颈外动脉疏通后，可为颞浅动脉提供更充分的供血，有利于进行颅外颅内动脉吻合术。

颈外动脉内膜切除术的手术技术与颈内动脉内膜切除术相同，只是其管径比颈内动脉小，故较常应用静脉补片以扩大管腔。

（五）椎—基底动脉供血不足（VBI）和椎动脉内膜切除术

椎动脉的解剖分段可分为 4 段：第一段从椎动脉起始处到第 6 颈椎的横突孔；第二段从第 6 颈椎横突孔至第 1 颈椎的上缘；第三段从第 1 颈椎上缘至进入寰枕膜处；第四段从寰枕膜进入颅内，至与对侧椎动脉会合成为基底动脉处。这是人体中仅有的解剖现象，即由两条动脉合成为一条单一的第三条动脉。在第四段上发出一个最大的分支，即小脑后下动脉。

椎动脉粥样硬化性病变可发生于椎动脉的任何节段，但最多见于椎动脉的起始部和颅内段。由于动脉内的斑块性狭窄引起脑供血减少，或由于栓子脱落引起脑栓塞。椎—基底动脉供血不足的症状还可因心脏原因引起或诱发，如心律失常和心源性栓塞。椎—基底动脉缺血可表现为 TIA 或脑梗死，TIA 的发生率约为前循环的半数，其中 25% ~35% 将会在 5 年内发生脑梗死。

VBI 可表现为 3 方面的症状：①脑干症状：例如复视、构音障碍和吞咽困难。②小脑症状：例如眩晕、共济失调。③枕叶症状：例如双侧黑矇或同向性偏盲。此外还可有猝倒和运动、感觉障碍。

并非所有椎动脉的病变都能引起 VBI 症状，因为对侧椎动脉可以代偿。在下述情况下可引起 VBI：①锁骨下动脉盗血综合征。②一侧椎动脉狭窄，对侧椎动脉也有狭窄或闭塞，或对侧椎动脉发育不良。③一侧椎动脉狭窄达到足以减少椎—基底动脉血流的血流并有溃疡易形成脑栓塞。

VBI 的外科治疗应根据具体情况选择，如为锁骨下动脉盗血综合征，可将椎动脉近侧切断，近侧断端结扎，远侧断端与同侧颈总动脉做端侧吻合。此外可根据椎动脉狭窄或闭塞的部位进行颅外颅内动脉吻合术，如枕动脉—小脑后下动脉吻合术、枕动脉小脑前下动脉吻合术、颞浅动脉小脑上动脉吻合术或颞浅动脉—大脑后动脉吻合术等。

1. 椎动脉近侧段内膜切除术　1957 年，Cate 和 Scott 首次成功地进行了枕动脉起始部的内膜切除术，经锁骨上入路显露锁骨下动脉，控制锁骨下动脉远侧段时需切断前斜角肌、颈内乳动脉和甲状颈干，但应保全膈神经，显露左侧锁骨下动脉时要注意不要伤及胸导管、迷走神经和喉返神经。暂时阻断椎动脉起始部近、远侧的锁骨下动脉和病变远侧的椎动脉，沿椎动脉长轴切开椎动脉并延长切口到锁骨下动脉，或是在椎动脉起点处沿锁骨下动脉长轴切开锁骨下动脉，行内膜切除术后缝合动脉壁，因椎动脉管径小，故常用静脉补片法以扩大管腔，一般不需放置分流管。缝合完毕后依以下次序放开动脉夹：锁骨下动脉远侧段—椎动脉—锁骨下动脉近侧段。切开动脉前静脉输入肝素 5000IU，手术完毕后用鱼精蛋白 50mg 中和肝素。

2. 椎动脉远侧段内膜切除术　过去对远侧段椎动脉狭窄引起的 VBI 只能用抗凝疗法治疗，自从颅外—颅内动脉吻合术开展以后，采用各种方式的吻合术来改善后循环的供血。1981 年，Allen 首先对颅内段椎动脉狭窄行内膜切除术。1982 年，Ausman 等为 1 例从颈$_2$至小脑后下动脉之间的椎动脉狭窄患者行内膜切除术，1990 年，又报告 6 例，采用枕下正中直切口入路。1993 年，Anson 等认为后循环缺血一旦发生梗死，在急性期的死亡率达 20%~30%，而且椎动脉颅内段比颅外段病变更易发生脑梗死，抗凝疗法的效果不佳，建议用远外侧枕下入路进行椎动脉颅内段的内膜切除术。根据"北美症状性颈动脉内膜切除术试验研究（NASCET）"报告，后循环的内膜切除术对防止缺血性卒中效果良好，但技术上较为困难。

3. 椎动脉减压术　椎动脉的第二段即横突孔内段也可发生狭窄或闭塞，引起 VBI。其病因与近、远侧段椎动脉狭窄不同，多由于颈椎骨赘压迫所致，除 VBI 的症状外，一个特殊的临床表现就是当颈部转到某一方位时引发 VBI 症状甚至猝倒，离开此方位后立即恢复。椎动脉造影可见椎动脉在横突孔处狭窄或在椎间隙处弯曲。处理的方法是行椎动脉减压术。采用颈前部横切口或胸锁乳突肌前斜切口，经胸锁乳突肌前缘进入，在颈动脉与气管之间的界面达到椎体前部，向外侧牵开颈长肌，用高速磨钻将钩椎关节处压迫椎动脉的骨赘磨去，并将横突孔敞开，彻底松解椎动脉。

（六）大脑中动脉血栓—栓子摘除术

大脑中动脉闭塞的原因很多，其中 90% 是由栓塞造成，其他原因有血栓形成、烟雾病、肿瘤压迫和动脉炎等，栓塞与血栓发生率之比约为 10∶1，与颈内动脉闭塞的原因恰好相反，故有人称大脑中动脉为"栓塞的动脉"，颈内动脉为"血栓的动脉"。

大脑中动脉栓塞的来源大部分来自心脏，其他有颈内动脉或主动脉，有的来源不明。栓子多停留在大脑中动脉主干及其分为主支处。栓塞的后果因侧支循环的差异而不同。

大脑中动脉栓塞后经过一段时间，有些栓子可以溶解而使动脉重新管道化，脑血管造影见动脉又复通畅。虽然如此，但脑梗死也已形成，神经功能障碍将长期存在。

大脑中动脉闭塞后短时内尚不致发生脑梗死，发生脑梗死后再重建血流容易发生出血。很多学者在灵长类动物实验中，探讨大脑中动脉闭塞后至发生不可逆脑梗死的临界时间，其结果不一致，为 2~7h。Meyer 等从临床过程估计，人类大脑中动脉闭塞后的可逆性临界时间为 6h。但同时指出，6h 内重建血流并不完全预示后果良好，而超过 6h 重建血流也不都发生出血性梗死。

大脑中动脉血栓栓子摘除术是 1956 年 Welch 首先进行的。至 1985 年，英文文献中只有 64 例报告。对于这一手术的评价仍存在争论，原因是：①由于病例较少，对手术疗效和保守疗法何者更为恰当尚无定论。②大脑中动脉急性闭塞后的自然史尚无统一认识。③动物实验证明，动脉闭塞后有一可逆性的临界时限，超过此时限，脑梗死区将不可逆转。由于侧支循环的个体差异，这一时限并不适用于每一例患者。Chou 报告一例栓塞后 9h 行手术获得良好效果。为了延长这一时限，很多脑保护方法正在研究中。主要是降低脑代谢率（低温、巴比妥类药物等）和增加缺血区的脑灌注（扩容、降低血液黏稠度），以推迟脑梗死的发生。大脑中动脉血栓栓子摘除术采用翼部入路，充分敞开外侧裂，显露大脑中动脉主干及其分支，有栓塞的部位动脉呈蓝色而无搏动，暂时夹闭栓塞部的近、远侧，切开动脉壁，取出或用镊子挤出栓子，用肝素盐水冲洗管腔，放开远侧的动脉夹，见有血反流，表示远侧已通畅，再放开近侧动脉夹，冲出可能存在的血块，重新夹住，然后用 11—0 单股尼龙线连续缝合动脉切口。缝至最后一针时，再先后放开远、近侧的动脉夹，冲出气泡和碎块，最后完全缝合切口。术后可用抗血小板药物防止血栓形成。

大脑中动脉血栓—栓子摘除术可直接疏通管径较大的主干和各分支的血流，比颅外颅内吻合术更能有效地改善供血，如果在分支处有阻塞，各分支都将发生缺血，而吻合术只能与其中一个分支吻合，不能使大脑中动脉全部供血区都能得到灌注。因此，如果手术及时和成功，应比吻合术的效果更为优越。

（七）颅外—颅内动脉吻合术

早在 1951 年，Fisher 就曾提出将颅外动脉与颅内动脉吻合以增加脑供血的设想。1960 年，Jacobson 等用显微技术吻合管径为 2mm 的动脉，获得很高的通畅率，为颅内小血管吻合术奠定了技术基础。1967 年 Yasargil 和 Donaghy 分别在苏黎世和美国的伯林顿同时成功地进行了颞浅动脉大脑中动脉吻合术（STA—MCA），揭开了颅外颅内动脉吻合术（extracranial intracranial arterial bypass，EIAB）的历史篇章。从此这种手术便作为预防和治疗脑缺血的一种新手术在全世界广泛开展起来，在头 10 年中世界上已有 4000 多例报告。在 EIAB 发明后 20 年中，有关这种手术的理论和临床研究成为脑血管外科的一个热点，各种吻合方式也不断涌现。

EIAB 的理论根据是，当颈内动脉或椎—基底动脉发生狭窄或闭塞而致脑的血流量减少时，运用颅外 – 颅内动脉吻合技术，使较少发生狭窄或闭塞的颅外动脉（颈外动脉系统）直接向脑内供血，使处于脑梗死灶周围的缺血半暗区（penumbra）和处于所谓艰难灌注（misery perfusion）区的脑组织得到额外的供血，从而可以改善神经功能，增强脑血管的储备能力（cerebrovascular reserve capacity，CRC），可以增强对再次发生脑栓塞的耐受力。很多文献报告，在 EIAB 术后局部脑血流量和脑代谢率（CM-RO_2）有增加，并有神经症状的改善和脑缺血发作减少，有的甚至发生戏剧性效果。Roski 等报告 1 例有右侧同向偏盲 7 年之久的患者，经 STA—MCA 之后视野缺损立即消失，认为是视放射区的 rCBF 原处于边缘灌注状态，增加侧支供血后功能得以恢复。

1985 年，"EIAB 国际性随机研究"发表了一篇题为"颅外颅内动脉吻合术在减少缺血性卒中危险的失败"的研究报告。进入该项研究的中心共 71 个，病例为 1377 例，时间为 1977—1985 年。将患者随机分为两组：一组 714 例进行"最好的"内科治疗（主要是控制血压和抗血小板治疗），另一组 663 例行 EIAB。手术组中吻合口通畅率为 96%，术后 30d 内死亡率为 0.6%，致残率为 2.5%。两组随访时间平均为 55.8 个月。其结论是"颅外—颅内动脉吻合术在减少缺血性卒中危险方面不比最好的内科治疗更优越"，这个结论无异是对 EIAB 在防治脑缺血卒中作用的全面否定。由于这项研究的权威性，使全世界神经外科医生对 EIAB 的热情骤降，手术例数大为减少，而且对手术适应证也重新规定。但事情并未就此终结，不少著名的脑血管外科专家对这项研究的合理性、严密性和统计方法提出质疑。Awad 和 Spetzler 指出，至少有两类患者可能在 EIAB 中受益，但未包括在这项国际协作研究中：①虽经最好的内科治疗但无效的脑缺血患者。②经检查明确是因血液动力障碍引起脑缺血的患者。认为有的"协作研究"经过时间检验后才发现有错误，例如，1960 年关于蛛网膜下隙出血的国际协作研究中，对动脉瘤再度出血的时间和发生率的结论就是不正确的。

Sundt 也提出：①经调查，参加这次研究的 71 个中心中的 57 个中心共有 2572 例手术病例未进入这项研究，只有 601 例进入随机的 EIAB 组。②协作研究的样本中，无症状的病例所占的比例过高，与实际情况不符，因而不能全面地反映 EIAB 防治脑缺血的效果。

争论的尘埃尚未完全落定，但是不可否认，在 EIAB 发明以后的十几年中，手术的适应证确实过宽。自协作研究报告发表以后，很多人又转而持完全否定的态度，说是"一个美丽的理论被一件丑陋的小事所扼杀"。Awad 和 Spetzler 则认为，EIAB 对于因血液动力因素引起的脑缺血患者仍是一个有效的治疗方法，"不要把孩子连同洗澡水一起泼掉"。虽然如此，但 EIAB 的手术适应证必须重新审定。

1. EIAB 的手术适应证　在协作研究报告以后，一些著名的脑血管外科专家提出以下的 EIAB 手术适应证。

（1）血液动力因素引起的脑缺血：脑缺血主要由两个因素引起，即血栓栓塞和低灌注，其中前者占绝大多数。血栓栓塞如为颈内动脉粥样硬化所引起，可行颈动脉内膜切除术，但有 15% 的患者其病变位于颅外手术不可到达的部位，即位于乳突尖端与下颌角的连线以上的部位，这样的病变不能行颈动脉内膜切除术，但可以造成脑的低灌注状态。此外，多发性动脉狭窄或闭塞也是低灌注状态的原因。低灌注状态经内科治疗无效者是 EIAB 的手术指征。

血液动力因素引起的脑供血不足的症状较为含糊，包括头昏眼花、眩晕或头痛。客观的检查包括脑血管造影、CT、MRI、rCBF 测定、PET 等，并经详细的心脏功能检查和排除心源性栓塞。

（2）颅底肿瘤累及颈内动脉，切除肿瘤时不得不牺牲动脉以求完全切除肿瘤者，可在术前或术中行动脉架桥术以免发生脑缺血。

（3）梭形或巨大型动脉不能夹闭，需行载瘤动脉结扎或动脉瘤孤立术者。

2. EIAB 的手术方式　自 STA—MCA 开展以来，EIAB 的手术方式不胜枚举，现择其重要者分述如下：

（1）颞浅动脉—大脑中动脉吻合（STA—MCA）：是最先开展也是应用最多的一种手术方式。将颞浅动脉的前支（额支）或后支（顶支）分离出来，根据脑缺血的部位，与大脑中动脉的皮质支做端—侧吻合。STA 分支的内径为 1.2～1.5mm，吻合后血流量为 20～40ml/min，而正常 MCA 的平均血流量为 120ml/min，颈内动脉为 330ml/min，故只能补充而不能取代这些大动脉的供血。但吻合术后 STA 的管径可逐渐增大，血流量也随之增加。为增加供血量，有人建议将 STA 直接或用静脉移植架桥法吻合在 MCA 的主干上。

（2）脑膜中动脉—大脑中动脉吻合术（MMA—MCA）：当 STA 不宜于作为供血动脉时，可将 MMA 与 MCA 吻合。MMA 的平均内径为 1.1mm（0.8～1.4mm），约为 STA 的 2/3，但也属肌肉型动脉，吻合后可以扩张。MMA 虽是颈外动脉的分支，但位于颅内，与皮质动脉靠近，不必通过颅骨。

（3）颞浅动脉—小脑上动脉吻合术（STA—SCA）：1979 年，Ausman 首先报告，适用于基底动脉远侧段病变引起的后循环供血不足的病变。

（4）颞浅动脉—大脑后动脉吻合术（STA—PCA）：为 Sundt 首先报告，适用于后循环供血不足的病变。手术方法与 STA—SCA 相似。

（5）枕动脉—小脑后下动脉吻合术（OA—PICA）：1975 年，Ausman 首先开展，适用于 PICA 发出点近侧的椎动脉狭窄或闭塞性病变引起的脑缺血。

（6）枕动脉—小脑前下动脉吻合术（OA—AICA）：1980 年，Ausman 首先开展，适用于 AICA 发出点近侧的椎—基底动脉病变引起的脑缺血。

（7）颞浅动脉—静脉—大脑中动脉吻合术（STA—V—MCA）：当 STA 的分支管径太细，不宜于作为供血动脉时，可在 STA 主干与 MCA 分支或主干之间移植一段自体静脉以增加供血量。

（8）颈总（外）动脉—静脉—颈内动脉吻合术（CCA—V—ICA）：1971 年，Lougheed 首先开展。用一长段大隐静脉在颈总（外）动脉与床突上段颈内动脉之间架桥，血流量可达 150ml/min，适合于立即需要大量供血者。

（9）颈外动脉—静脉—大脑后动脉吻合术（ECA—V—PCA）：1982 年，Sundt 在颈外动脉与大脑后动脉之间移植一条大隐静脉以治疗椎—基底动脉缺血。颈外动脉与静脉行端—端吻合，静脉与大脑后动脉行端—侧吻合。术中测静脉的血流量为 35～170ml/min。

（10）颞浅动脉—动脉—大脑前动脉吻合术（STA—A—ACA）：1981 年，刘承基为 1 例大脑前动脉闭塞而有对侧下肢轻瘫的患者行颞浅动脉—胃网膜动脉—大脑前动脉吻合术，移植的胃网膜动脉长 10cm，外径 2mm。动脉近端与 STA 做端—端吻合，远端与胼周动脉做端—侧吻合，术后对侧下肢肌力明显改善。1982 年 3 月 15 日，Ishii 报告在 STA 与 ACA 之间移植一段头静脉获得成功。

（11）锁骨下动脉—静脉—颈外动脉吻合加颞浅动脉—大脑中动脉吻合术（SCLA—V—ECA＋STA—MCA）：1978 年，Ausman 在锁骨下动脉与颈外动脉之间移植一条大隐静脉，然后行 STA－MCA。用以治疗颈总动脉和颈内动脉闭塞的患者。手术后患者原有的一过性黑矇不再发作。

3. 颅内外血管连通术　1950 年，Henschen 在一次手术中将颞肌覆盖在脑的表面，后来发现颞肌上的血管与脑表面血管建立了吻合。以后用这种方法治疗脑缺血，称为脑—肌—血管连通术（encephalo—myo—synangiosis，EMS）。1976 年，Ausman 为 1 例脑缺血患者行 STA—MCA，5 个月后脑血管造影时，发现头皮血管通过开颅术的切口与脑皮层血管建立了丰富的连通，8 个月后血管连通更为增多。1981 年，Matsushima 根据这一原理，将颞浅动脉从头皮内面剥离一段而不切断，将此段颞浅动脉缝合固定在切开的硬脑膜上，使动脉与脑表面接触。手术后脑血管造影发现，颞浅动脉游离段与脑表面血管建立了血管连通，用以治疗烟雾病，称这种手术为脑硬脑膜—动脉—血管连通术（encephalo—duroarterio—synangiosis，EDAS）。

1993 年，Kinugasa 等认为烟雾患者行 STA—MCA 时常常找不到合适的受血动脉，而单纯的 EMS 或 EDAS 仍不足以提供丰富的供血，于是将 EMS 和 EDAS 联合起来，先行 EDAS，然后将硬脑膜敞开，将颞肌贴敷在裸露的脑表面上，使其发生血管连通，称这种手术为脑硬脑膜—动脉—肌—血管连通术（encephalo—duro—arterio—myo—synangiosis，EDAMS）。已行 17 例，效果良好。

4. 大网膜颅内移植术　1936 年，Oshauguessy 首先用带血管的大网膜包裹在缺血的心脏表面以建立大网膜与心脏之间的侧支循环。1973 年，Gold－smith 等用带蒂的大网膜覆盖在缺血的脑表面以建立侧支循环。从大网膜的动脉中注入颜料，发现脑表面血管有染色。1974 年，Yasargil 等首先在动物实验中将游离大网膜片上的动、静脉与颞浅动、静脉分别吻合，然后将大网膜覆盖在脑表面上，使之与脑血管发生连通，改善脑的供血。目前大网膜颅内移植的方法有带蒂移植和游离移植两种方法。

（1）带蒂大网膜移植术：1972 年，Alday 和 Gold－smith 研究了 136 例尸体大网膜动脉的分布，将其分为 5 型。

Ⅰ型：大网膜中动脉（MOA）的分叉处接近大网膜裙的下端，占 85.2%。

Ⅱ型：MOA 分叉处在胃网膜动脉弓与大网膜裙下端的中点，占 10.2%。

Ⅲ型：MOA 分叉处在胃网膜动脉弓下 2～3cm 处，占 2.9%。

Ⅳ型：MOA 缺如，左、右大网膜动脉在大网膜裙下方合成大网膜血管弓，占 0.7%。

Ⅴ型：脾动脉不参与胃网膜动脉弓的构成，而是直接构成左大网膜动脉。MOA 和右大网膜动脉由胃网膜动脉弓发出，占 0.7%。

1977 年我国宁夏医学院解剖教研组报告 80 例尸体的大网膜动脉分布，按 Alday 的标准分型，其所占百分比有所不同：其中Ⅰ型占 77.5%，Ⅱ型占 11.2%，Ⅲ型占 6.2%，Ⅳ型占 1.3%，Ⅴ型占 3.8%。

根据大网膜动脉的分布，可以将大网膜制成带血管的长条，通过胸部和颈部的皮下隧道，覆盖在脑的表面，使大网膜血管与脑表面血管建立连通。

（2）游离大网膜颅内移植术：1877 年，Yonekawa 等在 Yasargil 动物实验的基础上，用游离大网膜颅内移植术治疗脑缺血患者。1993 年，Karasawa 等用游离大网膜颅内移植术治疗 30 例儿童烟雾患者，大网膜片可裁成（8cm×8cm）～（13cm×13cm）大小，其动、静脉分别与颞浅或枕动、静脉吻合。术后除 2 例外均有不同程度的改善。

大网膜颅内移植可以覆盖大面积的脑表面，而且不受脑表面受血动脉条件的影响，此点非其他手术方法所能达到。目前这种手术很少应用，但直到 1993 年仍有人用于治疗难治的儿童烟雾病，而且获得一定的疗效。外科手术史上不断涌现各种新的术式，有的经过时间的检验而被扬弃，有的则由于其优越性而传诸后世，有的则经过一个时期的湮没而在新的条件下又新被起用，例如，经蝶窦垂体瘤切除术早在 20 世纪 20 年代即有人进行，后来只有少数人采用，但是现在在显微技术条件下已成为治疗垂体瘤的主要手术方法。在浏览文献时常被一些神经外科医生的创新性尝试所打动，其中凝集着他们的智慧和劳动。虽然后来有的方法已很少应用，但却给他人以启示，为科技的发展提供了正反两方面的借鉴。

（徐　宁）

第五节　脑血管痉挛

一、概念

目前认为脑血管痉挛这一概念的含义包括：①脑血管造影见一条或多条脑底部大血管的管腔明显变窄。②蛛网膜下隙出血后出现迟发性神经功能缺失症状。③上述两种情况并存，即所谓的症状性脑血管痉挛。

二、发生率

由于脑血管痉挛的发现与发生受脑血管造影的时间、血管测量方法、出血部位、患者的年龄等因素的影响，故其真正的发生率目前难以估计。自发性蛛网膜下隙出血后，脑血管痉挛的发生率为 16%～80%，动脉瘤术后的发生率为 9.0%～71.2%，脑血管造影上脑血管痉挛的发生率为 30%～50%。各部位动脉瘤脑血管痉挛的发生率分别为：前交通动脉动脉瘤 21.4%，颈内动脉动脉瘤 16.8%，大脑中动脉动脉瘤 25.7%，大脑前动脉动脉瘤 25%，椎－基动脉动脉瘤 31.3%，多发性动脉瘤 24.5%。

三、病理

（一）范围与部位

脑血管痉挛的轻重不一，一般是先局限性发生，然后广泛累及大脑，亦可是节段性血管痉挛。脑动脉痉挛常发生在大脑前、中动脉及颈内动脉硬脑膜内段，椎－基动脉系统较少见。脑血管痉挛多发生在患侧，亦可见于对侧。破裂的动脉瘤的近侧端与远侧端均可发生。广泛性脑血管痉挛者仅见于有颅内压增高者。血管痉挛可局限在载瘤动脉或该动脉主干，有时亦可扩展到对侧动脉或累及全脑。

（二）组织结构变化

在蛛网膜下隙出血的 3 周内（早期），显微镜下可观察到血管内膜水肿，肌层变性、坏死，内弹力层肿胀、排列混乱，出现肥胖细胞、外膜水肿并有淋巴细胞、浆细胞和巨噬细胞浸润。在出血 3 周后（晚期）可见痉挛的血管内膜增厚和纤维变性、内弹力层和肌层萎缩及纤维变性、外膜结缔组织增生等。总之，脑血管痉挛早期仅为动脉肌层收缩或组织学上可逆性改变，而后期则为动脉内膜、弹力层、肌层的变性、坏死与增生一系列的器质性变化。

（三）继发变化

脑血管痉挛发生后常继发出现迟发性脑缺血与脑梗死。由脑血管痉挛引起的脑缺血和脑梗死，肉眼观可见脑组织苍白、肿胀，与其他阻塞性脑血管病引起脑组织充血性肿胀不一样。因为脑血管痉挛仅导致血管腔狭窄，并非闭塞，故脑缺血与脑梗死多为不完全性，而其他阻塞性血管病引起的脑梗死多是完全性的。

四、发生机制

（一）机械因素

血管壁的破裂刺激、出血后的血凝块、手术操作、电刺激以及围绕血管壁的纤维带的牵引均可引起血管痉挛。机械因素所引起的脑血管痉挛多为局限性的，且短暂，多历时 20～30min。动脉瘤破裂出血发生蛛网膜下隙出血时，使蛛网膜下隙胀满，牵拉蛛网膜下隙血管壁上的束带，刺激其中的神经引起脑血管痉挛。

（二）神经因素

脑血管上有丰富的自主神经分布，血管中层及最外层的平滑肌细胞间形成的神经肌肉接头可产生若干收缩因子使血管痉挛，此神经肌肉接头处由颈交感神经发出神经纤维支配。在脑血管痉挛急性期是通过神经介质改变交感神经张力，后期则通过体液介质改变交感神经张力，通过神经反射引起血管舒缩。

（三）体液因素

体液因素亦称化学因素。能引起脑血管痉挛的体液因素很多，以下简介几种引起脑血管痉挛的主要体液因素。

1. 血管痉挛因子　蛛网膜下隙中的血块可释放出许多种血管痉挛因子，而脑血管壁上存在各种受体，如肾上腺素能、胆碱能、5—羟色胺、组织胺、前列腺素等受体。积血与脑脊液相混合分解释放出各种血管活性物质，包括肾上腺素（AD）、去甲肾上腺素（NA）、多巴胺、血管紧张素、组织胺、5—羟色胺、前列腺素（PG）、氧合血红蛋白（OXYHb）、凝血酶、血浆素、血栓素 A_2、过氧脂质、纤维蛋白降解产物、K^+ 等。其中以 5—羟色胺、收缩性前列腺素及氧合血红蛋白的作用最强，它们之间可相互作用，增强导致血管痉挛的效应。5—羟色胺几乎全部存在血小板中，它具有强大的血管收缩作用，也是蛛网膜下隙出血后在脑脊液中唯一能达到血管收缩浓度的物质。一般认为 5—羟色胺在蛛网膜下隙出血后 15min 即可从血小板中释放出来，在数分钟内引起脑血管痉挛，持续时间不到 1h，故它是引起急性期血管痉挛的原因。蛛网膜下隙出血后脑脊液中的前列腺素增高，具有血管收缩作用。5—羟色胺可加速前列腺素的释放。氧合血红蛋白可能是引起慢性期血管痉挛的原因。蛛网膜下隙积血导致脑血管痉挛可能从以下三方面发挥作用，即脑血管周围的血管活性物质浓度增高致使动脉痉挛；血液成分阻塞血管外膜与蛛网膜下隙相通的微孔道，影响了血管壁自身营养代谢；蛛网膜下隙出血造成血管壁的炎性改变。

2. 内皮细胞功能障碍　蛛网膜下隙出血后脑主干动脉内皮细胞发生广泛性损伤，表现为内皮细胞对辣根过氧化酶（HRP）通透性增强，使血管活性物质作用于平滑肌，引起血管痉挛。当屏障进一步损坏时，血中的大分子活性物质、血浆蛋白等透入内皮下，引起内皮细胞水肿，刺激平滑肌细胞增殖，使动脉管腔狭窄，构成脑血管痉挛的后期病理表现。内皮细胞具有产生血管活性物质、调节血管张力的功能。产生的舒血管物质有前列环素（PGI_2）、内皮源性血管舒缓因子（EDRF）、血小板活化因子（PAF）等；缩血管物质有血栓恶烷 A_2（TXA_2）、内皮源性血管收缩因子（EDCF）如内皮素等。正常情况下，上述物质相互协调，处于生理平衡状态。当内皮细胞受损时，导致其功能障碍，生理平衡失调，脑血管的紧张度发生变化，促进脑血管痉挛的发生和发展。

3. 其他　血管壁的炎性反应及器质性改变是引起晚期脑血管痉挛病理改变的主要原因。

五、临床表现

蛛网膜下隙出血后脑血管造影显示有脑血管痉挛的患者，临床上并不一定都有延迟性脑缺血所致的临床症状恶化，只有 20% ~ 30% 的患者发生症状性脑血管痉挛。

（一）发生时间

脑血管痉挛可发生在各个年龄组患者，以 50 岁以下者常见。其发生时间为蛛网膜下隙出血后的 4 ~ 16d，亦可发生在出血后 24h 内，高峰时间为 6 ~ 9d。在再出血的患者中，脑血管痉挛的发生高峰为出血后 4 ~ 9d，慢性痉挛持续的时间一般在 6 ~ 17d 之间。脑血管痉挛在血管造影上可持续 3 ~ 4 周。

（二）发生部位

动脉瘤的部位与脑血管痉挛的发生无明显关系。

（三）前驱征象

蛛网膜下隙出血的患者经适当的治疗多逐步好转。若在出血的 3 ~ 4d，患者头痛、意识障碍、偏瘫、脑膜刺激征进行性加重以及周围血白细胞持续增高、持续高热（39.0 ~ 40.5℃），均提示可能发生脑血管痉挛。昏迷不足 1d 者易发生脑血管痉挛，而无昏迷或昏迷超过 1d 者，发生率相对较少。

（四）辅助检查

1. CT 扫描　在蛛网膜下隙出血 4d 内，行颅脑 CT 扫描基底池内出血量及积血部位，均可提示脑血管痉挛的发生及其程度。CT 显示蛛网膜下隙有 1mm 以上厚度的高密度影像者，几乎都可能发展成为脑血管痉挛，并且出血量越多，其发生率越高，程度也越严重。另外，CT 增强扫描有血管通透性增加及脑池、池周增高效应者可能发生脑血管痉挛。CT 上无脑池积血者，脑血管造影上血管痉挛的发生率为 32%，发生缺血性神经功能缺失者仅 5%；而有脑池积血者，造影上脑血管痉挛及缺血性神经功能缺失的发生率分别为 55% 和 90%。

2. 经颅 Doppler 超声　经颅 Doppler 超声显示颈内动脉颅内段及大脑前、中动脉近端血流速率异常增加或脑血流下降，均提示可能发生脑血管痉挛。大脑中动脉直径降至 1.5mm 以下，则血流速度增至 1.4m/s 以上，这是诊断大脑中动脉显著痉挛的标准。大脑中动脉血流速率与颅外颈内动脉血流速度之比超过 10 时（正常人为 1.1 ~ 2.3），提示脑血管痉挛发生。

3. 脑血流量及颅内压测定　当脑血流量低于 $6.7\mu l/$（g·s）时以及颅内压持续高于 3.5kPa 时，均提示脑血管痉挛的发生。

（五）延迟性缺血综合征

1. 意识变化　患者的意识变化是本综合征的特点，可为首发或主要体征。表现为由清醒转为嗜睡或昏迷，或由昏迷到清醒又转为昏迷。

2. 颅内压增高征　表现为头痛、恶心呕吐、眼底视盘水肿等，这是由于脑血管痉挛发生后脑梗死或脑缺血的范围增大，继发脑水肿所致。

3. 局灶性体征　可有不同程度的偏瘫、失语、偏身感觉障碍等。其他表现尚有高热、项强加重等脑膜刺激征。

多数患者病情发展缓慢，蛛网膜下隙出血后经数小时或数天逐渐出现较重的神经障碍或意识恶化，持续 1~2 周，然后逐渐缓解；约半数患者可自行缓解，少数患者恶化死亡。

六、诊断与鉴别诊断

脑血管痉挛是指形态学上的改变，主要依靠脑血管造影确诊。在阅片时应考虑到动脉硬化、先天性动脉发育不良、占位病变的压迫或牵拉、造影中的伪迹如血液层流现象等因素并加以排除，才能诊断为脑血管痉挛。

临床上根据脑血管痉挛发生的时间、临床表现及辅助检查多不难诊断。但尚需要与颅内血肿、交通性脑积水、再出血、手术损伤、先天性颈动脉及椎 - 基动脉发育异常等相鉴别，借助 CT 等辅助检查多容易鉴别。

七、治疗

迄今尚无特效方法。因此，脑血管痉挛关键在于预防，一旦发生，很难逆转其进程，只能减少神经并发症。

（一）预防

维持有效循环量、应用尼莫地平以及早期手术清除脑池内积血是预防脑血管痉挛的有效措施。

1. 维持有效循环量　扩充血容量和提高血压被公认为是预防和治疗脑血管痉挛的方法。扩容有助于提高患者血压、增加心搏出量、稀释血液、降低全血黏稠度、增加脑灌注压，进而改善全身和脑微循环的血流。早期或超早期手术处理动脉瘤、密切监测中心静脉压及肺动脉楔压等措施，以保证扩容和提高血压疗法的顺利进行。

目前常用的扩容和提高血压的药物有血浆、清蛋白、低分子右旋糖酐、706 代血浆及晶体液体等。

2. 应用尼莫地平　尼莫地平可选择性扩张脑血管，其给药途径及剂量对于治疗和预防脑血管痉挛有一定影响。

（二）治疗

除采用扩容、提高血压及应用尼莫地平外，脑血管痉挛的治疗尚包括：

1. 抗炎治疗　可采用激素、布洛芬、消炎痛、甲氯灭酸、自由基清除剂等，对治疗脑血管痉挛均有一定效果。

2. 与前列腺素代谢有关的药物　有前列环素、carbacyclin、OKY—1581、OKY—046、ITF—182、T—IHA 和咪唑啉等。

3. 其他钙离子拮抗剂　除尼莫地平外尚有尼卡地平、verapamil、diltiazon、nifedipine 等。

4. 血管内球囊技术　后期的脑血管痉挛多为血管壁的器质性病变，药物治疗常常无效，仅能用物理方法扩张。球囊腔内血管成形术的应用指征是：①患者对常规治疗和药物治疗反应差。②CT 和（或）MRI 证实没有血管痉挛区坏死。③在血管内球囊栓塞治疗动脉瘤时，颅内血管痉挛造成神经体征恶化。但动脉粥样硬化造成的脑内动脉狭窄属于禁忌证。

5. 其他治疗　包括脑保护药物（如巴比妥类药）、改善脑血管血液流变学药物以及肾上腺能 α 受体阻滞剂（如酚妥拉明）、磷酸二酯酶抑制剂（异丙肾上腺素、氨茶碱等）等药物均可应用。血管内支架、高压氧治疗及脑室引流术必要时也可试用。

八、预后

弥漫性脑血管痉挛预后不良，节段性血管痉挛预后较好，局限性者预后最好。术前发生脑血管痉挛的死亡率为 18.5% ，术后发生脑血管痉挛的死亡率为 13.3% ~50.0% ，未手术者的死亡率为 76.8% 。动脉瘤半年时死亡和致残的主要原因是脑血管痉挛，占死残总数的 33.5% 。弥漫性血管痉挛者死亡率为 22% ，无血管痉挛者仅为 9.2% 。

（徐　宁）

第六节　海绵状血管瘤

海绵状血管瘤（cavernous angioma 或 cavernoma）也称海绵状血管畸形。海绵状血管瘤是由众多结构异常的薄壁血管窦聚集构成的团状病灶，可发生在中枢神经系统任何部位，但以大脑半球为最多见，72% ~78% 位于幕上，其中 75% 以上在大脑半球表面；20% 左右位于幕下，7% ~23% 位于基底节、中脑及丘脑等深部结构，位于脑室系统者占 3.5% ~14.0% ；也有位于脊髓的报道。

一、临床特点

因病变侵犯的部位不同而异，多以癫痫、头痛、局灶神经损害症状及出血为临床特征。

1. 癫痫　是病灶位于幕上患者最常见的症状，发生率约为 62% 。病灶位于颞叶，伴钙化或严重含铁血黄素沉积者癫痫发生率较高。

2. 出血　几乎所有的海绵状血管瘤病灶均伴亚临床微出血，有明显临床症状的出血相对较少，为 8% ~37% 。幕下病灶、女性尤其孕妇、儿童和既往有出血史者有相对高的出血率。

3. 局灶性神经症状　常表现为急性或进行性神经缺失症状，占 16.0% ~45.6% 。

4. 头痛　不多见，主要因出血引起。

5. 无临床症状　无任何临床症状或仅有轻度头痛。据近年的磁共振扫描统计，无症状的海绵状血管瘤占总数的 10% ~14% ，部分无症状者可发展为有症状的病变。Rob － Lnson 等报道 40% 的无症状患者在半年至 2 年后发展为有症状的海绵状血管瘤。

二、影像学检查

1. 颅骨 X 线平片　表现为病灶附近骨质破坏，无骨质增生现象。

2. 脑血管造影　由于海绵状血管瘤的组织病理特点，血管造影很难发现该病，可能与病灶内供血动脉细小、血流速度慢、血管腔内血栓形成及病灶内血管床太大、血流缓慢使造影剂被稀释有关。

3. CT 扫描　病灶平扫时表现为边界清楚的圆形或椭圆形等密度或高密度影，也可呈混杂密度影。

4. 磁共振成像　具有较高的敏感性和特异性，是目前确诊和评估海绵状血管瘤的最佳检查方法。典型的表现是在 T_1 加权像上有不均一高强度信号病灶，周围伴有低密度信号环，应用顺磁性造影剂后，病灶中央部分有强化效应，病灶周围无明显水肿，也无大的供血或引流血管。当伴有急性或亚急性出血时，显示出均匀高信号影。如有反复多次出血，则病灶周围的低信号环随时间而逐渐增宽。

三、治疗方法

（1）本病临床上多采用手术治疗，对有神经功能缺失和出血的表浅病灶应尽早切除病灶；对于位于脑重要结构部位的病灶，如反复出血和进行性神经功能缺失，也应考虑手术治疗。立体定向治疗无效。

（2）放射治疗：应用伽玛刀或 X 刀治疗，可使病灶缩小和减少血供，但易出现放射性脑损伤的并发症。目前仅限于手术难于切除的或位于重要功能区有明显症状者，并应适当减少周边剂量以防止放射性脑损伤。

（郭志钢）

第七节　脑底异常血管网症

脑底异常血管网症（moyamoya disease）是指原发性颈内动脉进行性狭窄和（或）闭塞，伴有脑底部异常血管网开成，是一种少见病。脑血管造影时可见新生血管很像喷出的烟雾，故用日语"moyamoya"（烟雾）命名此病。该病在世界各地均有报道，而以亚洲，尤其是日本居多。

一、病因

本病病因不明，目前认为本病可能先有 Willis 环某种程度的发育不全，以后由于多种病因（尤其是结核性脑膜炎、钩端螺旋体动脉炎等）引起血管（特别是双侧颈内动脉及基底动脉）炎症、狭窄、闭塞，周围动脉代偿性扩张，形成新生侧支循环，而在脑底部出现异常毛细血管扩张样的血管网。

发病年龄为 10 岁以内的青少年，通常在 3 岁左右发病。成人为 20～30 岁。有关资料表明，本病有家族倾向，但遗传学尚不能证实。

二、病理

本病的病理学特点是：①受累血管多为双侧性，以颈内动脉末端，大脑中、前动脉起始部，基底动脉末端狭窄或闭塞最为突出。②受累血管主要改变为内膜增厚，内弹力度屈曲、增厚或变薄、分层、断裂、崩解。③异常血管网的血管壁薄而脆弱，明显扩张、弯曲，直径为 200～300μm。④少数患者可并发颅内动脉瘤，动脉瘤多位于异常血管网或其他侧支循环上，其发生显然与侧支循环血管内血流量显著增加有关。

三、临床特点

（1）青少年以局部缺血为主要表现，约占81%，其中短暂性局限性脑缺血发作占41%，脑梗死占40%，常由过度通气所诱发（如吹风装置、哭喊等），也表现为癫痫发作（TIA）型、梗死型和出血型。

（2）一般患者多呈进行性发展过程，在发病数周至数月由单侧发展为双侧，持续 1 年至数年，表现为智能低下、头痛、失语、抽搐、肢体麻木、感觉障碍、视力障碍、偏瘫、脑神经麻痹、眼球震颤、局限性癫痫、四肢痉挛等。这些症状反复发作，随着脑底异常血管网形成、侧支循环建立，病情渐趋稳定。

（3）随着年龄的增长，新生血管网及侧支循环动脉增粗、纤曲、扩张，血管壁张力增高，管壁脆弱，甚至形成动脉瘤。如某种因素使血管内压力骤增可导致破裂出血，临床上则表现为出血性卒中。多伴有较明确的偏瘫、失语、精神智力障碍等局灶性定位体征。如无危及生命的颅内血肿，一般预后良好。

四、诊断要点

1. 脑血管造影　本病的确诊主要依靠脑血管造影，随着病变的发展，脑血管造影像有不同的阶段性表现。

2. CT 扫描　烟雾病患者的脑 CT 扫描所见并无特异性，主要是缺血或出血引起的 CT 图像改变，前者表现为双侧多发性低密度改变，皮质萎缩，脑室扩大；后者为高密度块影。但增强的 CT 像则可见典型的脑底异常血管网症特征，脑底部有广泛弯曲的丛状血管影，脑表面有多条扩大的皮质血管，是扩大的软脑膜侧支循环通道。

3. 磁共振成像　磁共振成像（MRI）在显示增多的侧支血管方面比 CT 更为清晰。而磁共振血管造影（MRA）则诊断价值更高，能看到狭窄和闭塞的颅内动脉和增多的侧支循环。

4. 正电子发射断层扫描（PET）　PET 是一种无侵袭性测定 rCBF 和氧耗量的方法。

5. 脑电图　烟雾病的脑电图改变有两种特征性形式，一是在安静状态下病侧大脑半球有弥漫性高电位慢波，于额叶和枕叶尤为明显；二是过度换气后慢波增多，称为慢波建立现象（build up phenome-na），过度换气停止后慢波增多仍延续一段时间。脑电波恢复到静止状态 20～50s 后，再度出现慢波增多，称为再建立现象（rebuild up phenomena），持续约 10min。

6. 单光子发射断层扫描（SPECT）　　在缺血区有 rCBF 下降，同时可进行 DiaMox 试验测知脑血管储备能力（CRC），有助于决定治疗方法。

五、治疗方法

1. 内科治疗　发生脑缺血症状后可进行内科治疗，类固醇药物对于偶发和短暂性、局限性脑缺血发作复发时有效，包括皮质激素、阿司匹林、噻氯匹定（ticlopidine）（血小板抑制剂）、血管扩张剂和抗凝疗法。右旋糖酐 40、烟酸、尼莫地平、氟桂利嗪（西比灵）及神经细胞营养剂均可应用。如有明确的病因如钩端螺旋体病、非特异性感染等，应积极进行病因治疗。药物治疗对防止成年患者发生出血无任何效果。

2. 外科治疗　有许多办法对缺血的脑组织供血重建有益，主要包括：①颅内外血管吻合搭桥：主要是颞浅动脉—大脑中动脉吻合（STA—MCA），及脑膜中—大脑中动脉吻合术。②非吻合搭桥术：手术方法简单，效果不亚于血管搭桥，目前常用的方法为脑—肌—血管连通术，即将颞肌贴敷缝合于脑皮质之上，可与 STA—MCA 吻合并用。③大网膜颅内移植术。④星状神经节切除和颈动脉周围交感神经切除术。⑤颞肌贴敷术（但在谈话和咀嚼时可导致感染问题和大脑神经冲动的传递）。

3. 血管吻合术并发症　①慢性硬膜下血肿。②吻合部位脑内血肿。③脑缺血症状；④术后癫痫及再出血。

（郭志钢）

第六章

颅内感染性疾病

随着医学诊疗水平的不断提高，人类许多感染性疾病得到控制，可是颅内和椎管内感染仍然是神经外科一严重问题，有不少患者未能及时得到诊断和治疗，以致发生不可逆的神经系统损害甚至死亡。因此，早期发现、迅速而有效的治疗不仅可挽救患者的生命，而且能最大限度地恢复患者的神经功能。近来，由于免疫抑制剂、细胞毒性抗肿瘤药物的应用，大剂量放射线照射治疗恶性肿瘤等，使一些人体正常菌或条件致病菌引起抵抗力低下患者感染。通常颅内和椎管内感染为血源性，少数系由邻近感染灶直接蔓延或继发于外伤和外科手术。因此，对感染疾病进行积极治疗，是防止其向颅内和椎管内播散的关键。

第一节　颅骨的感染

一、骨化脓性骨髓炎

大多数来自直接感染，如开放性颅骨骨折、开颅或颅骨钻孔术、颅骨牵引术后感染等以及放射性治疗、皮肤移植失败等使颅骨裸露而遭受感染。少数来自邻近感染灶（如鼻窦炎、中耳炎、头皮感染等）和血源性感染（如败血症、身体其他部位的化脓性感染等）。

（一）病理

根据病理形态，分为破坏性和增殖性两种。增殖性骨髓炎以局部骨质增生为主，是由于慢性炎症刺激骨膜所致。在感染的急性期，病变区有渗出性改变，牙腔内有渗出液和炎性细胞浸润。进入慢性期后，渗出性改变渐由修复性改变所替代，病变区出现成纤维细胞和成骨细胞，形成肉芽肿和致密的新骨。颅骨骨髓炎的蔓延途径有二：一是沿板障血管，通过血栓性静脉炎向四周扩大；二是先引起邻近硬脑膜的血栓性静脉炎或头皮感染，然后再经导静脉蔓延到邻近的颅骨。前一种蔓延灶与原发病灶连接，后一种蔓延灶可与原发灶相隔离，形成多灶性的颅骨骨髓炎。在儿童，由于骨缝未愈合，颅缝内没有血管，有阻止感染蔓延到邻近颅骨的作用，故病变多局限于一块颅骨。开颅骨瓣形成术后骨髓炎也只影响骨瓣，骨窗邻近颅骨多不受累。由于板障内积聚的脓液侵蚀，颅骨板可被穿破，其中内板较外板易受侵蚀。外板穿破后可形成骨膜下脓肿，内板破坏则可并发硬脑膜外脓肿，甚至脑脓肿。由于骨膜在病变早期即被破坏，故颅骨化脓性骨髓炎的骨膜下新骨形成较少，此外，不像在长骨那样容易产生死骨，即使形成死骨也往往较小，这与颅骨及其附着的头皮具有充沛的血液供应等因素有关。

金黄色葡萄球菌和厌氧链球菌是最常见的致病菌，其次为表皮葡萄球菌、黏质沙雷菌等。

（二）临床表现

在急性期患者有头痛、发热。大多数颅顶部骨髓炎患者有病灶局部的头皮红、肿、热和痛等炎症反应，并可形成头皮下脓肿。额骨受累时可出现眼睑水肿。慢性期有两种类型：①头皮下脓肿或自行穿破，或经切开排脓形成慢性瘘管，有时有死骨排出。发作可反复，长期迁延，经久不愈。②头皮未穿破，有局部颅骨增厚。颅底部骨髓炎可引起较少见的 Gradenigo 综合征，此乃经颞骨岩尖的三叉神经和展神经受累而出现下列表现：三叉神经第 1～2 支痛，眼球外展不能，少数伴三叉神经运动支麻痹。开颅术后出现下列情况应怀疑有骨髓炎：原因不明的头皮切口裂开伴颅骨裸露、颅骨失去正常光泽而呈象牙色。

（三）诊断

主要依靠上述临床表现。辅助诊断有头颅 X 线平片、分层片和头颅 CT 等。头颅 CT 不仅可了解颅骨骨髓炎的范围，而且可发现颅内结构受累情况。骨髓炎的 X 线平片表现与临床表现常不平行。感染早期 X 线平片常无阳性发现，一般需发病 2 周后，化脓坏死发展至一定大小时，方显示出骨质疏松和细小的透亮灶，随后逐渐扩大成轮廓毛糙、不规则蜂窝状的透亮区，相互毗连或分散成堆，周围的骨质常有硬化增生，病灶与正常骨质的分界不清。骨质破坏主要在板障，可波及内、外板，破坏区内可见米粒般细小的致密死骨。颅板外多无骨膜反应，但局部头皮却常有软组织肿胀。慢性病例的颅骨呈大片骨质增生，如牙质状硬化，以内板增厚为著。在骨质增生区内常见大小不等的圆形透亮区，为慢性脓肿所在，其中可见到死骨。感染控制后，颅骨的破坏区自边缘起逐步修复，但是再骨化的进程极其缓慢，常长达数年之久，表现为骨质硬化增生的轮廓渐趋整齐、密度均匀、脓腔消失、死骨吸收，并且重新出现正常板障结构。

（四）鉴别诊断

若化脓性骨髓炎的骨质破坏范围较大，而骨质增生不多时，应与下列病变鉴别：①黄色瘤：其骨质破坏形态多呈地图样，边缘锐利，没有较宽阔的骨质硬化带。②神经母细胞瘤颅骨转移：常有广泛颅骨侵蚀破坏，多沿颅缝分布，也没有附近骨质增生硬化，局部皮肤没有炎性征象。若化脓性骨髓炎增生较显著时，需与硬化型纤维异常增殖症和脑膜瘤骨增生区别。一般骨髓炎的骨增生范围更广泛，若找到死骨和脓腔则可作为鉴别诊断的有力证据。全身和头皮局部感染症有助于诊断的确定。③颅骨结核：其鉴别有时甚为困难，但骨结核的骨质破坏灶轮廓较锐利，周围硬化增生较少、死骨也较少见。

（五）治疗

急性期先用抗生素控制感染（抗生素选用参阅脑脓肿），待病变局限或局部蜂窝织炎消退后再采用外科手术治疗。如有头皮下积脓，应及时切开排脓。病变转入慢性期，应及时进行彻底的手术治疗。延误手术，有可能使感染向颅内扩散，造成硬脑膜外、硬脑膜下或脑内脓肿。手术方法是彻底切除病变颅骨。虽可借助 CT 或头颅 X 线摄片来确定应切除的病灶范围，可是更可靠的是手术时的判断。对有脓性分泌物，软而不出血的颅骨，死骨均应切除，直至见到出血的健康颅骨边缘为止。要注意不要遗漏与原发病灶不相连的继发病灶。如无硬脑膜下脓肿则严禁切开硬脑膜。手术切口内置放抗生素，引流物置放与否视感染的急性程度而定。脓液应做革兰染色涂片、需氧和厌氧培养等。术后抗生素选用应根据紫固色涂片和（或）细菌药物敏感度决定。而且，在急性感染征象消退后，至少还要应用 4～6 周，以减少骨髓炎不愈或复发的可能。小的颅骨缺损可不必处理，大的颅骨缺损（直径大于 3cm）如需修补，应在骨髓炎治愈 1 年以后。开颅术后骨瓣感染，可先局部应用抗生素灌洗，较长期的感染则要对局部失去活力的组织反复修剪，如上述处理无效或脓液分泌增多，应及时去除骨瓣。

二、颅骨结核

较少见，好发于儿童，常继发于身体其他部位的结核病灶，经血行扩散至颅骨，额和顶骨为好发区，可单发或多发。病变从板障开始，有干酪样坏死和肉芽组织形成，可向内侵及内板和硬脑膜，向外破坏外板而至软组织。有时有死骨形成。

（一）临床表现

起病较缓慢，无急性过程，开始头部形成包块，轻度疼痛，以后形成冷脓肿，不红不痛，穿刺可得稀薄的脓液，溃破后瘘管经久不愈。局部可有压痛，患者有时有头痛等症状。

X 线表现：好发于颅缝附近的颅骨穹窿部，少数也见于颅底。按骨质形态改变可分下列两种类型：①局限型：早期仅显示小片状骨质吸收、脱钙，脱钙区逐步扩大并发生骨质破坏，呈单个或多个圆形或卵圆形或带有波浪状的骨质缺损，边缘及其周围的骨质密度可不规则增生，病程长者密度增生越显著。缺损处若有死骨，多较细小，偶在单发病灶中可见含一个纽扣样死骨。②广泛浸润型：骨质破坏呈葡萄状向四周浸润蔓延，范围广泛而不规则，往往伴有骨质增生。病变在颅缝附近更为严重。在儿童，骨质破坏并不受颅缝限制，此点与化脓性颅骨骨髓炎不同。软组织切线位摄片可见局部头皮肿起或因瘘管形成而高低不平。

（二）治疗

感染局限者应在全身抗结核治疗配合下做病灶清除术。手术治疗详见下文。

三、颅骨真菌性肉芽肿

多为放线菌或酵母菌，少数为球孢子菌所引起。发生于全身抵抗力减弱者，真菌由呼吸道或身体某些寄生部位经血液循环侵入颅骨。

病程进展缓慢，常形成慢性肉芽肿，肉芽肿软化溃破后形成多个瘘道，流出的脓液中可找到真菌，如见到"硫黄"颗粒，则可能为放线菌感染。

颅骨 X 线平片可见骨质破坏与反应性骨质增生，死骨形成，但无骨膜反应。应注意与颅骨结核区别，脓液检查常可确诊，必要时做活组织检查和脓液真菌培养。

治疗包括手术、抗生素和碘化钾等综合性治疗。

（郭志钢）

第二节　颅内感染性疾病

一、硬脑膜外脓肿

由邻近感染灶，如鼻窦炎、中耳炎、颅骨骨髓炎直接蔓延到硬脑膜外间隙而成，也可继发于开放性颅脑损伤、开颅术和先天性皮肤窦等感染之后。大约20%硬脑膜下脓肿患者并发硬脑膜外脓肿。

（一）临床表现

早期患者常有头痛、发热等，当脓肿增大达一定体积，引起颅内压增高，产生相应临床表现，并可有意识障碍、癫痫、局灶神经体征。炎症可经硬脑膜导静脉扩散至硬脑膜下和脑内，产生化脓性脑膜脑炎、硬脑膜下脓肿、脑脓肿或化脓性血栓性静脉窦炎等。常见致病菌为金黄色葡萄球菌和肠道杆菌。

临床病史、头颅，鼻窦和乳突 X 线摄片有助于本病的诊断。头颅 CT 检查可显示脓肿部位（常在鼻窦炎或中耳炎附近）的硬脑膜和脑组织与颅骨内板分离。

（二）治疗

包括全身应用抗生素和开颅清除脓肿，由于炎症使硬脑膜坏死而变得脆弱，因此手术清除脓液和肉芽组织时要轻柔和小心，以免撕破硬脑膜（硬脑膜是脑抵御感染的重要屏障），术后伤口放置引流物数天，同时要处理原发病灶。清除的脓液应立即做革兰染色涂片、需氧和厌氧培养。抗生素应在术前就开始应用，直到术后感染完全控制才止。开始宜用广谱抗生素，如新青霉素 I 和氨基糖苷类抗生素或氯霉素，青霉素过敏者可改用万古霉素或氯霉素，如为革兰染色阴性杆菌，可选用氨基糖苷类抗生素。细菌培养和药敏结果出来后，再酌情选用敏感抗生素。

二、硬脑膜下脓肿

与硬脑膜外脓肿相同，常继发于鼻窦炎或中耳乳突炎，特别多见于青少年，可能是青少年的鼻窦后壁正处在发育成熟中，不能很好抵抗细菌向颅内蔓延。较少来源于开放性颅脑损伤，开颅手术后感染、颅骨骨髓炎、硬脑膜下血肿感染或血源性感染（如化脓性脑膜炎，常见婴儿）、胸腔化脓感染、面部感染、咽喉感染或帽状腱膜下感染等，也可继发于脑脓肿破裂。脓液在硬脑膜下腔迅速扩散，覆盖在大脑凸面和积聚于脑沟和脑裂内，也可由一侧大脑凸面扩展到对侧大脑凸面或由大脑扩展到小脑凸面和椎管内。一般总脓液量不多或在硬脑膜下腔只有 5~8mm 厚，但是由于脑水肿、皮质静脉炎和静脉窦血栓形成等因素引起颅内压增高却很明显，因此病情发展凶险，死亡率较高。另外，由于硬脑膜下积脓可因败血症的脓性栓子引起，这些栓子也可引起脑脓肿。据统计，约 1/4 患者并发脑脓肿，约 9% 患脑脓肿的儿童同时有硬脑膜下积脓。

常见致病菌为链球菌、葡萄球菌、流感嗜酸杆菌、肠道杆菌，有时为厌氧细菌。

（一）临床表现

早期患者出现头痛、发热和颈项强直。常有局灶型癫痫发作和轻偏瘫、眼底视盘水肿、动眼神经和展神经麻痹。多数患者在数小时或数天内病情迅速恶化，少数患者由于抗病力强或细菌毒力低而使病情呈亚急性发展。核素脑扫描、脑血管造影和头颅 CT 是诊断本病的主要方法，尤其以头颅 CT 更为准确、方便，已取代前两种检查方法。CT 典型表现为：大脑凸面有新月形或椭圆形低密度肿块，其靠近脑实质一面包膜可增强，少数慢性病例的包膜可发生钙化。CT 可同时显示脑水肿、脑脓肿和脑受压情况等。腰椎穿刺对诊断帮助不大，而且有诱发脑疝和促使炎症扩散的危险，一般仅用在与脑膜脑炎鉴别困难时，以及头颅 CT 和脑血管造影检查排除颅内占位病变后。

（二）治疗

要求紧急开颅清除脓肿内容物，由于脓液易积聚在脑沟或脑裂内以及炎症引起硬脑膜下腔内粘连，因此单纯钻孔难以彻底清除脓肿，宜以脓肿最厚处为中心做骨瓣开颅，摒弃骨瓣，尽可能多地清除脓液和坏死组织以及近硬脑膜一层包膜，与脑皮质粘连的包膜不要勉强切除。硬脑膜敞开减压。术后脓腔内置放导管或引流物，便于术后引流和抗生素溶液灌注，一般在术后 7d 内逐渐拔除。婴幼儿脑膜炎后继发的硬脑膜下积脓则可反复通过前囟穿刺吸脓。抗生素应用同脑脓肿。在颅内病变处理同时，对原发感染灶也应给予相应的治疗。对有癫痫者，应给予抗癫痫治疗。

三、脑脓肿

（一）病因

健康脑组织对细菌有一定抗御能力，实验证明把致病菌接种于脑内，很难造成脑脓肿。脑损伤、梗死引起的脑组织坏死以及术后残留死腔等则有利于脑脓肿的形成。脑脓肿大多继发于颅外感染，少数因开放性颅脑损伤或开颅术后感染所致。根据感染来源可分为以下几种：

1. 直接来自邻近感染灶的脑脓肿　其中以慢性化脓性中耳炎或乳突炎并发胆脂瘤引起者最常见，称耳源性脑脓肿，约 2/3 发生于同侧颞叶，1/3 在同侧小脑半球，大多为单发脓肿，但也可以是多房性的。额窦或筛窦炎可引起同侧额叶突面或底面的脓肿，称鼻源性脑脓肿。蝶窦炎可引起鞍内或颞叶、脑干等脓肿。头皮疖痈、颅骨骨髓炎等也可直接蔓延至颅内形成脑脓肿。这些脓肿大多发生在原发感染灶同侧，少数在对侧，此时脑脓肿是通过血源性播散而形成。耳源性脑脓肿的发生率一度占脑脓肿的首位，近来随着人民生活水平的提高和对中耳炎防治的普及，其发生率已退居在血源性脑脓肿之后。

2. 血源性脑脓肿　多因脓毒血症或远处感染灶经血行播散到脑内而形成。如原发感染灶为胸部化脓性疾患（如脓胸、肺脓肿、支气管扩张症等）称为肺源性脑脓肿，因心脏疾患（细菌性心内膜炎、先天性心脏病等）引起者称为心源性脑脓肿。此外，皮肤疖痈、骨髓炎、牙周脓肿、膈下脓肿、胆管感染、盆腔感染等均可成为感染源。此类脓肿常为多发，分布于大脑中动脉供应区，以额、顶叶多见，少数可发生于丘脑、垂体、脑干等部位。

3. 创伤性脑脓肿　在开放性颅脑损伤中，因异物或碎骨片进入颅内带入细菌，细菌也可从骨折裂缝侵入。非金属异物所致的脑脓肿多发生在伤后早期，金属异物所致者，则多在晚期，有长达 38 年后发病的报道。脓肿部位多位于伤道或异物所在处。

4. 医源性脑脓肿　因颅脑手术感染所引起，如发生于开颅术、经蝶（或筛）窦手术、立体定向术后感染。

5. 隐源性脑脓肿　感染源不明，可能因原发病灶很轻微，已于短期内自愈或经抗生素等药物治愈，但细菌经血行已潜伏于脑内，一旦人体抵抗力减弱，潜伏的细菌就繁殖而致脑脓肿。因此这类脑脓肿多为血源性，其病原体毒力低或机体抵抗力较强，急性化脓性炎症期不显著，病程长，诊断常困难。

（二）病理

1. 致病菌　随感染来源而异，常见的有：链球菌、葡萄球菌、肺炎球菌、大肠埃希菌、变形杆菌和铜绿假单胞菌等，也可为混合性感染。耳源性脓肿多属以链球菌或变形杆菌为主的混合感染，鼻源性脑脓肿以链球菌和肺炎球菌为多见，血源性脑脓肿取决于其原发病灶的致病菌，胸部感染多属混合性感染，创伤性脑脓肿多为金黄色葡萄球菌。不同种类的细菌产生不同性质的脓液，如链球菌感染产生黄白色稀薄的脓，金黄色葡萄球菌为黄色黏稠状脓液，变形杆菌为灰白色、较稀薄、有恶臭的脓，铜绿假单胞菌为绿色的有腥臭的脓，大肠埃希菌为有粪便样恶臭的脓。脓液应及时做细菌革兰染色涂片、普通和厌氧菌培养及药敏试验。有时脓液细菌培养阴性，此由于已应用过大量抗生素或脓液曾长时间暴露在空气，也可由于未做厌氧菌培养。厌氧菌脑脓肿的发生率日益增多，其中以链球菌居多，其次为杆菌和其他球菌。除开放性颅脑损伤引起的脑脓肿外，大多数厌氧菌脑脓肿继发于慢性化脓性病灶，如中耳炎和胸腔化脓性病变等。结核分枝杆菌、真菌（如放线菌、隐球菌等）、阿米巴原虫及肺吸虫等偶也可引起脑脓肿。

2. 细菌侵入颅内的途径　随病因而异。耳源性脑脓肿的细菌主要入侵途径是经邻近的骨结构（如鼓室盖）直接蔓延至硬脑膜、蛛网膜、血管、血管周围间隙，从而进入颞叶脑实质，形成脓肿（图 6-1），也可经鼓室盖后壁或 Trautman 三角（上方为岩上窦，下方为面神经管、后方为乙状窦）引起小脑脓肿。在少数病例，并有血栓性静脉炎时，感染性栓子可经静脉窦逆行或经导静脉（或动脉）传入脑，引起远隔部位如顶、枕、额叶、小脑蚓部或原发病灶对侧的脑脓肿。鼻源性脑脓肿的感染是细菌经额或筛窦壁，侵犯硬脑膜形成硬脑膜外（或下）脓肿，进而炎症扩散入脑实质和血管（特别是静脉），形成脑脓肿。血源性脑脓肿细菌侵入脑实质的途径有：①经动脉血液循环，多见于脓毒血症和胸腔内感染及细菌性心内膜炎，细菌或感染性栓子经动脉血液循环到达脑内，先天性心脏病因有动、静脉短路，大量静脉血不经肺过滤，直接进入左心，使细菌或感染栓子直达脑内。青紫型心脏病者常伴有红细胞增多症，血黏度增加，易形成栓子和造成脑栓塞，脑组织缺血缺氧、坏死，更有利细菌繁殖而形成脑脓肿。②经静脉血液循环，见于头面部感染、颅骨骨髓炎，牙周脓肿等，细菌可经面静脉与颅内的吻合支或板障静脉、导静脉等侵入颅内。③经椎管内静脉丛，肝、胆、膈下脓肿及泌尿系感染和盆腔感染，可经脊柱周围静脉丛与椎管内的静脉吻合进入椎管内静脉，再经椎静脉逆行入颅内。损伤性脑脓肿因硬脑膜破损，异物侵入颅内将细菌带入。

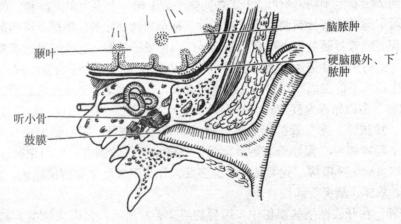

颞叶

听小骨

鼓膜

脑脓肿

硬脑膜外、下脓肿

图 6-1　耳源性脑脓肿细菌入侵途径

3. 病变的演变过程　病菌侵入脑内，一般经下述三个阶段形成脑脓肿。

（1）急性化脓性脑炎或脑膜脑炎期：由于病灶部位小血管的脓毒性静脉炎或化脓性栓塞，使局部脑组织软化、坏死，继而出现多个小的液化区，病灶周围血管扩张，伴炎症细胞浸润和脑水肿。

（2）化脓期：随着液化区扩大和融合而成脓腔，其中有少量脓液，周围有一薄层不规则的炎性肉芽组织，邻近脑组织有胶质细胞增生和水肿带。

（3）包膜形成期：脓腔外周的肉芽组织因血管周围结缔组织与神经胶质细胞增生逐步形成包膜，其外周脑水肿逐渐减轻。脓肿包膜形成的快慢不一，取决于机体对炎症防卫能力和病菌的毒力等。一般感染后 10～14d 包膜初步形成，4～8 周包膜趋于完善。但少数患者因其抵抗力差或病菌的毒力强大，脑部化脓性病灶长期不能局限，感染范围不断扩大，脑水肿严重，除形成多灶性少量积脓外，无包膜形成，称为暴发性脑脓肿，这是脑脓肿的一种特殊类型，预后多数不良。另外，在脓肿不同部位，包膜形成也不一致，在近脑皮质处，因血管丰富，包膜形成较厚，在白质深处则包膜薄而脆，因此脑脓肿易向脑室破溃。脑脓肿大小不一，可单房或多房，单发或多发。在脑脓肿周围常伴有局部的浆液性脑膜炎或蛛网膜炎，有时并发化脓性脑膜炎、硬脑膜外（或下）脓肿，增加鉴别诊断的困难。

（三）临床表现

临床表现取决于机体对炎症防卫能力与病菌毒力以及脓肿大小、所在部位和邻近解剖结构受影响的情况。多数患者具有下列典型表现。

（1）全身症状：多数患者有近期感染或慢性中耳炎急性发作史，伴发脑膜炎者可有畏寒、发热、头痛、呕吐、意识障碍（嗜睡、谵妄或昏迷）、脑膜刺激征等。周围血常规呈现白细胞增多、中性粒细胞比例增高、血沉加快等；此时神经系统并无定位体征。一般不超过 2～3 周，上述症状逐渐消退。隐源性脑脓肿可无这些症状。

（2）颅内压增高症状：颅内压增高虽然在急性脑膜炎期可出现，但是大多数患者于脓肿形成后才逐渐表现出来。表现为头痛好转后又出现，且呈持续性、阵发性加重，剧烈时伴呕吐、脉缓、血压升高等。半数患者有视盘水肿。严重患者可有意识障碍。上述诸症状可与脑膜脑炎期的表现相互交错，也可于后者症状缓解后再出现。

（3）脑部定位征：神经系统定位体征因脓肿所在部位而异。颞叶脓肿可出现欣快、健忘等精神症状，对侧同向偏盲、轻偏瘫、感觉性失语或命名性失语（优势半球）等，也可无任何定位征。小脑脓肿的头痛，多在枕部并向颈部或前额放射，眼底水肿多见，向患侧注视时出现粗大的眼球震颤，还常有一侧肢体共济失调、肌张力降低、肌腱反射降低、强迫性头位和脑膜刺激征等，晚期可出现后组脑神经麻痹。额叶脓肿常有表情淡漠、记忆力减退、个性改变等精神症状，亦可伴有对侧肢体局灶性癫痫或全身大发作、偏瘫和运动性失语（优势半球）等。若鼻窦前壁呈现局部红肿、压痛，则提示原发感染灶可能即在此处。顶叶脓肿以感觉障碍为主，如浅感觉减退，皮质感觉丧失，空间定向障碍，优势半球受损可出现自体不认症、失读、失写、计算不能等。丘脑脓肿可表现偏瘫、偏身感觉障碍和偏盲，少数有命名性失语，也可无任何定位体征。

不典型表现：有些患者全身感染症状不明显或没有明确感染史，仅表现脑局部定位征和（或）颅内压增高症状，临床上常误诊为脑瘤等。有些患者并发脑膜炎，仅表现脑膜脑炎症状。

并发症：脑脓肿可发生以下两种危象。

（1）脑疝形成：颞叶脓肿易发生颞叶钩回疝，小脑脓肿则常引起小脑扁桃体疝，而且脓肿所引起的脑疝较脑瘤者发展更加迅速。有时以脑疝为首发症状而掩盖其他定位征象。

（2）脓肿破裂而引起急性脑膜脑炎，脑室管膜炎：当脓肿接近脑室或脑表面，因用力、咳嗽、腰椎穿刺、脑室造影、不恰当的脓肿穿刺等，使脓肿突然溃破，引起化脓性脑膜炎或脑室管膜炎并发症。常表现为突然高热、头痛、昏迷、脑膜刺激征、角弓反张、癫痫等。其脑脊液可呈脓性，颇似急性化脓性脑膜炎，但其病情更凶险，且多有局灶性神经系统体征。

（四）诊断与鉴别诊断

脑脓肿的临床诊断依据有：①患者有化脓性感染病灶，并有近期的急性或亚急性发作史。②颅内占位病变表现。③在病程中曾有全身感染的表现。对这些患者应进行下列各项辅助检查，以助诊断和辅助诊断。

1. 实验室检查　如下所述：

（1）血常规：脑脓肿患者外周血白细胞计数多正常或略增高，若白细胞计数大于 $20 \times 10^9/L$（20 000/ml），多提示并发脑膜炎或全身系统感染。

（2）腰椎穿刺和脑脊液检查：在脑膜脑炎期颅内压多为正常或稍增高，脑脊液中白细胞可达数千以上，以中性粒细胞为主，蛋白量也相应增高，糖降低。脓肿形成后，颅内压即显著增高，脑脊液中的白细胞可正常或略增高（多在 $10^{10}/L$ 左右），糖正常或略低，但若化脓性脑膜炎与脑脓肿并存，则脑脊液的变化对诊断意义不大。而且，腰椎穿刺如操作不当会诱发脑疝。因此当临床上怀疑到脑脓肿时，腰椎穿刺要慎重。操作时切勿放脑脊液，只能取少量脑脊液做化验。

2. 影像学检查　如下所述：

（1）脑CT：是目前诊断脑脓肿的主要方法，适用于各种部位的脑脓肿。由于脑CT检查方便、有效，可准确显示脓肿的大小、部位和数目，故已成为诊断脑脓肿的首选和重要方法。脑脓肿的典型CT表现为：边界清楚或不清楚的低密度灶（0～15Hu），静脉注射造影剂后，脓肿周边呈均匀环状高密度增强（30～70Hu），脓肿中央密度始终不变，脓肿附近脑组织可有低密度水肿带，脑室系统可受压、推移等。如脓肿接近脑室，可引起脑室管膜增强征。少数脑脓肿的增强环不均匀，或有结节状可是脑CT显示的"环征"并非脑脓肿特有，也可见于神经胶质母细胞瘤、转移癌、囊性胶质细胞瘤、脑梗死和脑内血肿等。因此应结合病史注意鉴别。一般脑脓肿有感染史，CT显示的环较均匀，伴有室管膜增强，还是容易识别。在脑炎晚期，CT也可显示"环征"，此乃因脑炎引起血—脑屏障改变、血管周围炎性细胞浸润和新生血管形成等所致，因此脑炎的"环征"与脓肿包膜的"环征"在本质上不同。两者的区分，除结合发病时间外，可采用延迟CT检查法，即在静脉注射造影剂30min后扫描，脑炎原来低密度中央区也变成高密度，但脓肿中央区密度不变。由于类固醇激素有抑制炎症反应和成纤维增生、新生血管形成的作用，从而影响脓肿包膜形成，因此，对可疑患者应停用激素后重复CT检查。

（2）磁共振成像（MRI）：在脑炎期病灶呈边缘不清的高信号改变，中心坏死区为低信号改变，T_2（横弛豫时间）延长，周边脑水肿也呈高信号变化，灰白质对比度消失，T_1（纵弛豫时间）和 T_2 也延长。脑炎晚期的病灶中央低信号区扩大，IR（反向复原减像）示中央区仍为低强度。包膜形成期的中央区低信号，T_1 延长，但在长TR（重复时间）成像时原低信号变成较脑脊液高的高信号。包膜则为边界清楚的高信号环。邻近脑灰白质对比度恢复正常，但 T_1、T_2 仍轻度延长。因此MRI显示早期脑坏死和水肿比CT敏感，区分脓液与水肿能力比CT强，但在确定包膜形成、区分炎症与水肿方面不及CT敏感。但增强的环征有时难与囊性肿瘤区分。近发现弥散加权（DW）及近似弥散系数（ADC）在脑脓肿前者为高，后者为低信号，有助于区别囊性肿瘤。但是，对术后感染，DW有时有假阴性或假阳性，要注意结合有关资料进行鉴别。

（3）钻孔穿刺：具有诊断和治疗的双重意义，适用于采取上述各检查方法后还不能确诊的病例，而又怀疑脑脓肿者。在无上述检查设备的单位，临床上高度怀疑脑脓肿者，可在脓肿好发部位钻孔穿刺。

3. 脑脓肿应与下列疾病鉴别　如下所述：

（1）化脓性脑膜炎：一般化脓性脑膜炎体温较高，中毒症状和脑膜刺激征较明显，多无定位体征，脑脊液呈化脓性炎症改变等，不难与脑脓肿鉴别。但若脑脓肿与化脓性脑膜炎相伴随，则临床上两者难以严格区别，可采用脑CT或MRI加以鉴别。

（2）耳源性脑积水：多因中耳感染、乳突炎和横窦血栓形成所致。其特焦为颅内压增高而缺少定位体征，病程较长。可采用脑CT或MRI以及MRV（磁共振静脉显示）检查来与小脑脓肿区分。或小心行腰椎穿刺，压病灶侧颈静脉，如不引起脑脊液压力增高，则提示该侧横窦阻塞（Tobey—Ayer试验）。本病经药物抗感染，脱水多能缓解。

（3）化脓性迷路炎：为中耳炎并发症，可出现眼颤、共济失调和强迫头位，颇似小脑脓肿。但本病眩晕较头痛严重，眼底水肿，无病理征，经药物治疗数周多好转。

（4）脑瘤：一般根据病史、CT、MRI可鉴别，有时需手术才能确诊。

（五）治疗

在化脓性脑膜脑炎时选用有效的抗生素和脱水剂治疗，常可避免脓肿形成。脓肿形成后，抗生素仍是重要的治疗措施。由于血—脑屏障存在，抗生素在脑组织和脑脊液中的浓度比血中要低。因此应用抗生素要注意：①用药要及时，剂量要足。一旦诊断为化脓性脑膜脑炎或脑脓肿，即应全身给药。为提高抗生素有效浓度，必要时可鞘内或脑室内给药。②开始用药时要考虑到混合性细菌感染可能，选用抗菌谱广的药，通常用青霉素和氯霉素，以后根据细菌培养和药敏结果，改用敏感的抗生素。③持续用药时间要够长，必须体温正常，脑脊液和血常规正常后方可停药。在脑脓肿手术后应用抗生素，不应少于 2 周。青霉素钠盐或钾盐 1000 万～2000 万 IU/d，分 2～4 次静脉滴注，增效磺胺甲基异噁唑 4 支（相当 SMZI 600mg，TMP 320mg），分 2 次静脉滴注；氯霉素每天 50mg/kg，分 2～3 次静脉给药；苯甲异噁唑青霉素 12～18g/d，分 2 次静脉给药，氨苄西林每天 150～200mg/kg，分 2～4 次静脉滴注，阿米卡星每天 200～400mg，分 2 次肌肉或静脉给药；庆大霉素每天 3mg/kg，分 2～3 次静脉滴注；妥布霉素每天 5～7mg/kg，分 2～3 次给药，第三代头孢菌素，如头孢曲松钠每天 1～2g，分 1～2 次静脉滴注，羧苄西林每天 300～500mg/kg，分 2～4 次静脉给药；万古霉素每天 1～2g，分 2 次静脉滴注；利福平每天 1 200mg，分 2 次口服，甲硝唑每天 15～20mg/kg，分 2～4 次静脉给药。鞘内注射抗生素：庆大霉素每次 10 000～20 000IU，每天 1～2 次；阿米卡星每次 5～10mg（最大剂量每次 40mg），每天 1 次，先锋 I 号每次 15～100mg，每天 1 次，头孢噻啶每次 12.5～50.0mg，每天 1 次；多黏菌素每次 10 000～50 000IU，每日 1 次；万古霉素每次 20mg，每天 1 次；两性霉素 B 首剂 0.05mg，以后逐渐增至小于 1mg；咪康唑每次 10～20mg。可选用 1～2 种抗生素做鞘内注射，用生理盐水把药稀释，注射时要缓慢，使药液逐渐在脑脊液中弥散，并根据患者反应调整针尖位置和注射速度，以减少药液对神经组织的毒性反应。当伴有脑室炎时，鞘内给药脑室内药浓度很低，仅为椎管内浓度的 1/40～1/10，因此应装置头皮下贮液囊，做脑室内给药。脑室内给药同鞘内，但药剂量减半。当急性化脓性脑炎发展迅速，出现高颅压，危及患者生命，经脱水剂治疗无效时，可开颅切除炎性坏死脑组织，并在残腔内放置导管，以便术后做引流和注入抗生素。

一旦脑脓肿形成，就不能单独用药治疗，还必须采用手术。对包膜尚未完善形成的早期脓肿、多发性小脓肿、基底节等深部脓肿，或患者年老体弱不能耐受手术，可先采用内科治疗，但必须密切随访，定期做神经系统检查和脑 CT 复查。抗生素应用时间，根据患者临床状况和 CT 表现而定。当脓肿体积显著缩小，抗生素静脉给药至少 3 周，以后改口服，直到 CT 证实脓肿完全消失为止。对结核性、真菌或阿米巴原虫性脑脓肿，应给予相应的药治疗。

关于手术时机，有两种意见，一种主张一旦确诊为脑脓肿即应手术，另一种主张用抗生素治疗 1～2 周，待包膜形成完善手术。多数人偏向后一种意见，但当病情恶化时，应立即手术。手术方法有以下几种：

1. 穿刺抽脓术　简便安全，既可诊断又可治疗，适用于各种部位的脓肿，特别对位于脑功能区或深部脓肿（如丘脑、基底节）或老年体弱、婴儿、先天性心脏病及病情危重不能耐受开颅术者适用。穿刺法失败后，仍可改用其他方法。因此随着脑 CT 的应用，穿刺法常作为首选的治疗方法，甚至用于多房性脑脓肿。对深部脑脓肿（如丘脑脓肿），采用立体定向技术或脑 CT 简易定位法，可提高穿刺的准确性。但是缺点是疗程较长，对厚壁脓肿，脓腔内有异物者不适用。

穿刺抽脓时，应根据脓肿部位，选最近脓肿而又不在脑功能区或大血管部位钻孔。穿刺入脓腔后，应保持针尖在脓腔中央，把脓液尽量抽吸出来，并反复小心地用生理盐水做脓腔冲洗，防止脓液污染术野。最后向脓腔内注入抗生素。临床症状、体征的消失，CT 显示脓肿缩小（直径小于 1.5cm）、皱缩，则说明脓腔已闭合，可停止穿刺。但临床还应定期随半年至 1 年。

2. 脓肿切除术　经穿刺抽脓失败者、多房性脓肿、小脑脓肿或脓腔内有异物者均应行脓肿切除术，对脓肿溃破者也应紧急开颅切除脓肿，并清洗脑室内积脓。术时应注意防止脓液污染伤口。本法治疗彻底，颅内减压满意，但它要有一定的医疗技术和条件。可见，上述两法各有利弊，应根据患者情况合理选用。一般而论，手术方法与术后癫痫发生率、脓肿复发率及神经系统并发症之间并无显著关系。不论采用什么方法，最重要的是及时的诊断和治疗，在脑干尚未发生不可逆的继发性损伤以前清除病变，解除脑受压，并配合应用适当的抗生素，脱水治疗，注意营养和水电解质平衡。

其他治疗应包括术前、后高渗，利尿脱水剂（如20%甘露醇等）的应用和抗癫痫等对症治疗。由于术后约半数患者发生癫痫，以术后4~5年为高峰，因此术后抗癫痫治疗不应短于5年。

（六）预后与预防

脑脓肿的发生率和死亡率仍较高，在抗生素应用前，死亡率高达60%~80%，20世纪40—70年代由于抗生素应用和诊治方法提高，死亡率降为25%~40%。CT应用后，死亡率降低不显著，仍为15%~30%，这因本病（特别血源性）早期难被发现，当患者来诊时，脓肿已属晚期，一般手术死亡率与术前患者意识有关，清醒者为10%~20%，昏迷者为60%~80%。各种疗法都有程度不等的后遗症，如偏瘫、癫痫、视野缺损、失语、精神意识改变、脑积水等。因此，脑脓肿的处理应重于治，并重视早期诊断和治疗。例如，重视对中耳炎、肺部感染及其他原发病灶的根治，以期防患于未然。

影响疗效和预后的因素有：①诊治是否及时，晚期患者常因脑干受压或脓肿破溃而导致死亡。②致病菌的毒力，特别是厌氧链球菌引起的脑脓肿发病率和死亡率均较高，可能与其破坏脑组织的毒力有关。③心源性、肺源性和多发性脑脓肿预后差。④婴幼儿患者预后较成人差。

四、脑结核瘤

本病多继发于身体其他部位的结核病灶，由血源性播散入颅内，可单发或多发，颅内任何部位都可发生，但以小脑幕下较幕上者多见，约2：1，儿童尤其如此。

（一）病理

小脑幕下好发小脑半球，幕上以额、顶叶多见，其次为颞叶，少数可见硬脑膜、硬脑膜下腔、眶上裂、四叠体、胼胝体、脑干、脑桥小脑角、小脑扁桃、枕大池、脉络膜丛、垂体等。结核瘤大小不一，可从直径数毫米到8~9cm，甚至可占据整个小脑半球或大半个大脑半球。外观为边界清楚，黄白色结节状或不规则、少血管肿块，多位于脑皮质下，少数表浅者可与硬脑膜粘连。病灶周围脑组织水肿或萎缩。瘤剖面中心为淡黄色干酪样坏死或肉芽组织，显微镜检见类上皮细胞、朗汉斯巨细胞、淋巴细胞、浆细胞和中性粒细胞等。苯酚品红染色能找到抗酸杆菌。病灶周围脑组织有退化的神经元、神经纤维、栓塞的血管、格子细胞和肿胀的星形胶质细胞和少突胶质细胞。少数结核瘤中央的干酪样坏死而呈囊性变或并发化脓性细菌感染或形成结核性脑脓肿。

过去本病的发生率很高，占颅内肿瘤30%~50%，随着抗结核药的广泛应用，本病的发生率已显著降低，一般在0.9%~2.5%，可是在某些国家和地区其发生率仍达8%~12%。

（二）临床表现

多见青少年和儿童，约1/3患者有其他部位原发结核病病灶，1/3曾有结核病或结核病接触史，其余则无结核病史。绝大多数患者有头痛、呕吐、视盘水肿等高颅压征，婴幼儿可见头颅增大，头皮静脉怒张。局灶体征依病灶部位而定，小脑幕上者以各种形式的癫痫为突出表现，其他依次为运动、感觉障碍、失语等。小脑幕下者则以小脑共济障碍常见（参阅脑脓肿）。约半数患者有低热、盗汗、体重下降、营养不良、血沉增快等全身慢性感染病征。

头颅X线平片有时有病理性钙斑，胸片50%患者有肺结核，腰椎穿刺仅半数患者有白细胞稍增高、蛋白轻度增高，可是颅内压增高却见于大多数患者，因此应尽量避免腰椎穿刺，以防诱发脑疝。脑血管造影和脑室造影可显示颅内占位征象。脑CT是本病最理想的诊断方法，其典型表现为：均匀或不均匀的低密度病灶，其间有高密度钙化灶，增强后其包膜呈环状密度增高。邻近脑组织可有低密度水肿区小结核瘤（直径小于1cm）可表现等或高密度病灶。

对颅内占位病变者有下列情况应怀疑脑结核瘤：①青少年患者。②身体其他部位有结核病灶或有结核病史。③有头痛、低热、抽搐、盗汗、乏力、体重下降和血沉增快者。

（三）治疗

主要是药物治疗，在药物治疗无效或有不能控制的高颅压以及术前不能定性者才手术治疗。除位于重要功能区的病灶外，应争取全切除，术中谨防结核瘤破裂污染术野，手术结束时用 0.05% 链霉素溶液彻底冲洗术野。术后应继续抗结核药物治疗。过去本病手术后多因并发结核性脑膜炎而死亡，死亡率高达 50%~70%。抗结核药物问世后，疗效大为改观。药物治疗一般采用链霉素 1g/d、异烟肼 400~600mg/d、对氨水杨酸 8~12g/d，三者联合应用，或利福平 600~1200mg/d、异烟肼和乙胺丁醇三者合并应用，总疗程为 18~28 个月，同时可给予维生素 B_6 50~100mg/d，以防抗结核剂引起的神经毒性反应。术后或并发粟粒性结核或脑膜炎者，可加用肾上腺皮质激素，以减轻脑水肿。

五、脑梅毒瘤

少见，发生率占颅内肿瘤的 0.1%~0.6%，为一种慢性肉芽肿性晚期神经梅毒。大多累及脑皮质下区和经血管、脑膜扩散至邻近脑实质。好发于大脑半球，偶见于小脑和脑干、第四脑室、垂体、下丘脑等。单发为主，呈不规则圆或形卵圆形，直径大小不一，质地如橡皮，切面呈灰红色。镜检可分三个区域：中心区为广泛坏死，含大量嗜银纤维（为本病的特点），其外围为细胞结构，有浆细胞、淋巴细胞、单核细胞，成纤维细胞、类上皮细胞和巨细胞等，伴有血管炎或血管周围炎，最外围为胶原纤维组成的包膜。

（一）临床表现

近似颅内肿瘤，有高颅压征和局灶神经征。颅骨 X 线平片可有慢性高颅压表现、松果体钙化移位等。如病灶与脑膜广泛粘连，可侵犯颅骨而使局部颅骨板变薄和破坏。脑血管造影和脑 CT 检查显示占位征象。如发现阿—罗瞳孔、血和脑脊液梅毒反应阳性，对本病诊断很有价值。

（二）治疗

治疗包括应用铋剂、碘剂和青霉素等驱毒剂，药物治疗无效或有高颅压征或严重局灶征时，应手术治疗切除梅毒瘤，术后仍需驱梅毒治疗。

六、脑真菌性肉芽肿和脓肿

属深部真菌感染，因此凡能引起深部组织感染的真菌，均可以是本病的致病菌，如隐球菌、曲霉菌、球孢子菌、类球孢子菌、诺卡菌、放线菌、荚膜组织胞质菌、芽生菌、分子孢子菌、念珠菌、波伊德霉样真菌、藻菌等，但以隐球菌和曲霉菌、放线菌多见。近年来，由于抗生素、激素和免疫抑制剂在临床上广泛应用，器官组织移植手术推广，以及医务人员对真菌病认识的提高，真菌感染的发生率有增加趋势。在自然界中真菌分布很广泛，很多真菌是条件致病菌，寄生在人体中，当人体抵抗力降低时，它们乘虚而入，可侵犯肺、脑膜和脑、脊髓、皮肤、淋巴结、肠、肝、脾、肾上腺等脏器等。真菌入侵脑的方式，常先从呼吸道吸入，形成肺部病灶，再由肺经血行播散于全身器官和入颅，少数真菌（如曲霉菌、放线菌和芽生菌）可经头面部的口腔、鼻腔、鼻窦、眼眶、脊椎骨等处的病灶直接侵入中枢神经系统，个别病例可经腰椎穿刺、手术植入而发生脑部真菌感染。患有单核—吞噬细胞系统恶性肿瘤、糖尿病等患者较易发生本病。

（一）病理

感染使脑膜局限性或广泛性形成不规则的肉芽肿，淋巴细胞、浆细胞或多核巨细胞浸润。脑呈不同程度的水肿，真菌沿血管周围和软脑膜下聚集，形成多数小囊样病灶，呈急性或慢性化脓性炎症反应，甚至形成脑脓肿或肉芽肿，多位于脑实质内，偶见脑室内。在脓肿和肉芽肿中可见大量真菌体或菌丝。不同种类的真菌感染，引起的病理变化也不相同，白色念珠球菌常引起小灶性化脓和肉芽肿；隐球菌早期形成胶冻样病变，无纤维包裹，晚期则形成肉芽肿，放线菌主要形成多发性脓肿和肉芽肿，脓肿壁呈黄色，脓液含"硫黄颗粒"。

（二）临床表现及诊断

病程多为亚急性、慢性或隐袭性发展，甚可迁延或反复发作达数十年之久，未经治疗者多死亡。临床表现颇似颅内肿瘤，有高颅压征和局灶神经征。椎管内感染表现进行性脊髓横贯性损害，可有发热，但常不明显。常伴因脑底蛛网膜粘连引起的交通性脑积水。脑脊液常规、生化检查可发现压力、蛋白和细胞计数增高；但非特异性，头颅X线摄片、同位素脑扫描、脑血管造影等仅显示颅内占位迹象，不能确定占位的性质。脑CT表现与化脓性脑脓肿相同，包膜可有或无增强，肉芽肿则呈等或略高密度病灶，中等增强，可有或无钙化。周围脑水肿常不明显。因此，单纯根据临床表现和上述检查难以诊断本病，诊断的重要依据是，脑脊液涂片染色、培养和接种或脑组织和肉芽组织标本的病理检查，以发现病原菌。真菌皮肤试验阳性反应，其他器官、组织发现真菌感染有辅助诊断价值，如皮肤瘘管分泌物有黄色、奶油黄、棕色和有时为黑色的"硫黄颗粒"（可把分泌物稀释于生理盐水中，取沉积物过滤后寻找），则很可能为放线菌感染。

（三）治疗

以手术切除肉芽肿或脓肿为主，术后辅以药物治疗。药物如下所述：

（1）两性霉素B：对隐球菌、球孢子菌、念珠菌等效果较好。剂量从0.25mg/kg开始，溶于5%葡萄糖溶液中静脉滴注，逐渐增至1mg/kg，使在3个月内总剂量达2～4g。滴注速度应缓慢，避光。由于本药不易透过血—脑屏障，故常同时鞘内给药。方法：取两性霉素B 0.25mg溶于等渗盐水1ml内，然后用5～10ml脑脊液再稀释后缓慢、分次注入鞘内。一般鞘内给药1次最大剂量为1mg，每周注射2次。应用本药前给予地塞米松和非乃根等，可减轻药物反应。

（2）制霉菌素：对隐球菌、念珠菌等效果较好。剂量，成人200万～400万IU/d，儿童每次12.5万～25万IU，分2～4次口服。

（3）克霉唑（三苯甲咪唑）：对念珠菌、球孢子菌等有效。剂量：成人每天50～60mg/kg，儿童每天20～60mg/kg，分3次口服。

（4）曲古霉素：对隐球菌、芽生菌、念珠菌有效。剂量：20万～40万IU/d，分3～4次口服。

（5）5-氟胞苷：作用同两性霉素B，但它能通过血—脑屏障，对肝、肾均有损害。剂量：每天100～200mg/kg，一般应用6～8周。

（6）抗生素：大剂量青霉素、林可霉素、氯霉素对放线菌感染有效。

（7）酮康唑（ketoconazole）：对球孢子菌、组织胞浆菌有效。剂量：200～1200mg/d。

上述药物应用的期限视病情而定，并应根据脑脊液常规、生化、涂片检查和培养结果决定是否停药。用药期间要注意药物的不良反应，并调整全身情况，增强机体抵抗力，消除引起真菌感染的原因，这样才易于提高治疗效果。

（赵　鸽）

第三节　颅内寄生虫病

由生物病原体如原虫（阿米巴、弓形虫、锥虫等）、蠕虫（囊虫、肺吸虫、包虫、血吸虫、旋毛线虫等）侵入人体而发生的疾病。在中枢神经系统，生物病原体及其代谢产物可引起过敏性、中毒性、血管性和炎症性反应，并导致脑组织广泛水肿、脑脊液循环梗阻或寄生虫性肉芽肿和脓肿。各种寄生虫引起的神经系统损害的表现不同，但有其共同性，可归纳如下：急性期多出现功能性症状，如头痛、头晕、失眠、烦躁不安、情绪淡漠、记忆力降低、嗜睡等，急性期后出现脑损害症状，如颅内压增高、全身性或局灶性癫痫、运动和感觉功能麻痹、失语等。此外，有时可伴有周围神经或脊髓症状等。

一、阿米巴病

阿米巴病是由溶组织阿米巴原虫引起，它主要侵入肠道，称肠道阿米巴病。肠道阿米巴滋养体可经肠壁的血液—淋巴迁移到肠外，引起各种肠外并发症，其中以肝脓肿最多见，脑部并发症占肠外阿米巴病的 1.0% ~ 8.1%。本病分布遍及全球，但以热带地区多见。

病理变化有脑膜脑炎和脑脓肿两种类型。在脑膜脑炎型时，脑膜和皮层的切片中可找到溶组织阿米巴。病损区为坏死灶，逐渐发展成肉芽肿，有时可与化脓性细菌混合感染，形成脓肿。脓肿周围有慢性组织反应，形成血管性和结缔组织的包膜，包膜内可找到阿米巴滋养体。

（一）临床表现及诊断

本病多继发于慢性肠道阿米巴病或阿米巴肝（或肺）脓肿，其间隔时间可长可短，一旦颅内病灶出现，病程发展多较迅速。有剧烈头痛、抽搐、嗜睡、昏迷，局灶体征有复视、偏瘫、面瘫、失语等。

本病的诊断除根据临床表现，脑脊液检查、脑 CT 和 MRI 扫描外，确诊主要是找到溶组织阿米巴病原体。由于脑脊液涂片可找到阿米巴原虫的机会少，因此主要从脑标本中寻找，特别是脓腔包膜、脓液和肉芽肿。取标本时宜用针筒或玻璃管，而不用棉花签，因后者会使原虫黏着棉花上，并使其脱水，不利病原体寻找。粪便中检得病原体也有诊断价值。

（二）治疗

治疗包括药物和手术治疗。如病情允许，应先给予抗阿米巴药物。为减少药物不良反应和提高疗效以及同时治疗颅外原发病灶，现多主张多种药物联合应用，如甲硝唑 400 ~ 750mg，每日 3 次，5 ~ 7d 为一疗程，加用碘喹啉 650mg，每日 3 次 ×20d，或去氢吐根素每天 1.0 ~ 1.5mg/kg，5d。对妊娠妇女，特别妊娠头 3 个月者应慎用甲硝唑。应用去氢吐根素时，患者应卧床休息，反复做心电图，有心肌损害时应即停药。

有脓肿形成时，应手术治疗。为减少并发细菌性感染，宜用穿刺排脓法。术后仍应给予抗阿米巴药物。

二、脑囊虫病

脑囊虫病是猪绦虫的幼虫（囊尾蚴）寄生脑部所致，它约占人体囊虫病的 80% 以上，主要流行于华北、东北、西北和华东北部各地区。其感染方式有：①内在自身感染：患有绦虫的患者，由于呕吐或肠道逆蠕动，使绦虫妊娠节片回流至胃内，虫卵在十二指肠内孵化逸出六钩蚴，钻过肠壁进入肠系膜小静脉与淋巴循环而输送至全身和脑，发育成囊虫蚴。②外在自身感染，绦虫患者的手部沾染虫卵，污染食物，经口而感染。③外来感染：患者自身并无绦虫寄生，因摄入附有虫卵的蔬菜或瓜果后而感染。

（一）病理

猪绦虫的幼虫经血液循环播散，多寄生于脑的大脑中动脉供应区，如额、顶叶。根据病灶分布部位和临床特点可分为四型：①脑实质型：囊虫结节散布脑实质内，灰质较白质为多。一般在活虫的周围组织反应较小，死虫的周围炎症反应较大，并有程度不等的纤维组织增生。邻近脑组织往往有水肿和反应性星形细胞增生，从而引起神经系统功能障碍。②脑室型：囊虫结节寄生于脑室系统内，以第四脑室最多见。结节游离于脑室内或黏附于脑室壁，引起脑脊液循环梗阻而致脑积水和颅内压增高。③脑底型：囊虫结节位于脑底池内，常成串或多发，引起颅底蛛网膜炎和粘连而产生脑神经麻痹、交通性脑积水等症状。④脊髓型：多发于胸段脊髓，髓内或髓外均可发生。

（二）临床表现

由于囊虫侵入颅内的数目、部位不同以及囊虫的发育过程和死亡不一，因此临床症状复杂多变，病情波动。少数病例由于大量囊虫进入脑内，发病急骤，出现明显的精神和神经障碍，甚至迅速死亡。一般而言，本病神经损害取决于囊虫数目和位置所致的机械效应及囊虫引起的炎性和中毒反应，表现为颅内压增高、局灶神经体征、癫痫、精神障碍等。按临床特点可分下列类型：①脑膜脑炎型：由一次大量感染后引起弥漫性脑水肿、反应性炎症变化等。临床表现有精神异常、全身性癫痫、瘫痪、失语、感觉障碍、脑膜刺激征、共济失调和昏迷等症状，不能以脑的局灶损害解释。②癫痫型：发作形式有大发作、小发作、精神运动性发作或局限发作等。同一患者可具有两种以上的发作形式，且极易转换。多样性和易转换性为本型的特点。③脑瘤型：表现为颅内压增高、癫痫、强迫头位、瘫痪和感觉障碍等。④脊髓型：囊虫侵入椎管，产生脊髓压迫征，如病变水平以下的运动、感觉和大小便障碍等。

患者常有皮下或肌肉内囊虫结节，分布于头和躯干，四肢较少，结节呈圆或椭圆形，直径 0.5 ~ 1.5cm，坚实，可在皮下或肌肉中自由推动，无压痛。结节可陆续出现或自行消失。

（三）诊断

癫痫患者如有皮下或肌肉内结节，经活检证实为囊虫，则本病诊断基本成立。少数不伴皮下结节者诊断较困难，但患者可有下列特点：神经症状多样性、多灶性和不稳定性，刺激症状较麻痹症状占优势，症状进展缓慢和波动等。脑脊液检查正常或有白细胞计数增多，以嗜酸性粒细胞为主（12% ~ 60%患者），蛋白含量增高，糖含量正常或稍降低。周围血嗜酸性粒细胞可高达30%。大便中可找到绦虫卵或成虫节片。X线平片可发现皮下或肌肉、颅内（约1/6患者）有散在、大小不等的钙化斑，大小为 1 ~ 12mm，对诊断有帮助。血清或脑脊液囊虫补体结合试验、放射免疫试验测定脑脊液或血清 IgG 抗体也具诊断价值。可是弱阳性也见于胶原病、肝硬化、血吸虫病等，血清学检查阴性者也不能除外本病。脑 CT 扫描，根据囊虫生长不同时期，有不同表现。约 2/3 病灶表现同脑脊液一样密度，单发或多发，包膜可（或）不增强。1/5 病灶有高密度结节，可单发或多发。钙化灶多发，其周边有或不增强，多见于经药物治疗或虫体自行死亡者。可伴有阻塞性或交通性脑积水及脑皮质萎缩。由于囊液密度近似脑脊液，因此 CT 易发现脑实质内囊虫，难发现脑室内囊虫，通过脑室碘水造影后扫描方易识别。MRI 早期囊尾蚴存活在 T_1WI 呈低信号区，T_2WI 高信号区。脑室内囊虫在包囊呈低信号，头节为高信号的斑点状结节。

（四）治疗

1. 绦虫病的治疗　驱除寄生于肠道的成虫，防止再次自身感染。常用药有：①吡喹酮 10 ~ 20mg/kg，每日 3 次，2d。②氯硝柳胺（灭绦灵）2g，嚼碎后 1 次吞服，3 ~ 4h 后服泻药 1 次，加速绦虫节片排出。

2. 囊虫病治疗　①吡喹酮 50mg/（kg·d），分 3 次口服，14d，必要时可重复 1 ~ 2 个疗程。治疗有效者 CT 表现囊肿和结节缩小或消失或钙化，脑室形态恢复正常，临床症状缓解。约 1/5 患者药物治疗无效，需手术治疗。②外科手术适用于有颅内压增高、局灶体征，并经 CT 定位者。囊虫阻塞导水管，可从侧室注入生理盐水使脑室内压增高，促使囊虫脱离导水管。抗颅高压药物治疗无效者，可做脑室—腹腔分流术。手术治疗详见下文。

3. 症状治疗　癫痫者服用抗癫痫药，脑炎型者加用类固醇激素，高颅压者用脱水剂等。

三、脑血吸虫病

日本血吸虫、曼氏血吸虫和埃及血吸虫均可寄生于人体，但以前两者多见，我国则流行日本血吸虫。2% ~ 4% 血吸虫病患者出现脑部并发症，多见于青壮年。

（一）病理

血吸虫成虫寄生在门静脉系统和其他血管内，产生的虫卵可经体循环、颅内静脉窦或椎静脉系统侵入颅内或椎管内。虫卵在脑或脊髓内沉积，可引起：①特异的炎性病变，主要发生在病灶区的软脑膜和其下的皮质和白质内，可表现为虫卵肉芽肿、假结核结节和瘢痕结节等形式，并有浆细胞浸润、病灶周围毛细血管网形成。②非特异性病变，表现为胶质细胞增生、脑（或脊髓）软化或水肿、小血管炎性变化等。

（二）临床表现

1. 急性脑血吸虫病　常见于初次进入流行区域，并有大量疫水接触史者，发病于感染后 1 ~ 2 个月。由于血吸虫的虫卵、毒素、代谢产物等引起组织坏死，出现全身毒血症反应和神经组织水肿、过敏反应。表现急性脑炎或脑脊髓炎，有头痛、精神障碍、抽搐、昏迷等，也常伴发热、荨麻疹、血嗜酸性粒细胞增多等。

2. 慢性脑血吸病虫　虫卵进入神经组织，引起特异性虫卵肉芽肿和非特异性脑组织反应，多见于感染后 3~6 个月。由于病变多在大脑中动脉供应区，因此表现颇似有局灶征的脑瘤，常见局灶性癫痫、偏瘫、偏身感觉障碍等，还可有视野缺损、精神障碍和颅内压增高征等。虫卵栓塞血管可引起脑卒中样发病。

3. 脊髓血吸虫病　虫卵沉积于脊髓引起脊髓压迫征或脊动脉炎，栓塞使脊髓血供障碍。临床表现有急性脊髓炎，慢性肿瘤型，有运动、感觉和大小便障碍。

（三）诊断

癫痫患者来自血吸虫流行区或有疫水接触史，均应考虑到本病可能。首先应确定有否血吸虫病。曾有发热、咳嗽、荨麻疹、腹泻等全身感染症状，体检发现肝脾肿大，周围血嗜酸性粒细胞计数增多，粪便中找到虫卵、孵化阳性或结肠活检虫卵阳性均属感染证据。以血吸虫为抗原的血液和脑脊液补体结合试验、环卵试验对诊断具有重要参考价值。

神经系统体检、CT 和 MRI 显示颅内占位征象或脊髓病变。

（四）治疗

以吡喹酮治疗为主，剂量 20mg/kg，每日 3 次，1d。有颅内压增高者应同时给予高渗脱水剂，有癫痫者给抗痫药。有下列情况者应手术治疗：①血吸虫肉芽肿引起颅内压增高且药物治疗无效，或引起脊髓压迫征（术前应作椎管造影）。②脑水肿和（或）脑积水严重，药物治疗无效。术后仍应辅以吡喹酮治疗。

四、脑肺吸虫病

肺吸虫成虫除寄生于宿主的肺部外，还可以在宿主体内游走，20%~26% 进入中枢神经系统，产生脑和脊髓病变。本病多见于温带地区。

（一）病理和发病原理

肺吸虫成虫经胸纵隔，沿颈动脉管侵入颅腔，多数直接侵入颞枕叶，再到达其他脑叶。有时虫体穿入侧脑室，从而侵入对侧大脑半球，少数沿颈静脉或椎动脉侵入小脑，通过膈肌以下的椎间孔直接侵入椎管。脑内病变早期为成虫在脑内爬行和虫卵等引起脑组织坏死、出血和反应性炎症，形成界限不清的肉芽肿，以后病灶中心逐渐坏死、软化、液化，周围形成结缔组织包膜而成一边界清楚的脓肿或囊肿。晚期因脑组织多处破坏，纤维组织与神经胶质增生以致皮质和皮质下白质萎缩、脑沟和脑室扩大。

（二）临床表现

脑肺吸虫病可分三种类型：①亚急性脑脑脑炎型：见于疾病早期，有头痛、畏寒、发热、怕光、颈项强直等。②脑局灶性病变型：由于虫体侵入较久，形成多房性囊肿或脓肿而引起占位效应。少见情况可引起脑内出血。临床表现有同向偏盲、失语、癫痫、偏瘫、偏身感觉障碍等。③脑萎缩型：晚期因广泛脑萎缩而致智力衰退、精神症状、癫痫和进行性瘫痪等。

脊髓型早期因成虫侵入引起硬脊膜外寄生虫性冷脓肿或肉芽肿，称扩张型；后期因成虫逸出或死亡，脊髓变性萎缩，转为萎缩型。

（三）诊断

多来自流行区，在我国为黑龙江、吉林、辽宁、台湾等，曾有生食蝲蛄、石蟹等第二中间宿主和咳出锈痰的患者，如出现反复发作的脑膜脑炎、进行性瘫痪及局限性或全身性癫痫、同向偏盲、视力减退、颅内压增高症或脊髓症状时，应考虑本病可能。痰液、空腹胃液、大便和脑脊液检查找肺吸虫卵及肺吸虫补体结合试验、皮内试验有助于明确诊断。约半数患者头颅 X 线平片有病理性钙化和颅内压增高征象。CT、MRI 等有助定位诊断。

（四）治疗

本病是全身肺吸虫病的一部分，因此治疗首先必须着重于全身治疗。主要杀虫药有：吡喹酮，总剂量 120~150mg/kg，2~3d 疗程，1d 量 2~3 次分服，硫氯酚，成人剂量 3g/d，分 2~3 次口服，隔日服药，共（10~20）d；氯喹每天 15mg/kg 等。下列情况应考虑手术治疗：①药物治疗无效，病情进行性恶化或出现颅内压增高症症状脊髓压迫症。②病变局限，可以切除。③包膜形成的脓肿或囊肿。上述术后患者仍应继续抗肺吸虫治疗。此外对有癫痫等患者给予相应的治疗。

五、脑棘球蚴虫病

脑棘球蚴虫病又称脑包虫病，由细粒棘球绦虫（狗绦虫）的幼虫（即包虫）寄生大脑和脊髓，占整个包虫囊肿的 2%~3%。好发于与狗、羊等终宿主有密切接触史者，吞食污染有虫卵的食物而得病。

（一）病因和病理

细粒棘球蚴绦虫卵在人体肠内孵化成六钩蚴，穿越肠壁经门静脉系统，侵入肝、肺和脑等，少数随血流经椎静脉侵入脊柱。脑棘球幼虫病好发于大脑、小脑、脑室和颅底等处。可分两型：①原发型：幼虫经肝、肺和颈内动脉而入颅。多见于儿童，常单发。②继发型：较少见，常由心肌包虫囊肿破裂至左心房或左心室，其子节或头节经血流入颅。往往多发，伴脑栓塞，多见于成人。

包虫囊肿包膜为微白色半透明膜，囊液为无色透明，外观与 CSF 很相似，但含毒性蛋白。囊壁分内外两层，内层即包虫囊，含有大小不等的子囊；外层为宿主组织形成的一层纤维包膜，两者之间仅有轻度粘连，其中含有血管，供给营养。包虫死后，囊液变浊，囊壁可钙化。包虫囊大小不一，取决于寄生虫的种系及其寄住的组织与宿主等多种因素。囊肿生长速度每年为 1~5cm 直径。母囊可产生子囊及头节，由于虫体繁殖力强，子囊和头节可多达数百，形成巨大囊肿。

（二）临床表现

头痛、呕吐和视盘水肿等颅内压增高症常为首发症状。儿童患者可有头围增大，头皮静脉扩张。局灶性症状取决于包虫生长部位，常见有运动性或感觉性癫痫、轻偏瘫、偏身感觉障碍、视野缺损和精神症状等。脊柱包虫症表现长期神经根刺激症状，以后因脊髓受累而突然出现截瘫。

（三）诊断

根据患者来自畜牧区，有狗、羊等密切接触史，患有肝、肺包囊虫病，加上脑部症状（或脊髓压迫征）即可考虑本病可能。对未能解释的年轻脑栓塞者、寄生虫性栓子的可能性应予考虑。血液、CSF包囊虫补体结合试验阳性和包囊虫液皮内试验阳性具有诊断意义。CT 和 MRI 具有定位诊断价值，特别 CT 能显示包虫囊的位置、大小、形态，典型的包虫囊为边界清晰、密度同 CSF 或略高的类圆形肿块，壁多有钙化，几乎不增强。病灶四周无脑水肿。

（四）治疗

手术切除是唯一治疗方法，以完整摘除囊肿为原则。若囊肿破裂，囊液外溢，不仅可引起过敏性休克反应，且囊液中的头节扩散，导致囊肿复发。因此，术前定位要准确，手术切口和骨窗要足够大，硬脑膜张力高时，要用脱水剂处理，切忌用脑针穿刺探查或抽吸囊液减压。切除时宜用加压注水漂浮法，即沿囊壁周围分离直至超过囊肿最大径，然后调整头位至有利于囊肿滚出的位置，用 2~3 个冲洗器插入囊壁与脑组织间隙内，向囊肿底部加压注入生理盐水，利用水压均匀作用于囊肿壁，使其由囊肿床内漂浮起来，滚入容器中。近有报道用细针穿刺囊肿，注入过氧化氢或患者自身新鲜血于囊内，可杀死包虫原头节，为手术治疗开辟新途径。术时一旦囊液污染伤口，可用过氧化氢溶液处理。苯并咪唑类化合物对广泛播散难以手术的患者可缓解症状，延长存活期，也可作为手术前后辅助药物，减少复发，提高疗效。

（赵　鸽）

第七章

颅内肿瘤

颅内肿瘤包括原发性肿瘤以及由身体其他部位转移到颅内的继发性肿瘤。其中，原发性肿瘤发病率为（7.8～12.5）/10万，可发生于任何年龄段。儿童和少年以颅后窝及中线部位的髓母细胞瘤、颅咽管瘤、松果体区肿瘤为多见；成人以胶质细胞瘤、脑膜瘤、垂体瘤、听神经瘤等为多见；老年以胶质细胞瘤及转移瘤为多见。颅内肿瘤在40岁左右为发病高峰期，之后随年龄的增长，发病率呈下降趋势。

颅内肿瘤的发病机制，目前尚未完全清楚。研究表明，细胞染色体上的癌基因及各种后天诱因可导致颅内肿瘤的发生。潜在的危险因素包括：遗传因素，如遗传综合病症或特定基因多态性；物理因素，如电磁辐射；化学因素，如亚硝胺类、多环芳烃类化合物；生物性因素，如DNA病毒、RNA病毒等。

第一节　颅内肿瘤的临床表现及治疗

颅内肿瘤的临床表现主要包括颅内压增高和局部症状及体征。90%以上的颅内肿瘤患者存在颅内压增高症状，且症状常呈慢性、进行性加重；若肿瘤存在囊性变或瘤内出血，则可出现急性颅内压增高，甚至出现脑疝，直接导致患者死亡。局部症状及体征为肿瘤对周围脑组织的压迫、破坏所致，临床表现取决于肿瘤的生长部位。

（一）颅内压增高症状和体征

颅内肿瘤的临床表现主要为头痛、呕吐以及视神经盘水肿。头痛是因颅内压增高刺激、牵扯脑膜血管及神经所致，多位于前额及颞部，颅后窝肿瘤可致枕颈部疼痛并向眼眶放射。疼痛性质常为持续性，并呈阵发性加剧，晨醒、排便、咳嗽时加重，呕吐后可缓解。呕吐是因迷走神经中枢及神经受激惹引起，常伴随头痛发生，呕吐多为喷射性。颅内压增高导致视神经受压，眼底静脉回流受阻，从而引起视神经盘水肿，是颅内压增高的客观征象，严重时可有眼底出血。颅内压增高晚期，患者视力减退，视野向心性缩减，甚至可致失明，常双侧都受影响。部分患者，特别是幼儿，可无视神经盘水肿。

除上述主要表现，患者还可出现头晕、复视、黑矇、猝倒、意识模糊、精神淡漠等症状。中、重度急性颅内压增高常引起生命体征改变，呼吸、脉搏减慢，血压升高，即Cushing综合征。

（二）局部症状与体征

局部症状与体征为肿瘤压迫或破坏周围脑组织所致，临床表现主要取决于肿瘤生长部位，包括两种类型：一种为刺激性症状，如疼痛、癫痫、肌肉抽搐等；另一种是正常神经组织受挤压或破坏导致的功能丧失，如偏瘫、失语、感觉障碍等麻痹性症状。因首发症状或体征提示最先受肿瘤压迫、损害的脑组织部位，故最早出现的局部症状具有定位意义。不同部位脑肿瘤具有不同的局部特异性症状及体征，以下对常见部位进行描述。

1. 大脑半球肿瘤　大脑半球功能区附近的肿瘤早期可有局部刺激症状，如癫痫、幻听、幻视等；晚期则出现破坏性症状，如肌力减弱、感觉减退、视野缺损等。常见临床症状如下：

（1）精神症状：最常见于额叶肿瘤，尤其是肿瘤侵犯双侧额叶时症状最为明显。表现为人格改变及记忆力减退、反应迟钝、生活懒散、丧失判断力、性情改变等。

（2）癫痫发作：可为全身性大发作，也可为局限性发作，而局限性发作对肿瘤的诊断具有重要意义。癫痫发作前可有先兆症状，如颞叶肿瘤癫痫发作前常有眩晕、幻嗅；顶叶肿瘤癫痫发作前可有感觉异常，如肢体麻木等。癫痫发作最常见于额叶肿瘤，其次是颞叶肿瘤和顶叶肿瘤，枕叶肿瘤最少见。

（3）锥体束损害症状：最早常发现一侧腹壁反射减弱或消失，其后同侧腱反射亢进、肌张力增加、病理征阳性。症状因肿瘤大小及对运动区损害程度的不同而各异。

（4）感觉障碍：顶叶肿瘤常见，痛、温觉障碍常不明显，多位于肢体远端，且多轻微。皮质感觉障碍则表现为两点辨别觉、实体觉、对侧肢体位置觉障碍等。

（5）失语症：见于优势大脑半球肿瘤，分运动性、感觉性、混合性及命名性失语。运动性失语是指优势半球额下回受侵犯，患者具有理解语言的能力，而语言表达能力丧失。感觉性失语是指优势半球颞上回后部受侵犯时，患者具有语言表达能力，而不能理解语言。

（6）视野缺损：常见于枕叶及颞叶深部肿瘤，因肿瘤累及视辐射神经纤维所致。早期呈同向性象限视野缺损，而后视野缺损的范围随肿瘤体积的增大而增大，最后可形成同向偏盲。

2. 鞍区肿瘤　鞍区肿瘤患者颅内压增高症状较少见，因患者初期即可出现视力视野改变及内分泌功能紊乱，从而及早就医。

（1）视力减退及视野缺损：常为鞍区肿瘤患者就诊的主要原因，因肿瘤向鞍上发展压迫视交叉所致，眼底检查可见原发性视神经萎缩。视力减退常由一只眼开始，另一只眼视力也逐渐减退，呈进行性发展，可致双眼相继失明。典型的视野缺损表现为双颞侧偏盲，若肿瘤向前发展压迫一侧视神经，可出现一侧失明，而另一侧颞侧偏盲或正常；若肿瘤向后发展压迫视束，表现为同向偏盲。

（2）内分泌功能紊乱：泌乳素水平过高，女性出现闭经、泌乳、不孕等；男性出现阳痿、性功能减退。生长激素水平过高，于儿童可致巨人症，于成人可致肢端肥大症。促肾上腺皮质激素水平过高，可致 Cushing 综合征。

3. 松果体区肿瘤　肿瘤位于松果体区者，颅内压增高常为首发甚至唯一临床症状和体征，主要因肿瘤位于中脑导水管开口附近，极易导致脑脊液循环梗阻。肿瘤继续向周周生长，从而压迫四叠体、中脑、小脑、下丘脑等，引起以下相应的局部症状。

（1）四叠体受压迫症状：主要表现为上视障碍、瞳孔对光反应和调节反应障碍。此外，还可出现眼睑下垂、滑车神经不完全麻痹等。

（2）中脑受压迫症状：若肿瘤累及脑干基底部皮质脊髓束，则可见肢体不完全麻痹、双侧锥体束征。若肿瘤累及中脑网状结构，则可影响患者的意识状态。

（3）小脑受压迫症状：若肿瘤压迫小脑上蚓部或通过中脑的皮质脑桥束，则表现为持物不稳、步态蹒跚、眼球水平震颤等。

（4）下丘脑损害表现：嗜睡、肥胖、尿崩症、发育停止等，男性还可见性早熟。

4. 颅后窝肿瘤　肿瘤累及小脑半球、小脑蚓部、脑干及脑桥小脑角 4 个部位，出现以下 4 组不同的临床表现。

（1）小脑半球受累：主要表现为患侧肢体共济失调。此外，还可出现患侧肌张力减退或消失、腱反射迟钝、膝反射钟摆样等临床表现。

（2）小脑蚓部受累：主要表现为躯干和下肢远端共济失调，患者步态不稳或不能行走，Romberg 征阳性。

（3）脑干受累：交叉性麻痹为其特征性表现。中脑受累多表现为患侧动眼神经麻痹；脑桥受累可表现为患侧眼球外展肌、面肌麻痹，同侧面部感觉、听觉障碍；延髓受累可出现患侧舌肌、咽喉麻痹，舌后 1/3 味觉消失等。

（4）脑桥小脑角受累：常见患侧中后组脑神经症状及小脑症状。中后组脑神经症状，如患侧耳鸣、进行性听力减退、颜面麻木、面肌麻痹或抽搐、眩晕、声音嘶哑、饮水呛咳等。小脑症状，如患侧共济失调、眼球水平震颤等。

（三）治疗

1. 降低颅内压　在治疗颅内肿瘤的过程中，降低颅内压处于非常重要的地位。降低颅内压最直接、最根本的方法是切除颅内肿瘤，但部分肿瘤无法手术或不能全切，需要行放射治疗或化学治疗。临床常用降低颅内压的方法有脱水治疗、脑脊液引流、综合治疗等。

（1）脱水治疗：脱水药物分利尿性和渗透性两类。前者通过将水分排出体外，使血液浓缩，从而增加其吸收组织间隙水分的能力；后者则通过升高血液渗透压，使水分从脑组织向血管内转移。

（2）脑脊液体外引流：主要包括侧脑室穿刺和脑脊液持续外引流两种。侧脑室穿刺主要用于急救和迅速降低因脑室扩大引起的颅内压增高，穿刺点常为右侧脑室额角，排放脑脊液不可过快，防止因颅内压骤降导致的脑室塌陷或颅内出血。脑脊液持续外引流主要用于缓解术前、术后的颅内压增高症状，或用于监测颅内压变化情况。

（3）综合治疗：综合防治措施包括低温冬眠或亚低温、激素治疗、限制水钠输入、保持呼吸道畅通、保持合理体位等。

2. 手术治疗　手术是治疗颅内肿瘤最直接，也是最有效的方法。临床常见手术方法如下：

（1）切除手术：切除手术的原则是在保留正常脑组织的基础上，最大限度地切除肿瘤。按切除肿瘤的程度分为全切（完全切除）、次全切（切除90％以上）、大部切除（切除60％以上）、部分切除，以及活检。

（2）内减压手术：若肿瘤不能达到全切，可切除肿瘤周围的非功能区脑组织，获取足够空间，达到降颅压、延长患者寿命的目的。

（3）外减压手术：常用于不能切除、仅行活检及脑深部肿瘤放疗前，通过去除颅骨骨瓣，敞开硬脑膜以降低颅内压。常用式式有去大骨瓣减压术、颞肌下减压术、枕肌下减压术等。

（4）脑脊液分流术：常用于解除脑脊液梗阻，常用式式有侧脑室—腹腔分流术、侧脑室－枕大池分流术、终板造瘘术、第三脑室底部造瘘术等。

3. 放射治疗　位于重要功能区或位置深在而不宜手术的肿瘤，或不能全切的肿瘤术后，或对于放射治疗较敏感、不能耐受手术或不同意手术的患者，可采用放射治疗。放射治疗分内照射法和外照射法两种。内照射法又称间质内放疗，通过将放射性同位素植入肿瘤内，达到放疗目的。外照射法包括普通放疗、等中心直线加速器治疗、伽马刀放射治疗等。

4. 化学治疗　临床上常用的化疗药物有卡莫司汀、洛莫司汀、司莫司汀、博来霉素、阿霉素、丙卡巴肼、长春碱、替尼泊苷等。选药原则为：①药物应能通过血脑屏障，对中枢神经无毒性，并能在血液和脑脊液中长时间维持。②分子量小、脂溶性高的非离子化药物。③颅内转移瘤应参照原发肿瘤选择药物。

5. 基因药物治疗　基因药物治疗颅内肿瘤目前仍处于临床研究阶段。例如，单纯疱疹病毒胸苷激酶基因能使抗病毒药物丙氧鸟苷转化为细胞毒性药物，以逆转录病毒为载体，导入胶质瘤细胞内，特异性杀伤处于分裂期的瘤细胞，并可诱导周围瘤细胞凋亡，且不影响正常或静止的细胞。

（赵　鸽）

第二节　脑肿瘤影像学及治疗技术进展

（一）脑肿瘤术前影像学

目前临床诊疗中，医学影像已成为决定最终医疗行为的重要依据，脑肿瘤常规检查多依靠X线片、CT及MRI等。近年来，由传统CT及MRI衍生出的三维CT、正电子发射断层显像（PET）、磁共振弥散加权成像（DWI）、磁共振波谱（MRS）、磁共振弥散张量成像（DTI）、扩散张量纤维束成像（DTT）技术等新兴检查手段的出现，为脑肿瘤的临床诊断及治疗提供了重要的参考依据。

1. 三维CT　CT可以说是20世纪医学研究的重要成果之一，它使临床医学发生了革命性的变化，但由于受到计算机技术发展的限制，成像以二维轴位图像为主。而临床医生对于病灶的认识，也只能由二维CT图像进行想象和抽象叠加，难以对病灶及其周围结构勾画出准确的三维立体关系。三维CT是指CT图像的三维重建，是目前研究的热点，涉及数字图像处理、计算机图形学、医学等相关领域。螺旋CT（SCT）扫描速度快，可获得无间断的容积数据，一次体积数据采集在短时间内即可完成；同时配合三维CT成像软件，对数据进行回顾性处理，从而产生高质量的立体三维图像，对颅内病灶的定位极其精细。

2. 磁共振波谱（MRS） MRS是目前唯一能无创伤探测活体组织化学特征的方法，是在磁共振成像的基础上产生的一种新型的功能分析诊断方法，是磁共振成像和磁共振波谱的完美结合。MRI研究的是人体器官组织大体形态的病理生理改变，而MRS研究的是人体细胞代谢的病理生理改变，二者的物理学基础都是核磁共振现象。许多疾病的代谢改变早于病理形态改变，MRS则对代谢改变的潜在敏感性很高，可提供信息以早期检测病变。在20世纪70年代，MRS即被应用于人和动物组织器官的活体组织检测，随着MRS的迅速发展，近年来美国食品药品监督管理局（FDA）已认可MRS技术，MRS也从实验室转入临床应用阶段。MRS对于一些疾病的病理生理变化、早期诊断、疗效及预后的判断都有重要意义。对一般的神经影像学技术而言，MRS是一项辅助检查技术，通过特定的脑立体像素反映代谢产物的水平，从而提供解剖影像以外的局部生理性数据，在MRI检查的同时无需花费过多的时间。MRS可检测许多代谢产物，并根据代谢产物的含量分析组织代谢的改变。MRS不但可以将肿瘤与炎症、脱髓鞘病变区分开来，也可以在肿瘤性疾病的分级、放疗后反应、鉴别复发和假性进展等方面提供有价值的数据。

3. 功能性磁共振成像（fMRI） fMRI在观察大脑思维活动时，时间分辨率很高，而空间分辨率也可达到毫米水平。借助于fMRI，大脑的研究范围可延伸至记忆、注意力、决策、情绪等方面。在某些情况下，fMRI可识别研究对象所见到的图像或阅读的词语。尽管广义上将fMRI分为脑血流测定技术、脑代谢技术、神经纤维示踪技术三类，但目前应用最广泛的是BOLD效应的fMRI，即通常所说的fMRI。

fMRI的原理，即BOLD效应是基于局部神经元功能活动对耗氧量和脑血流量影响程度不匹配而导致的局部磁场性反应，如氧合血红蛋白和去氧合血红蛋白。氧合血红蛋白是抗磁性物质，对质子弛豫没有影响；而去氧合血红蛋白是顺磁物质，可产生横向磁化弛豫时间（T_2）缩短效应。故当去氧合血红蛋白含量增加时，T_2加权信号减低；当神经元兴奋时，电活动引起脑血流量显著增加，同时耗氧量也增加，但增加幅度较低，使局部血液氧含量增加，去氧血红蛋白的含量减少，T_2加权信号增强。总之，神经元兴奋可引起局部T_2加权增强，这就是T_2加权像信号能反映局部神经元活动的原理，即BOLD效应。

早期的fMRI单纯利用神经元活动的血流增强效应，是通过注射顺磁造影剂的方法实现的；随着成像技术的发展，才逐渐形成BOLD。由于fMRI成像技术是无创的，因此应用的范围越来越广。与其他非手术脑功能定位技术，如脑电图、脑磁图、正电子发射断层显像、红外光谱成像相比，fMRI具有极好的时空分辨率。针对肿瘤切除计划，fMRI能提供有价值的额外信息。在术前神经功能定位方面，fMRI可对血流量的微小变化以及有功能的皮质产生生理活性时的T_2加权信号进行定位，与传统MRI获得的解剖信息和术中电刺激测绘的数据相结合，能更精确、更完全地切除肿瘤，并可避免损伤邻近脑功能区。

4. 磁源成像（MSI） MSI通过测量脑神经电流产生的生物磁场而获得神经元兴奋的信息，并与MRI解剖图像叠加进行空间定位。其重要意义在于改变了CT、MRI、PET、单光子发射计算机断层扫描等时间分辨率和静止图像的现状，使其叠加在MRI图像上，如电影一般，在解剖结构中实时地合成活动功能图像，动态观察、确定大脑神经功能活动的起源及传导通路。这种解剖与功能的结合、互补，把脑磁图（MEG）短暂、间隙的准确性与MRI解剖学、病理学的特异性相结合，并针对皮质功能组织，提供精确、实时的三维神经功能活动立体定位解剖图像。与fMRI相似，MSI可在术前对外侧裂皮质和语言优势半球进行定位。MEG可在MRI影像上明确标记脑主要功能区，实现无创脑功能成像，同时可与计算机导航系统融合，为术前手术入路的制订和术中选择最佳入路以避免损伤脑功能区提供了可靠依据。

5. 磁共振弥散张量成像（DTI）和扩散张量纤维束成像（DTT）技术　如使用美国 GE - Signa HD 1.5T 超导双梯磁共振机固有 Funtool 4.3 功能软件对采集到的原始数据进行处理，感兴趣区（ROI）设置选取两侧整个大脑区。计算术后区及对侧相应区域白质与灰质的 FA 值，在彩色 FA 图的基础上再重组双侧 CST 3D 白质纤维束图，观察纤维束的结构变化（移位、分布、连续性及破坏等），双侧 CST 的选取尽量做到全面且多方位重建 DTT 图像，显示纤维束与肿瘤的关系和术后纤维束的形态异常改变，为术前诊断及术后评价提供依据。

（二）微创手术方式

就手术治疗而言，需根据术前神经肿瘤的部位、大小、大体特征、组织学特征、放化疗敏感性及术前患者神经系统症状严重程度，以及所在医院的医疗条件来决定切除肿瘤的策略。肿瘤全切虽是医患双方共同追求的目标，但若存在诸多因素限制，则应充分衡量患者得失，适当地缩小手术范围，或仅做以组织学诊断为目标的肿瘤活体组织检查手术。随着科技的进步，神经外科进入了微创手术时代，无框架神经导航、术中成像、术中超声定位及脑功能区定位等辅助措施迅速发展，将各种技术有机结合，可以在完全切除肿瘤的同时，使肿瘤以外的正常组织仅受最轻微的创伤。

1. 锁孔技术　1971 年，神经外科医生 Wilson 最早提出锁孔技术，Perneczky 等使其逐步规范和完善。1998 年，Fries 等在锁孔入路解剖学研究的基础上提出了内镜辅助下锁孔技术的手术理念。2000 年，赵继宗提出了类似锁孔的微骨孔手术治疗理念，兰青较全面地开展了眶上、颞下、远外侧枕髁后等经神经导航下锁孔手术入路的解剖与临床研究。2005 年，Reiscb 等报道了 1125 例眶上锁孔手术经验。锁孔手术是神经外科手术入路微创化研究的产物。神经外科手术，经历了最初的扩大切口使光线射入颅内深部，以确保手术医生及助手能看清颅内深部结构的裸眼手术，到采用眼睛式手术放大镜，再到采用手术显微镜的过程。颅底入路的设计与完善，使以前不能到达的颅中线和颅底的肿瘤得以暴露和切除，而采用锁孔理念为基础的入路从某种程度上改善了颅底手术巨大创伤的状况。

神经内镜的光线从内镜头端发出，看不到物镜上方和后方的区域，而显微镜光线从颅外的一定距离射入，则可看到包括内镜上方、后方的整个手术通道，将手术显微镜与神经内镜巧妙结合，相互补充，故最初开展锁孔手术的医生也多为内镜手术者。人们又致力于寻找一种手术技术，其既有内镜微创的优点，又能克服内镜手术不能直接在显微镜下操作的缺点，不但可用于脑室系统及颅内自然间隙，还可用于以往创伤较大的颅底手术，锁孔手术技术被逐步发展和完善起来，成为不依赖神经内镜的独立手术方法。

（1）理念和原则：锁孔手术在我国尚未全面展开，在手术理念及原则方面仍存在争议。锁孔技术的核心是根据患者影像学检查所显示的病变部位、性质和局部解剖学特点，进行精确、个体化设计，从而选择最佳手术入路。锁孔手术是以现代影像和定位技术为依托，吸收显微外科的原则和技术而发展起来的微创神经外科技术，以小骨孔为特色，微创原则贯穿手术全过程，不仅是开颅时微创，进颅后更应遵循微创。理解锁孔的理念是发展和提高该技术的关键。锁孔在神经外科领域具有三重含义：①锁：一把钥匙对应一把锁，对于不同的病变应采用不同的手术入路，即个性化设计手术入路。锁孔技术虽有其常用入路，但不应拘泥于此，应注重每个患者的特殊性。②孔：每个病变和手术入路都有其重要的切入点，即钻孔处。此孔有唯一性，体现在只有在该处钻孔、进颅、暴露病变，直到完成手术，患者所受创伤才最小。③锁孔效应：经锁孔所看到的空间不是与锁孔相同的大小，而是离孔越远视野越大，即门镜放大效应（猫眼效应）。利用颅内解剖结构中已经存在的间隙，通过显微技术开创出一条创伤最小的手术通道，以到达脑深部的靶区，并进行有效手术操作。

锁孔手术的原则：首先追求的是患者的手术安全，其次是追求满意的手术效果，再次是基于上述两条追求对患者造成最小手术创伤。锁孔手术的微侵袭性不仅是小骨孔和轻柔操作，还强调对病灶处理的满意程度。若对某一病变无原则地采用锁孔手术而不能充分地处理病变，则被 Perneczky 称为最大的侵袭。不适合做锁孔手术入路的肿瘤，选择骨窗大一些入路可能获得更好的疗效。锁孔手术微创的原则是兼顾颅内、外，并以颅内为重点。虽然锁孔手术切口的标志是骨孔小于 3cm，但并非绝对。更重要的是根据患者的具体情况，设计最合适于切除病变的最小骨孔，有可能是大于3cm的。

（2）锁孔手术的适应范围：常用锁孔手术入路分为定型和非定型两类，用于治疗各种脑部深处病变。

定型是指利用颅内已有的几个主要自然间隙，将深部空间扩大后进行手术的锁孔入路。常用入路有：①眶上锁孔入路：目前采用最多，从前向后可显露前颅底、视交叉前方、垂体柄及鞍膈等，甚至可见颅后窝脑干腹侧面和基底动脉分叉部。②翼点锁孔入路：在 Yasargil 翼点入路的基础上，通过磨除蝶骨嵴，利用外层裂自然间隙，可暴露从同侧颅前窝至中颅底的全部范围，对于鞍区偏侧方的病灶尤为合适。③颞下锁孔入路：此入路可显露鞍区、岩斜区、小脑幕游离缘等处的病变。④纵裂锁孔入路：骨窗可位于矢状窦的任意侧，而无须越过矢状窦，若切开胼胝体，可经穹窿间到达第三脑室。⑤幕下锁孔通路：此通路使常规颅后窝开颅范围进一步缩小，如枕下乙状窦后入路，可显露脑桥小脑角及岩斜区病变。⑥经皮质—侧脑室锁孔入路：较常规入路切口和骨孔明显缩小，充分利用脑室间隙暴露室间孔、侧脑室及第三脑室。⑦其他入路：经蝶垂体瘤、经迷路听神经瘤等手术的锁孔入路。

非定型是指病变接近骨窗或需切开脑组织暴露病变的锁孔入路。此类手术是锁孔入路由定型到非定型的发展，使锁孔入路的适应范围得以扩大，而不局限于常规锁孔入路。因周围明显的解剖标志较少，故手术切口难以定位，需根据病变位置选择小骨孔，若定位不准确，骨孔会偏离病变，给手术带来困难。打开硬膜后，周围少有正常存在的自然间隙或脑池可利用，脑膨出较多见。切开脑皮质后，其手术入路的走向很大程度上依赖于术者的手术经验。这类手术应在术前根据脑沟在 MRI 上的显像标记好位置，采用立体定向或导航技术确定关键孔，并尽量利用脑沟等颅内间隙，以减少脑实质创伤，且应严格遵循在肿瘤边界进行操作和手术切除靶标。

2. 立体定向手术 立体定向手术分为有框架和无框架两类。诊断性活体组织检查常在局部麻醉下用封闭式立体定向的方式，即在有框架的立体定向下完成手术操作。利用影像引导的立体定向活体组织检查能获得足量的病理学和分子生物学诊断所需的组织，而手术意外的发生率可降到最低点。Bernstein 等报道，立体定向活体组织检查因活体检查组织取材不当所致的误诊率约为8%，术后肺活动性出血的发生率约为53.9%，相关并发症的发生率约为6%，死亡率约为2%。目前，立体定向活体组织检查仅用于一部分疑似胶质细胞瘤的患者，根据病变的大小、深度、有无传播及特征性临床症状，来决定是否需要活体组织检查。尽管印迹、涂片或冷冻切片具有速度快的优点，可用于确诊，仍有必要留下更多的组织做石蜡切片。根据活体组织检查所得到的病理学资料是否能指导辅助治疗以及是否存在优势，尚无随机对照研究资料。回顾性非随机化研究表明，与采用常规外科手术的患者相比较，活体组织检查后放疗的存活率没有明确的实质性益处。

（三）神经导航和术中成像

神经导航是神经外科领域一项重大的进步，利用此方法可帮助医生制订手术计划和选择到达肿瘤的最佳途径以及在术中实时评价肿瘤切除的程度，尤其在解剖变异或有困惑时，术中实时获取解剖信息更加宝贵。肿瘤连同周围水肿带，往往扭曲正常的解剖关系，给凭经验定位的神经外科医生带来很多困难。术中导航可根据术前为导航准备的影像资料，通过 T_2 加权像描绘的肿瘤边界，在完整切除与正常脑组织毗邻肿瘤的同时保护好肉眼难以鉴别的正常脑组织。术中实时导航的主要部件包括：把手术对象与相关的周围结构和物理空间进行注册，确定手术对象与固定装置间的关系，整合实时数据及计算机界面。利用天然标记或外部基准标记，使多幅图像的数据相互关联。无框架立体定向神经导航系统包括：超声波数字化系统、红外显示系统、磁场数字化仪、多关节编码臂及机器人系统。多重注册技术对手术区域相关联的图像很有用，无论首选的注册方法如何，因无框架定向系统的标记物能反映出图像的变形，故在精确定位方面，无框架定向系统优于有框架系统。此外，因无框架定向系统不需固定框架，故可用于颅骨切除。一些新的无框架定向系统包括基于超声波、发光二极管及磁场的跟踪系统，也已投入使用。而在术中产生的"脑移位"影响肿瘤切除的准确性，还需术中超声波或术中磁共振来解决。

1. 术中超声波 手术切除肿瘤后，病灶收缩，切除的残腔或脑脊液的漏出都可能引起术中脑组织移位，从而使术前已规划好的手术区域发生变化，并可导致正常脑组织的损害。神经导航系统通过综合术中超声波获取的数据，对组织移位加以部分纠正。与其他实时图像的成像方式相比，术中超声波存在一些不足，如有时检查到的图像结构不清，无法有效区别异常组织和正常组织，手术区域的血性产物可能导致对超声图像的误读等。通过术中成像技术证实，无论在皮质不是皮质下水平，神经导航系统最大的误差来源于术中脑移位。解决此问题，可通过跟踪皮质相对已知标志的移动，采用术中超声波或数字成像所获得的数据进行实时更正，但尚需在临床上有更多的研究来评价此方法的有效性。根据 Berger 等的经验，术前 MRI 影像在术中无法使用时，利用术中超声波校准是一种可接受的选择。超声波导航的优点在于能配合术前 MRI 影像，提供肿瘤切除的实时信息，有利于处理术中出血、囊肿引流及肿瘤切除，还可在使用标准的导航技术时计算脑移位。

2. 术中磁共振 采用术中 MRI 需要有与 MRI 相兼容的器械，如陶瓷或钛器械，以尽量降低人为影响。能实时正确反映肿瘤位置是术中 MRI 追求的主要目标，若出现影像失真，则必然导致注册目标不准确，从而导致肿瘤定位的偏差。除了器械，空气—组织界面也可造成人为影响，需提高 MRI 机器性能加以解决。手术损伤血—脑屏障造成造影剂外渗，可能会被解释为残余肿瘤。为了减少此类影像错误，必须认真研究每个系统，并用模型定期检查失真情况，以及常规使用修正程序以校准误差。在切除病灶前，采用更高的对比度获得的影像，可有效辨别术中造影剂外渗，提高切除病灶的准确性。Tronnier 等通过对 27 个病例的数据研究发现，更新导航系统参数有益于肿瘤切除程度的评价和消除传统导航系统术中脑漂移。Black 等通过研究 140 例病例得出了类似的结论。术中 MRI 在评价切除范围以及在追踪活体组织检查方面都是可靠的方法。另有研究表明，开放式 MRI 仪放在手术室邻近的一间手术室内，检查时把患者从主手术室移至隔壁 MRI 室，有 16% 的幕上肿瘤在手术切除后的术中 MRI 影像上发现本不该残留的肿瘤。目前的 MRI 无论放在何处，对于低级别胶质瘤，尤其是处于功能区附近者，术中成像对鉴别其水肿及正常脑组织的边界都具有一定的困难，这需要采用术中刺激映射技术来解决。

（四）刺激映射技术

刺激映射技术即术中电生理监测技术，可实时精确显示语言、运动等功能区所在的位置，是一种通过在相应的区域借助于皮质刺激或皮质下刺激以确认脑功能区的客观评价方法，是近几年开展的新技术。神经肿瘤手术治疗的原则是在保护脑功能不受损伤的前提下尽可能多地切除肿瘤。然而，即使在肉眼可见的明显肿瘤边界内切除肿瘤，对于肿瘤附近的脑功能区来说仍然是不安全的。因此，在术中利用刺激映射技术实时精确地确定脑功能区十分重要。

1. 技术原理及适应证 刺激映射技术可通过术中刺激映射肿瘤内部及其周围的皮质和皮质下组织，辨别、保留功能区域内的正常组织，最大限度地减少术后出现永久性功能缺陷的风险。刺激映射技术除了应用于确定脑皮质功能区的范围以外，还能可靠地辨别皮质下运动、语言、感觉区的下行传导束，是目前指导术者安全切除肿瘤的唯一有效的方法。位于功能区及其附近的大脑半球的低级别胶质细胞瘤，是采用术中刺激映射技术的主要适应证。因胶质细胞瘤有侵犯皮质下脑白质束的倾向，故无论是辨别皮质运动区还是其下行通路都十分重要。有功能的脑组织很可能位于大块拟切除组织内部，术前需用刺激映射加以辨别。

传统观念认为，语言功能的皮质代表区包括语言区、Broca 区、Wernicke 区及后语言区。这一观念现在仍被大多数人认可。但关于皮质电刺激方面的研究已经发现，语言功能区存在明显的个体差异，并对传统观念提出质疑。基于不同患者语言中枢位置不尽一致，所以应根据术中患者对指定物体命名以及对某一段文字阅读后所反馈的图像信息来确定其功能区，而不能仅依据标准的神经外科解剖标志定位来切除位于颞叶"非语言功能区"的肿瘤。即使切除距颞极仅 4cm 的颞叶组织或仅切除颞上回，都有可能导致术后永久性失语。

2. 操作过程 将患者放置在适当的位置，以利于暴露手术所需的区域，同时需保护并垫好四肢。刮洗头部，标记切口，一般需较广泛的暴露，以确保有充分的皮质部位供测试用。使用加热毛毯保持中心温度在正常体温上下 1℃ 左右。若患者的体温降得过低，尤其是患者在常规麻醉下，会使皮质刺激映射变得困难。麻醉诱导时常规预防性使用抗生素。采用的麻醉方法是静脉注射丙泊酚或静脉滴注芬太尼，以维持镇静和睡眠。通过鼻套管输入氧气，防止动脉血氧饱和度降低。无论是否使用渗透性利尿剂，均需插入导尿管。颅骨切除范围应足够大，以利于暴露肿瘤及其周围的脑组织，包括可能存在的相关功能区、提供充足的能映射功能的皮质区，并用术中超声或手术导航系统确定肿瘤位置。由于硬脑膜对疼痛很敏感，在硬脑膜上的动脉周围，需用利多卡因和布比卡因混合液做浸润麻醉，以减轻患者唤醒后的不适。

3. 识别运动中枢皮质和皮质下通路　硬膜打开后，行刺激映射检查，首先识别运动皮质，在脑表面放置一个间距双极电极，间距5mm，用2～16mA电流每隔2～3秒刺激一次。用直流电发生器产生双相性脉冲方波，频率60Hz，峰值持续时间1.25ms。唤醒运动区皮质活动所需的电流大小取决于患者的麻醉状态。一般来说，睡眠状态下运动区的刺激电流需达到4mA，而清醒状态则可减少到2mA。以1～2mA的幅度调整电流，直至运动区皮质产生可辨别活动。除了肉眼可见的运动区皮质活动，多通道肌电图具有更强的敏感性，水平较低的刺激也可引起运动反应。一般没必要用16mA以上的刺激去唤醒运动或感觉反应。处理术中刺激诱发的局灶性运动性癫痫最好的方法是使用室温林格液快速冲洗皮质，迅速中止源于被激惹皮质的癫痫活动。

外侧裂下皮质运动中枢的确立是通过引出张、闭眼和握手的动作反应来完成的。腿的运动皮质中枢靠近大脑镰，不在视野内，需将条状电极沿大脑镰插入，并用适合外侧裂皮质表面的电流刺激引起腿部运动区的活动。下行运动和感觉传导通路的确立，是在辨别出运动皮质后，用相似的刺激参数刺激和辨别下行传导束。下行运动和感觉传导通路可延伸至内囊及其下方的脑干和脊髓。切除浸润性胶质细胞瘤时，因有功能的运动、感觉或语言中枢可能位于肉眼可见的肿瘤内部或被肿瘤浸润的脑组织内，故这一检测就显得十分重要。切除肿瘤后还应再次刺激皮质或皮质下结构，若能证实运动和感觉通路完好，即使患者神经系统受损，功能障碍也只是暂时的，可在术后数日或数周内恢复。当切除位于放射冠、内囊、岛叶、辅助运动区及其附近区域的肿瘤时，确定皮质下通路十分重要。由于双极刺激来自电极连接片的电流极微弱，故一旦出现运动或感觉异常，需立即停止切除。

4. 识别语言中枢　丙泊酚麻醉去除颅骨后，应使患者在清醒状态下测定语言中枢所在的位置。识别皮质运动中枢后，将皮质脑电图的连接线固定于骨窗周边的颅骨上，用脑电图双极电极刺激记录皮质电极的连接点。这种刺激可引出一种能在监视器上看到的后放电电位，这种后放电电位的存在表明刺激电流强度过大，需以1～2mA的幅度逐渐减小，直至后电位消失。术中让患者从1～50计数，同时将双极的刺激探针放置到中央沟前的运动回下方，以识别Broca区。当计数中断时，即在完整的语言表达过程中，捕捉到没有口咽运动的时刻就意味着找到了Broca区。语音捕捉计数的完整性中断通常局限于面部运动皮质的正前方。应用理想的电流刺激的同时，将命名对象的幻灯片展示给患者，每隔4秒变换一次，并让患者说出所示物体的名称，仔细记录下答案。为确保没有"命名困难"或"命名不能"的刺激映射错误，每个皮质点要测3遍。所有用于命名的基本皮质点，均需用无菌、带有编号的小纸片在脑表面记录下来。脑电图在语言映射的全过程中连续监测，能标记出多发的后放电棘波，一则可减少连续电流刺激诱发癫痫的机会，二来可减少由电流扩散效应导致的命名错误。

有研究表明，从病灶切除边界至语言中枢距离的长短，决定了术前已经存在的语言障碍术后会持续多久、能否恢复、以及手术造成的语言障碍是否为永久性。一般来说，手术切除边界至最近语言中枢的距离超过1cm，则不会出现永久性语言功能障碍。

（五）虚拟手术计划系统

虚拟现实技术（VRT）是一种利用计算机创建虚拟环境，并借助于多种专用输入、输出设备，实现用户与虚拟环境直接交互的技术，具有交互性、临境感和构想性。

1. 虚拟现实技术的现状　目前，VRT已成为医学领域应用最活跃的技术之一。VRT术前计划系统可将原有的二维影像重新整合，形成三维立体影像，并可提供虚拟的手术环境。应用操作工具在术前制订计划和模拟手术，有助于提前了解手术的难易度，评估手术风险，并对术前诊断予以补充和完善。术者可于虚拟环境中体验手术的全过程。VRT系统的优势在于实现了个体化，通过模拟系统减少了手术风险，提高了对手术成功率的可控性。在教学方面，VRT技术更能体现其优越性，除了能极大地节约培训的时间和费用以外，还可大大降低非熟练术者实施手术的风险性。充分利用已有的成功经验和感受，术前制订计划并模拟手术过程，可减少手术并发症。目前，国内外许多研究机构和商业公司在虚拟外科手术计划及模拟训练等方面进行了研究和实践。

2. 虚拟现实技术在神经外科中的应用　为了达到虚拟与实际情况相吻合，对影像扫描有一定的要求：CT 需 8 排以上，螺旋扫描模式或容积扫描效果更好；MRI 需 1.5T 以上，梯度回波，三维数据采集；最小矩阵 256×256，所有影像学资料原始数据以 DICOM 格式输出至光盘，对于不同序列需严格区分；若病例有 CT、CT 血管造影（CTA）、MRI、磁共振血管造影（MRA）这 4 种数据，则可提供最佳解剖影像；同一患者在扫描时，所有影像资料的扫描区域应当一致，以获得精确融合；CT 与 CTA、MRI 与 MRA 的扫描要求一致；周边不能有磁场或产生磁场的设备，以免影响操作效果。

VRT 将同一例患者的多种影像数据进行三维立体重建并融合为一体，变想象为实体；对同一患者的多种影像数据进行融合，并可从冠状位、矢状位、轴位任意一个方位观察二维、平面三维及立体三维图。有利于医生分析和研究病例解剖关系，对病灶进行进一步确诊。

通过 6D 自由度图像控制器和处理器对立体三维图像进行互动操作，可模拟手术的真实过程。其最大的优势在于可逆性，即可在术前无数次修改并确认哪种模拟手术计划为最佳方案。通过 PACS 连接和 DICOM 网络功能即可获取图像，为神经外科和影像科的医生提供一个便捷、高效的交流平台，也便于会诊和教学信息交流。

3. 手术方法和操作程序　全球有很多研究机构和公司研发手术虚拟及计划系统，但真正进入临床应用的并不多。VI 公司的 Radio Dexter 是将先进的 VRT 与实时体积测量和三维透视相结合的医学成像软件，其神经外科手术模拟系统的工作流程如下：

（1）影像资料的收集：记录患者的术前资料，收集数据并输入，可选择 1~4 种影像资料，包括 CT、CTA、CT 静脉成像（CTV）、MRI、MRA、磁共振静脉成像（MRIV）、PET 等，以多种影像融合为最佳选择。影像采集通常于术前 3 日内进行，扫描前安放 8~10 个体表标志，一直保持到其他影像资料收集完成，以备与 MRI 等资料融合。CT 应获得连续 1.5mm 薄层断层扫描资料，以保证三维重建的质量；MRI 通常采用快速梯度回波序列，对整个脑组织进行对比增强扫描及 T_1 加权磁化快速梯度回波扫描序列，层厚 2mm；MRA 采用三维时间飞跃法，层距 0.6mm，层厚 1.2mm，必要时还可选时间飞跃法 MRV 检查，以备重建静脉系统与病灶的关系。影像资料经以太网输入右旋镜设备中，并由计算机产生立体图像，通过一面镜子发射进入操作者的视野中，操作者佩戴液晶眼镜即可同步观看镜后浮动的虚拟立体图像。

（2）虚拟界面的观察和输出：虚拟界面输出功能包括：①三维立体影像显示功能，同时显示冠状位、矢状位以及轴位图像。可显示大体解剖，提供手术体位参考，还可选择显示或隐藏，使图像处于透明状态以观察其内部细节。②虚拟控制面板显示功能，采用符合人体工学的超低磁场、虚拟现实互动操作平台和互动式显示屏幕，以显示三维互动效果。③6D 图像旋转控制器和 6D 拉动切割图像处理器，可进行操作切换和界面工具切换，具有三维立体成像显示系统功能；高分辨率显示器，分辨率 ≥0.24mm，水平频率为 30~110kHz，垂直频率为 50~160Hz，刷新率大于等于 100Hz，以实现与控制台显示器内容一致并能同步高清立体显示。④配备高端视频显卡处理器并配置双图形加速接口，使该屏幕能将设备的主要功能及应用得以显现，以确保更多的人浏览和讨论。⑤远红外发射功能，与专业三维立体接收装置及立体成像软件包一起提供实时图像，无需媒介转换。与传统影像检查最大的不同在于 VRT 的可介入性、可操作性，而不仅仅是分析二维平面上的影像。VRT 系统利用 Dextroscope 平台，使用者双臂放置于类似于脑外科手术中的托盘上，与实际手术中双眼到切口的距离（30~40cm）相当。使用者左手控制对象的位置，可随意移动；右手进行各种精细操作，模拟器械的阻力感和细致性可增加术者在显微镜下操作的感觉，提高显微手术技巧。佩戴专用眼镜对三维图像进行观察，可有用双手捧住患者虚拟头颅的真实感。最后输出每个病例图片、视频资料及 html 文件，并可在网络上共享。

（3）手术计划的制定：手术计划的制定依赖于对多种技术融合性资料进行体积探查的工具。每个患者的多种影像技术资料被记录后，经过融合处理，则可显示为三维立体图像，系统中含有一套三维处理工具，可用来记录数据或切割、测量图像；也可模拟术中情景，如打开颅骨、分离软组织、夹闭动脉瘤、切除病灶等。在设计一些难以到达部位的神经外科手术步骤，如处理颅底或大脑深部的肿瘤或血管时，VRT 技术可为颅内解剖结构及异常空间关系提供更快、更好的理解。

实施过程，使用以下工具进行操作：①色彩调节台：调整所有显示结构的颜色和透明度。②切割工具盒：去除物体容积内需调整的部分，以提供一个混合性的正交立体观。③剪辑工具：控制反映体积大小的 6 个正交表面的位置。使图像或其分割出来的亚部分能以三维立体的形式被显示出来，并通过"接触"和"滑动"使之移动。④虚拟笔：对图像进行任意立体分割、着色、调剂透明度，可显示多平面相互垂直和等体积画面分割。⑤虚拟叉：提取所需要的任意图像，进行近距离、多方位的观察；使用手柄或夹子观察 6 个相互垂直的边界面，立体切割各部位的图像，同时观察其周边结构。⑥测量器：用于任意的空间距离及曲线长度的测量。⑦体素编辑工具：可适时改变像素的大小，模拟电钻、吸引器等手术器械，切除虚拟图像的任意部分或改变其颜色，还可在 CT 数据上切除颅骨或在 MRI 图像上切除病灶，也可模拟手术显微镜对手术入路中的结构进行多方位、放大观察等。

4. 虚拟现实技术的展望　有学者认为，该技术有助于颅底疾病的诊断，并有助于分析复发病例手术失败的原因，且能在术前计划时筛选出最佳的个性化手术入路，减少并发症。但该技术尚未成熟，目前难以大范围推广，有些问题仍需解决：①提高 CT 和 MRI 的分辨率，能更加清晰地显示基底核、基底池、脑干或外侧裂的确切边界，达到几何学水平三维结构被分割的要求。②增加配套的手术工具，如笔杆式反馈器。③仪器小型化：用带液晶屏的眼镜直接传输图像，可使多人同时操作，以模拟主刀与助手间的配合。④建立解剖和手术资料模板。⑤将术前 VRT 资料与手术导航资料相结合，实时指导手术。

（六）机器人手术

2000 年，美国 FDA 批准了由 Intuitive Surgical 公司研发的达芬奇手术系统，这是美国第一个可在手术室使用的机器人系统。这些机器人不能单独进行手术，而需借助外科医生的指令来完成操作。通过远程控制和语音启动，使其为外科医生提供机械化帮助。在微创手术中，机器人可以实现对外科仪器前所未有的精确控制，并可轻松到达肉眼无法看到的手术部位，更好地完成手术。

达芬奇系统主要由两个部件组成：控制台和手术臂。使用达芬奇系统进行胆囊手术时，仅需在患者腹部切开略小于铅笔直径的切口，用于插入 3 根不锈钢杆。这 3 个钢杆分别由机器人的 3 只机械臂固定，一根安置照相机，另外两根装配外科器械，用于解剖和缝合。与传统外科手术不同，手术器械不需术者直接持握，术者只需站在距离手术台半米外的控制台边，通过屏幕观察患者体内照相机发回的 3D 图像，来观察内部情况，并控制手柄，通过计算机向机械臂发出信号，使机械臂上的器械与外科医生的手同步移动。

另外一个机器人系统 ZEUS 是由 Computer Motion 公司研发的，与达芬奇系统的装置类似，目前在美国被批准用于医疗试验，德国医生已经使用此系统进行了冠心病搭桥手术。ZEUS 系统得到了自动化内镜定位机器人系统的协助。自动化内镜定位机器人系统（AESOP）比 ZEUS 和达芬奇系统简单得多，只有一只用于定位内镜的机械臂，这就使术者空出了一只手。手术机器的自动化控制可最大限度地减少操作人员，也许将来在一间宽敞的手术室中，只有一名医生控制着机器完成整台手术；医生甚至可以通过计算机远程控制机器人来完成手术，即在甲地某医院的医生可对乙地某医院的患者进行手术。此外，机器人系统还可使医生在长达几个小时的手术中节省体力。术者在长时间的手术过程中可能会很疲惫，甚至会引起手的颤动，机器人系统可对人手的颤动进行矫正，忽略颤动，保持机械臂的稳定。

手术机器人系统优点很多，但要普及还有一段很长的路要走。期待在 21 世纪能设计研发出一种无人参与的自动化机器人对人体进行手术，其可自动找出人体病变部位，并进行分析、手术，而不需要人类的任何指导。

（张志勇）

第三节 脑胶质瘤

胶质瘤来源于神经上皮，是颅内最常见的恶性肿瘤，占颅内肿瘤的 40%～50%。随着对脑胶质瘤研究的深入，许多新的诊疗方法逐渐出现并不断完善，如射频热疗、基因治疗、光动力学治疗、免疫治疗、神经干细胞治疗等。

（一）临床表现

胶质瘤患者常有头痛、呕吐、视神经盘水肿等一般症状，局部症状因肿瘤侵犯部位不同而表现不同，如癫痫、视力视野改变、偏瘫、共济失调、生命体征改变等。其中，胶质母细胞瘤及髓母细胞瘤恶性程度较高，病程较短，颅内压增高症状较明显；少突胶质细胞瘤常以癫痫为首发症状，也是最常见症状；室管膜瘤，恶心、呕吐、头痛是最常见的症状，而在患儿中，视盘水肿是最常见的体征。

（二）影像学检查

1. MRI 和 MRS 联合应用　单一代谢形式对肿瘤类型诊断依然有限，而在常规 MRI 影像的基础上借助于 MRS 信息而诊断正确的病例不断增加。对于患者来说，MRI 的增强对比、水肿、异质性、囊肿或坏死皆为评估要素，且成为 MRS 的分组标准，再依据 MRS 数据计算每个代谢物在病变和侧体素之间的比值，相对 IRS 定量线性判别分析，将诊断正确率由 87% 提升至 91%。MRS 通过检测特定代谢变化，可帮助 MRI 影像进一步精确诊断颅内病变的性质，合理地应用 MRS 能在临床实践中提高诊疗效率，同时可避免不必要的手术，减少手术并发症的发生。

2. PET—CT　^{18}FDG—PET—CT 是一种能够检测胶质瘤复发的技术，它能有效地区分反射性坏死与治疗导致的其他损伤。FDG—PET 可确认机体代谢活动的损害情况，故能鉴别复发肿瘤和放射后或手术后的改变。有研究显示，^{18}FDG—PET—CT 的准确度（80.85%）高于增强 MRI（68.09%），且 ^{18}FDG—PET—CT 对 WHO Ⅲ级复发肿瘤有较高的诊断准确度（91.43%）和特异度（94.74%），但这仍需要增大亚组样本量，做进一步研究。^{18}FDG—PET—CT 的优点还在于早期描述肿瘤的活动情况，有效地指导手术及放疗。虽然 ^{18}FDG—PET—CT 诊断的效果很明显，但临床上还要考虑其较高的假阳性率，而且，因脑组织对 ^{18}FDG 摄取率高和 CT 缺乏明确的病灶，故有遗漏病灶的可能。^{18}FDG—PET—CT 的敏感度较低，不建议作为检查复发的初级筛选手段，但可在 MRI 检查出病灶后，再行 ^{18}FDG—PET—CT 做一定的特性描述。

（三）治疗

1. 外科手术治疗　手术是治疗胶质瘤最基本、最直接的方式，是最关键的一步，也是首选治疗方法。尽管显微手术技术在不断进步，但术后早期 MRI 复查证实，仅 60% 左右的脑胶质瘤可达到影像学全切除。近年来，随着显微神经外科与功能影像学技术的迅速提高，胶质瘤手术治疗正由"解剖模式"向"解剖—功能"模式加速转化，向着"保障功能的前提下最大程度切除肿瘤"进一步迈进。目前已经采用的手术新技术主要有：①术前应用功能影像学技术，包括功能性磁共振成像（fMRI）、磁共振波谱（MRS）、磁共振弥散张量成像（DTI）等。②以神经导航为主的影像学引导手术（IGS）的手术计划制订及术中应用。③唤醒麻醉技术在术中的安全应用。④术中成像技术，包括术中超声、术中 MRI 等。⑤以直接皮质电刺激技术为代表的术中脑功能定位。⑥术中荧光造影及荧光显微镜的使用。

2. 射频热疗技术　射频（RF）热疗技术的出现已经有一百多年历史，目前已应用于临床治疗的多个方面，如实体肿瘤、心血管系统、骨骼系统、妇科疾病、疼痛医学及医学美容等领域，但在神经外科肿瘤方面，尤其是对发病率最高、预后差的脑胶质瘤的治疗，还处于试验摸索阶段。

（1）热疗与放化疗的协同作用：热疗联合放疗具有协同增敏作用，可增强对肿瘤细胞的杀伤效应，临床效果显著。热疗联合化疗也可增强灭活肿瘤细胞效果，有研究显示，单独通过动脉内用药可延长生存期，但单独通过静脉内化疗无效，联合热疗则可增强静脉内及动脉内化疗的效果。

（2）联合应用热感受性脂质体：脂质体是一种人工生物膜，作为抗癌药物载体，能降低药物毒性，保护被包封药物，且具有良好的天然通透性及靶向性，临床上已逐渐开展应用。热敏脂质体是脂质体靶向研究领域的一个热点，并一开始就与肿瘤热疗结合起来。应用温度敏感脂质体载药，结合病变部位升温，以实现药物的靶向投递，成为一种全新的脂质体靶向策略。将抗癌药封入热敏脂质体，在恶性脑胶质瘤热疗过程中，肿瘤部位被加热到设定温度以上，在加热杀死肿瘤的同时，脂质体打开并释放抗癌药，靶向性地在加热肿瘤部位高浓度释放抗癌药。

随着射频消融技术的改进、对脑胶质瘤发病机制研究的深入以及对热敏脂质体的不断探索，以射频热疗技术联合热敏脂质体为基础的靶向热化疗技术有望成为一种有效治疗脑胶质瘤的新方法。

3. 免疫治疗　以树突状细胞（DC）为基础的肿瘤疫苗是目前免疫治疗研究的热点。DC疫苗可激活免疫细胞，且激活的免疫细胞能精确、特异地监测整个中枢神经系统，并于首次治疗后获得免疫记忆功能，具有潜在的持久反应能力。目前，国际上正有十几项应用DC疫苗治疗胶质瘤的临床研究。部分已结束的研究表明，DC疫苗治疗脑胶质瘤是安全的，在诱导抗肿瘤免疫的同时没有诱发自身免疫性疾病；部分临床研究结果显示，肿瘤疫苗延长了患者的生存时间。但免疫治疗的具体机制仍未完全明晰，并缺乏标准、有效的监测疗效的免疫学指标，且自身免疫性破坏、选择性免疫抵抗以及患者的免疫调节之间的平衡问题有待于进一步的研究。

4. 分子靶向治疗　恶性胶质瘤的靶向治疗是全新的治疗理念。2009年，美国FDA批准贝伐单抗用于在常规治疗条件下病情仍继续恶化的多形性胶质细胞瘤患者，但目前关于贝伐单抗治疗复发胶质母细胞瘤的研究仍仅限于少数几项Ⅱ期临床试验，大型随机对照研究尚在进行中，缺乏有力的临床数据表明其可显著缓解病情或明显延长患者生存期，而国内推荐使用贝伐单抗同样是基于美国FDA的标准，尚存在争议。有个别研究者认为，应用贝伐单抗后肿瘤缩小可能是一种影像学上的假象，实际上肿瘤并未缩小，而是正在"积极"地向远处播散。

5. 氩氦刀冷冻消融治疗　目前，氩氦刀仅作为手术治疗的辅助手段，肿瘤经冷冻消融后术中出血减少，便于肿瘤切除，在提高了手术安全性的同时减少了术后并发症。术中CT和MRI可清晰地显示病变范围，实时监控冷冻消融形成冰球的大小，也可提供三维图像。MRI对冰球的实时监测优于CT，冷冻过程中的实际坏死范围与MRI监测图像接近，MRI还可通过恰当的模拟软件预测并绘区。对于病灶较小或难以耐受开放性手术者，可选CT及MRI引导下微创氩氦刀冷冻消融治疗，手术可在局部麻醉下进行，肿瘤消融较为彻底，术后患者恢复快，可明显提高患者生存质量。虽然氩氦刀冷冻消融治疗恶性胶质瘤具有诸多优势，但疗效仍难以令人满意。

氩氦刀作为一种新型、有效的治疗手段，正逐渐为神经外科医生所重视。大量的基础及临床研究已经证实了氩氦刀外科辅助治疗和立体定向微创介入治疗的有效性和可行性。氩氦刀与化疗、放疗、基因治疗等其他治疗联合应用是冷冻治疗胶质瘤的未来发展方向。

（张志勇）

第四节　脑膜瘤

脑膜瘤多为良性，只有极少数为恶性，发病率占颅内肿瘤的第二位，仅次于胶质瘤。2007年，WHO将脑膜肿瘤分为四大类：脑膜上皮细胞肿瘤、间叶性肿瘤、原发性黑色素细胞性病变、血管网状细胞瘤。各大类肿瘤再细分，共有脑膜肿瘤40余种。脑膜肿瘤占颅内原发肿瘤的14.4%～19.0%，平均发病年龄45岁，男女发病率之比为1：1.8，儿童少见。

（一）临床表现

脑膜瘤多为良性，生长缓慢，病程较长，瘤体积较大。头痛和癫痫常为首发症状，老年患者尤以癫痫发作为首发症状。因肿瘤生长部位不同，还可出现相应的视力视野改变、嗅觉、障碍、听觉障碍及肢体运动障碍等。虽瘤体较大，但大多数患者，尤其是老年患者，颅内压增高等临床症状并不明显，即使出现视神经萎缩，头痛也不剧烈，也没有呕吐。但生长于哑区的肿瘤体积较大且脑组织已无法代偿时，患者可出现颅内压增高症状，病情会突然恶化，甚至短时间内出现脑疝。脑膜瘤可致邻近颅骨骨质改变，骨板受压变薄或被破坏，甚至肿瘤穿破骨板侵犯致帽状腱膜下，此时头皮可见局部隆起。肿瘤还可致颅骨增厚，增厚的颅骨内可含肿瘤组织。

（二）特殊检查

1. 脑电图 一般无明显慢波，当肿瘤体积较大时，压迫脑组织引起脑水肿，则可出现慢波。多为局限性异常 Q 波，以棘波为主，背景脑电图改变轻微。血管越丰富的脑膜瘤，其 δ 波越明显。

2. X 线平片 脑膜瘤导致局限性骨质改变，出现内板增厚、骨板弥漫增生，外板呈针状放射增生。无论肿瘤细胞侵入与否，颅骨增生部位都提示为肿瘤中心位置。约 10% 的脑膜瘤可致局部骨板变薄或破坏。

3. 脑血管造影 脑膜瘤血管丰富，50% 左右的脑膜瘤血管造影可显示肿瘤染色。造影像上脑膜小动脉网粗细均匀，排列整齐，管腔纤细，轮廓清楚，呈包绕状。肿瘤同时接受颈内、颈外或椎动脉系统的双重供血。血液循环速度比正常脑血流速度慢，造影剂常于瘤中滞留，在造影静脉期甚至窦期仍可见肿瘤染色，即"迟发染色"。

4. CT 平扫可见孤立、均一的等密度或高密度占位病变，边缘清楚，瘤内可见钙化。瘤周水肿很轻，甚至无水肿，富于血管的肿瘤周围水肿则较广泛，偶可见瘤体周围大片水肿，需与恶性脑膜瘤或其他颅内转移瘤相鉴别。肿瘤强化明显。约 15% 脑膜瘤伴有不典型囊变、出血或坏死。

5. MRI 大多数脑膜瘤信号接近脑灰质。在 T_1WI 图像上常为较为均一的低信号或等信号，少数呈稍高信号，在 T_2WI 上呈等信号或稍高信号。脑膜瘤内，MRI 信号常不均一。MRI 还可显示瘤体内不规则血管影，呈流空效应。因脑膜瘤血供丰富，在增强扫描时呈明显均匀强化效应，但有囊变、坏死时可不均匀，其中 60% 肿瘤邻近脑膜发生鼠尾状强化，称为硬膜尾征或脑膜尾征，是肿瘤侵犯邻近脑膜的继发反应，但无特异性。瘤周常有轻、中度的脑水肿，呈长 T_1、T_2 信号影，无强化效应，这是典型脑膜瘤 MRI 信号特征，具有一定的诊断价值。不典型脑膜瘤多为 Ⅱ～Ⅲ 级脑膜瘤，肿瘤较大，形态多不规则，边缘毛糙，信号常不均匀，瘤周有水肿，MRI 表现多样，容易误诊。

（三）治疗原则

1. 手术治疗 手术切除是最有效的治疗方法，多数患者可治愈，切除的越多，复发的概率越小。切除的范围受肿瘤的位置、大小、肿瘤与周围组织的关系、术前有无放疗等因素影响。

（1）体位：仰卧位、侧卧位、俯卧位都是常用的体位，应根据患者肿瘤的部位选择最佳体位。

（2）切口：手术入路应尽量选择距离肿瘤最近的路径，同时避开重要的血管和神经。位于颅底的肿瘤，入路的选择还应当考虑到脑组织的牵拉程度。切口设计的关键在于使肿瘤位于骨窗中心。

（3）手术要点：在显微手术镜下分离肿瘤，操作更细致，更有利于周围脑组织的保护。血供丰富的肿瘤，可在术前栓塞供血动脉，也可在术中结扎供血血管。受到肿瘤侵蚀的硬脑膜和颅骨应一并切除，以防复发。经造影并在术中证实已闭塞的静脉窦也可切除。

（4）术后注意事项：术后应注意控制颅内压，予以抗感染、抗癫痫治疗，还应预防脑脊液漏的发生。

2. 非手术治疗 对于不能全切的脑膜瘤或恶性脑膜瘤，应在术后行放疗；对于复发而不宜再行手术者，可做姑息治疗。

（四）诊疗进展

1. 鞍区脑膜瘤的治疗进展 如下所述：

（1）手术治疗：鞍区脑膜瘤占颅内脑膜瘤的 4%～10%。目前最主要的治疗方法仍然是手术治疗。80% 以上的鞍区脑膜瘤患者存在视力障碍，保留或改善视觉功能是鞍区脑膜瘤治疗的主要目的。鞍区脑膜瘤的手术入路有很多，如额底入路、翼点入路、额外侧入路、纵裂入路以及眶上锁孔入路、经蝶窦入路等。各种手术入路各有其优、缺点，在此不做赘述。

近几年兴起的眶上锁孔入路避免了常规手术入路的开颅过程，选择直接而精确的路径，微创或无创地到达病变部位。若有合适的病例实施手术，眶上锁孔入路可取得满意的疗效，但对于侵入鞍内的肿瘤及大型鞍区肿瘤切除较困难。

经蝶窦入路可避免开颅手术对脑组织的牵拉及损伤，对视神经和视交叉的干扰最小，可较早显露垂体柄，在直视下处理病灶，最大限度地避免了损伤。该入路对于局限于中线生长的，没有重要血管、神经包裹粘连的以及蝶窦内侵犯的鞍区脑膜瘤具有明显优势。

近10年来，微创技术倍受青睐，神经内镜经蝶窦入路技术不断成熟，而各种锁孔入路如眶上锁孔入路、翼点锁孔入路、额外侧锁孔入路等也不断涌现。有分析表明，与其他入路相比，采用眶上锁孔入路及神经内镜经蝶窦入路治疗鞍结节、鞍膈脑膜瘤的患者，其术后视力恢复更好。

（2）放射治疗：随着放射外科、神经放射学的发展，放射治疗正向着高剂量、高精准、高疗效、低损伤的方向不断发展，立体定向放射外科（SRS）、分次立体定向放射治疗（FSRT）、三维适形放射治疗、调强适形放射治疗等技术也不断成熟。

（3）生物学治疗：目前，分子靶向治疗成为肿瘤治疗的研究热点。分子靶向治疗利用肿瘤细胞与正常细胞之间的生化及分子差异作为靶点，并依此设计靶向的抗肿瘤药物，其选择性更强，不良反应更低。有研究表明，脑膜瘤的发生和生长与内皮生长因子、血管内皮生长因子、血小板源性生长因子、转化生长因子—β以及胰岛素样生长因子等因子的高表达及其相关受体上调密切相关，而这些都可以作为潜在的靶点进行分子靶向治疗。

2. 非典型性脑膜瘤诊疗进展　非典型脑膜瘤是WHO Ⅱ级脑膜瘤，介于良性脑膜瘤和恶性脑膜瘤之间。

（1）影像学进展：除了CT及MRI，越来越多的学者在诊断中尝试应用一些新的影像学技术，如磁共振波谱（MRS）、磁共振弥散加权成像（DWI）、正电子发射断层显像（PET）等。研究发现，脑膜瘤MRS胆碱/肌酸比值、脂质/胆碱比值在不同级别的脑膜瘤中有明显的差异性；通过DWI评估一些表观弥散系数，也可提示脑膜瘤的分级；通过PET可观察到氟脱氧葡萄糖在高级别的肿瘤中高度聚集。

（2）治疗进展：关于手术，许多研究中心都认为全切除术可单独作为Ⅱ级脑膜瘤治疗的首选手段，但最近有研究结果显示，单独采用全切除术结果较差，特别是对于侵袭静脉窦或颅底等部位者，术后复发率往往更高。因非典型脑膜瘤手术后复发率高，许多学者推荐行早期放疗，对非典型脑膜瘤次全切除术患者给予辅助性放射治疗。对于采取全切除术的患者，有些学者提倡放疗；但也有学者建议观察，并将放疗作为复发后的补救措施。新的治疗措施还包括立体定向放射外科（SRS）、低分次立体定向放射治疗（HFSRT）、外部照射放射治疗（EBRT）等。对于立体定向放射治疗的报道，多为在肿瘤残余或复发的治疗上，大部分是后者。美国放射治疗肿瘤学组和欧洲癌肿研究治疗机构在非典型性脑膜瘤治疗的Ⅱ期临床试验中，采用外部照射放射治疗。HFSRT通常采用光子治疗更大、定位更准的脑膜瘤，可减少脑膜瘤治疗后水肿的发生。

3. 岩斜区脑膜瘤手术治疗进展　岩斜区位于颅底中央，位置深，与脑干相邻，周围血管、神经丰富。岩斜区脑膜瘤是岩斜区常见肿瘤，约占颅后窝脑膜瘤的50%，肿瘤基底位于颅后窝上2/3斜坡和内听道以内岩骨嵴，瘤细胞起源于蛛网膜细胞或帽细胞。目前，岩斜区脑膜瘤的手术治疗尚存在一些争议。随着手术显微镜、神经内镜、神经导航及神经电生理监测等技术的应用以及放射神经外科的兴起，岩斜区脑膜瘤的手术策略向着多元化发展，手术风险及术后残死率均显著下降。

（1）显微外科手术

①额—眶—颧入路：由Hakuba等于1986年最早提出，其后又经Francisco等改良，适用于肿瘤主体位于幕上，并累及颅中窝、海绵窦、蝶骨，且向眶壁侵犯的岩斜区脑膜瘤。该入路优点在于距肿瘤近，颞叶牵拉轻，安全性较好；缺点是对于中下岩斜及脑桥小脑角区暴露不佳，且手术创伤较大，耗时较长，对术者要求较高。此入路目前已很少单独使用，仅作为其他入路的补充。

②颞下入路及其改良入路：为早期颅底手术经典入路。该入路优点在于手术操作位于硬膜外，避免过分牵拉颞叶，减少血管、神经损伤，降低了手术风险。

③经岩骨乙状窦前入路：又称迷路后入路。Sammi于1988年提出该入路，后经改良。优点在于暴露范围大，手术距离短，小脑及颞叶牵拉轻；缺点在于手术创面较大，且在磨除岩骨后部时易损伤乙状

窦、内耳及听神经。此外，因桥小脑角区血管神经遮挡严重，故肿瘤暴露及手术切除较困难。

④部分迷路切除入路：又称经半规管脚入路，于迷路后入路基础上，在上半规管及后半规管壶腹部向总脚处分别开窗，并磨除部分骨迷路，完整保留膜迷路。缺点在于易损伤听神经而导致听力丧失，中耳破坏广泛致术后发生脑脊液漏，手术时间较长，风险较大。

⑤枕下乙状窦后入路及其改良：经脑桥小脑角暴露岩斜区，视野可达岩斜区外侧部。深部及幕上因血管、神经、岩尖以及小脑幕遮挡，暴露不佳。Sammi 等于 2000 年对该入路进行了改良，即乙状窦后内听道上入路，该入路磨除内听道上嵴，并切开小脑幕，以暴露幕上岩斜区及颅中窝，但脑干腹侧及深部斜坡的暴露仍不佳。另外，岩尖磨除及小脑幕切开过程中易损伤滑车神经、三叉神经、岩静脉以及岩上窦，且对于侵犯海绵窦及与第三脑室、中脑紧密粘连的肿瘤，该入路不适用。

⑥枕下远外侧入路：经侧方达颅颈交界，显露椎动脉入硬膜处，切除枕骨大孔后缘至枕骨髁或其背内侧，暴露下斜坡及脑干腹外侧部。该入路优点在于：下斜坡、枕骨大孔至 C_5 的脑干及高位延髓腹侧区域显露良好，不需牵拉脑干及颈髓；手术距离短，术野良好，可直视后组脑神经及大血管，肿瘤切除率高，且手术创伤显著降低；较易确认基底动脉、椎动脉及其分支，较易阻断或控制肿瘤血供；于冠状面显露肿瘤与延髓、颈髓的界面，可明确肿瘤与后组脑神经及血管的关系；可同时处理硬膜内、外病变，一期全切哑铃形肿瘤。其缺点在于：中上斜坡显露欠佳；易损伤脑神经、椎动脉、颈内静脉及颈静脉球，可致乙状窦出血及栓塞；手术时间较长。

⑦联合入路：根据颅底解剖特点可将颅底外科联合入路大致分为横向联合和纵向联合。横向联合包括前方及后方横向联合，前者如各岩骨侧旁入路联合额—眶—颧入路，可使术野前移，扩大暴露范围；后者如岩骨侧方入路联合枕下远外侧入路或乙状窦后入路，可使术野下移达下斜坡及枕骨大孔区域。纵向联合，即小脑幕上下联合，可使岩斜区暴露良好，通过进一步改良，又可暴露鞍上、海绵窦及颅中窝，并将术野扩大至岩斜区以外区域。联合入路的缺点为：因术区解剖结构复杂，手术步骤繁多，对手术者要求较高；鞍上部分显露时有颞叶过度牵拉的可能；术野仍存在如三叉神经麦克囊到海绵窦后部等死角区；手术时间较长。

（2）神经导航技术在显微手术中的应用：自 1986 年第一台神经导航仪应用于临床以来，导航下显微手术发展迅速。应用神经导航辅助暴露颅底术区，可在保证手术安全前提下显著增加肿瘤全切率。导航的优点在于实时反馈功能，可对肿瘤实时定位，术前利于优化切口及骨窗设计，术中可准确定位肿瘤，并避开重要血管、神经。在显微手术过程中注重以下操作技巧，可有效降低手术风险，减少并发症。

1）分离肿瘤前：应先放出脑池内脑脊液以降低颅压，再牵拉脑组织。

2）分离肿瘤时：应暴露肿瘤与正常组织间蛛网膜界面，并沿此界面操作。术中常见肿瘤与重要血管神经粘连紧密以及蛛网膜界面模糊的情况，需确认软脑膜界面，若此界面存在，可继续分离；若肿瘤已侵犯重要结构，而软脑膜界面已经消失，则不宜强行切除。

3）切除肿瘤时：应先做包膜内处理，缩小肿瘤体积，以获得充足空间处理肿瘤基底部，切断供血动脉，最后处理肿瘤包膜。

（王洪波）

第五节　垂体腺瘤

垂体腺瘤（PA）是一组源于垂体前叶和垂体后叶及颅咽管上皮残余细胞的肿瘤，是最常见的鞍区占位性病变。最新调查表明，垂体腺瘤占颅内肿瘤的 8%～15%。发生于垂体前叶的垂体腺瘤，良性，约占颅内肿瘤的 10%，仅次于胶质瘤和脑膜瘤。尸检垂体瘤发生率接近 25%。男女发病率总体相当，小于 20 岁或大于 71 岁的人群发病率很低。男女间存在明显的年龄差异：女性有两个发病高峰，即 20～30 岁和 60～70 岁，而男性的发病率则随年龄的增长而增加。垂体腺瘤常具有内分泌腺功能，因而影响机体的新陈代谢，造成多种内分泌功能障碍。按形态和功能将其分为催乳素腺瘤、生长激素腺瘤、促肾上腺皮质激素腺瘤、促甲状腺激素腺瘤、促性腺激素腺瘤、多分泌功能腺瘤、无分泌功能腺瘤等。

（一）临床表现

主要是垂体激素分泌过量或不足引起的一系列内分泌症状和肿瘤压迫鞍区结构导致的相应功能障碍。

1. 内分泌功能紊乱　分泌性垂体瘤可过度分泌激素，早期即可产生相应的内分泌亢进症状。肿瘤压迫、破坏垂体前叶细胞，造成促激素减少及相应靶腺功能减退，出现内分泌功能减退症状。

（1）催乳素（PRL）腺瘤：PRL 腺瘤占垂体腺瘤的40% ~60%，多见于20~30岁的年轻女性，男性约占15%。PRL 增高可抑制下丘脑促性腺激素释放激素的分泌，使雌激素水平降低，黄体生成素（LH）、促卵泡素（FSH）分泌正常或降低。女性患者的典型临床表现为闭经—溢乳—不孕三联征，又称 Forbis—Albright 综合征。早期多出现月经紊乱，如月经量少、延期等，随着 PRL 水平进一步增高，可出现闭经。闭经多伴有溢乳，其他伴随症状还有性欲减退、流产、肥胖、面部阵发性潮红等。处于青春期的女性患者，可出现发育期延迟及原发性闭经等症状。男性高 PRL 血症，可致血睾酮水平降低，精子生成障碍，精子数量减少、活力降低、形态异常。临床表现有阳痿、不育、睾丸缩小、性功能减退，部分男性患者还可出现毛发稀疏、肥胖、乳房发育及溢乳等症状。

女性患者多可早期确诊，其中约2/3为鞍内微腺瘤，神经症状少见。男性患者往往因性欲减退羞于治疗或未注意到，故在确诊时大多 PRL 水平很高，肿瘤较大并向鞍上或海绵窦生长，且多有头痛及视觉障碍等症状。

（2）生长激素（GH）腺瘤：占分泌性腺瘤的20% ~30%。GH 可促进肌肉、骨、软骨的生长，以及促进蛋白质的合成。垂体生长激素腺瘤过度分泌 GH，并通过胰岛素样生长因子—1（IGF—1）介导作用于各个器官靶点。若 GH 腺瘤发生在青春期骨骺闭合以前，则表现为巨人症；若发生在成人，则表现为肢端肥大症。

①巨人症：患者身高异常，甚至达2m以上。生长极迅速，体重远超同龄人。外生殖器发育与正常成人相似，但无性欲。毛发增多，力气极大。成年后约40%的患者可有肢端肥大样改变。晚期可有全身无力、嗜睡、头痛、智力减退、毛发脱落、皮肤干燥皱缩、尿崩症等症状。此型患者多早年夭折，平均寿命20余岁。

②肢端肥大症：患者手、足、头颅、胸廓及肢体进行性增大。手、足肥厚，手指增粗，远端呈球形。前额隆起，耳郭变大，鼻梁宽而扁平，眶嵴及下颌突出明显，口唇增厚，牙缝增宽，皮肤粗糙，色素沉着，毛发增多，女性患者外观男性化。部分患者可因脊柱过度生长而后凸，锁骨、胸骨过度生长而前凸，胸腔增大可呈桶状胸。脊柱增生使椎间孔隙变小从而压迫脊神经根，引起腰背疼痛或其他感觉异常；而椎管狭窄则有可能出现脊髓压迫症。因患者舌、咽、软腭、悬雍垂及鼻旁窦均可出现肥大，故说话时声音嘶哑、低沉，睡眠时打鼾。呼吸道管壁肥厚可致管腔狭窄，影响肺功能。心脏肥大者，少数可出现心力衰竭。其他器官如肝、胃、肠、甲状腺、胸腺等均可出现肥大。血管壁增厚，血压升高。组织增生可引起多处疼痛，故除头痛外，患者常因全身疼痛而被误诊为"风湿性关节炎"。少数女性患者可出现月经紊乱、闭经，男性早期性欲亢进，晚期性欲减退，尚可导致不孕不育。约20%的患者有黏液性水肿或甲状腺功能亢进，约35%的患者可并发糖尿病。患者早期精力充沛、易激动，晚期疲惫无力、注意力不集中、记忆力减退、对外界事物缺乏兴趣。

少数 GH 腺瘤患者，其肿瘤大小、GH 水平高低与临床表现不尽相符，如肿瘤较大抑或 GH 水平显著升高，而临床表现却甚为轻微；血 GH 水平升高不显著的患者，临床症状反而明显。

（3）促肾上腺皮质激素（ACTH）腺瘤：占垂体腺瘤的5% ~15%。ACTH 腺瘤多发于青壮年，女性多见。一般瘤体较小，不产生神经症状，甚至放射检查也不易发现。其特点为瘤细胞分泌过量的 ACTH 及相关多肽，导致肾上腺皮质增生，产生高皮质醇血症，出现体内多种物质代谢紊乱。

①脂肪代谢紊乱：可产生典型的"向心性肥胖"，患者头、面、颈部及躯干脂肪增多，形成"满月脸"，颈背交界处脂肪堆积形成"水牛背"，四肢脂肪较少，相对瘦小。患者晚期可有动脉粥样硬化改变。

②蛋白质代谢紊乱：可导致全身皮肤、肌肉、骨骼等的蛋白质分解过度。表皮、真皮处胶原纤维断裂，暴露皮下血管，形成"紫纹"，多见于下肢、腰部、臀部及上臂。血管脆性增加，从而易导致皮肤瘀斑，伤口易感染、不易愈合等。50%的患者可有腰背酸痛，可出现软骨病、佝偻病及病理性压缩性骨折。在儿童则影响其骨骼正常生长。

③糖代谢紊乱：可引起类固醇性糖尿病。

④性腺功能障碍：70%~80%的女性患者出现闭经、不孕及不同程度的男性化，如乳房萎缩、毛发增多、痤疮、喉结增大、音色低沉等。

⑤高血压：约85%的患者出现高血压症状。

⑥精神症状：约2/3的患者存在精神症状，如轻度失眠、情绪不稳定、易受刺激、记忆力减退，甚至精神变态。

（4）促甲状腺激素（TSH）腺瘤：占垂体瘤不足1%。TSH腺瘤表现为甲状腺肿大，可扪及震颤、闻及血管杂音，有时可见突眼及其他甲状腺功能亢进症状，如急躁、易怒、双手颤抖、多汗、消瘦、心动过速等。TSH腺瘤可继发于原发性甲状腺功能减退，可能因甲状腺功能长期减退，TSH细胞代偿性肥大，部分致腺瘤样变，最后形成肿瘤。

（5）促性腺激素腺瘤：很罕见。促性腺激素腺瘤起病缓慢，因缺乏特异性症状，故早期诊断困难。多见于中年以上男性，主要表现为性功能减退，但无论男女患者，早期多无性欲改变。晚期大多有头痛，视力、视野障碍，常误诊为无功能垂体腺瘤。本病分FSH腺瘤、LH腺瘤、FSH/LH腺瘤3型。

①FSH腺瘤：患者血FSH水平明显升高。病程早期，LH、睾酮水平正常，男性第二性征正常，大多数性欲及性功能正常，少数性欲减退，勃起功能差。晚期LH、睾酮水平相继下降，可出现阳痿、睾丸缩小及不育。女性则出现月经紊乱或闭经。

②LH腺瘤：患者血LH、睾酮水平明显升高，FSH水平下降，睾丸及第二性征正常，性功能正常。全身皮肤、黏膜可有明显色素沉着。

③FSH/LH腺瘤：患者血FSH、LH、睾酮三者水平均升高。早期常无性功能障碍，随着肿瘤体积增大，破坏垂体产生继发性肾上腺皮质功能减退症状以及阳痿等性功能减退症状。

（6）多分泌功能腺瘤：腺瘤内含有两种或两种以上的分泌激素细胞，根据肿瘤所分泌的多种过量激素而产生不同的内分泌亢进症状，出现多种内分泌功能失调症状的混合症候，最常见的是GH+PRL。

（7）无分泌功能腺瘤：多见于30~50岁人群，男性略多于女性。肿瘤生长较缓，不产生内分泌亢进症状。往往确诊时瘤体已较大，压迫或侵犯垂体已较严重，导致垂体分泌促激素减少，出现垂体功能减退症状。一般认为，促性腺激素的分泌最先受影响，其次为促甲状腺激素，最后影响促肾上腺皮质激素，临床上可同时出现不同程度的功能低下的症状。

①促性腺激素分泌不足：男性性欲减退、阳痿，第二性征不明显，皮肤细腻，阴毛呈女性分布；女性月经紊乱或闭经，性欲减退，阴毛、腋毛稀少或出现肥胖等。

②促甲状腺激素分泌不足：患者畏寒、少汗、疲劳、乏力、精神萎靡、食欲减退、嗜睡等。

③促肾上腺皮质激素分泌不足：患者虚弱无力、恶心、厌食、免疫力差、易感染、血压偏低、心音弱、心率快、体重偏轻。

④生长激素分泌不足：儿童骨骼发育障碍，体格矮小，形成侏儒症。

少数肿瘤可压迫后叶或下丘脑，产生尿崩症。

2. 神经症状　神经症状由肿瘤占位效应直接引起。一般无功能腺瘤在确诊时体积已较大，多有鞍上及鞍旁生长，神经症状较明显。分泌性腺瘤因早期产生内分泌亢进症状，确诊时体积较小，肿瘤多位于鞍内或轻微向鞍上生长，一般无神经症状或症状较轻。

（1）头痛：约2/3的无功能垂体腺瘤患者有头痛症状，但并不十分严重。早期出现头痛是因肿瘤向上生长时，鞍膈被抬挤所致。头痛位于双颞部、前额、鼻根部或眼球后部，间歇性发作。若肿瘤继续生长，穿透鞍膈，则头痛症状可减轻甚至消失。晚期头痛可因肿瘤增大压迫颅底硬膜、动脉环等痛觉较敏感的组织所致。肿瘤卒中可引起急性剧烈头痛。

（2）视神经受压：肿瘤向上生长，可将鞍膈抬起或突破鞍膈压迫视神经、视交叉，导致视力、视野发生改变。

①视力改变：视力的减退与视野的改变并不平行，双侧也并不对称。常到晚期才出现视力改变，主要原因是视神经受压原发性萎缩。肿瘤压迫所致的视神经血液循环障碍也是引起视力下降甚至失明的原因。

②视野改变：多为双颞侧偏盲。肿瘤由鞍内向上生长压迫视交叉的下部及后部，将视交叉向前推挤，此时首先受压迫的是位于视交叉下方的视网膜内下象限的纤维，而引起颞侧上象限视野缺损。肿瘤继续向上生长则累及视交叉中层的视网膜内上象限纤维，产生颞侧下象限视野缺损。若肿瘤位于视交叉后方，可先累及位于视交叉后部的黄斑纤维，出现中心视野暗点，称为暗点型视野缺损。若肿瘤偏向一侧生长，压迫视束，可出现同性偏盲，临床上较少见。一般来说，视野的改变与肿瘤的大小是呈正相关的，但如果肿瘤发展缓慢，即使瘤体很大，只要视神经有充分的时间避让，则可不出现视野的改变。

（3）其他神经症状：主要由肿瘤向鞍外生长，压迫邻近组织所引起。

①肿瘤压迫或侵入海绵窦，可导致第Ⅲ、Ⅳ、Ⅵ对脑神经以及三叉神经第一支的功能障碍，其中尤以动眼神经最易受累，导致一侧眼睑下垂、眼球运动障碍。肿瘤长至颅中窝可影响颞叶，导致钩回发作，出现幻嗅、幻味、失语及轻度偏瘫。

②肿瘤突破鞍膈后向前方发展，可压迫额叶而产生一系列的精神症状，如神志淡漠、欣快、智力减退、癫痫、大小便不能自理、单侧或双侧嗅觉障碍等。

③肿瘤长入脚间窝，压迫大脑脚及动眼神经，导致一侧动眼神经麻痹、对侧轻偏瘫，若向后压迫导水管，则可导致阻塞性脑积水。

④肿瘤向上生长压迫第三脑室，可导致多种下丘脑症状，如多饮、多尿、嗜睡、健忘、幻觉、迟钝、定向力差，甚至昏迷。

⑤肿瘤向下生长可破坏鞍底，长入蝶窦、鼻咽部，导致鼻塞、反复少量鼻出血及脑脊液鼻漏等。

（二）诊断

垂体腺瘤的诊断需根据临床症状、体征、内分泌检查及影像学检查结果综合确定。

1. 内分泌检查　测定垂体及靶腺激素水平有利于了解下丘脑—垂体—靶腺轴的功能，对术前诊断及术后评估具有重要参考价值。诊断分泌性垂体瘤的内分泌指标是：血清 PRL 水平大于 100μg/L；随机 GH 水平大于 5μg/L，口服葡萄糖后 GH 水平 >1μg/L，IGF—1 水平增高；尿游离皮质醇（UFC）>100μg/24h，血 ACTH 水平大于 46μg/L。皮质醇增高者，应做地塞米松抑制试验，必要时可行胰岛素兴奋试验、促甲状腺激素释放激素（TRH）试验，以及促肾上腺皮质激素释放激素（CRH）刺激试验。

垂体 ACTH 腺瘤临床表现为库欣综合征，分为 ACTH 依赖性和非 ACTH 依赖性，临床上需依靠多项检查才能明确病因。

2. 影像学检查　除需做 CT 及 MRI 外，有时也做脑血管造影以排除脑部动脉瘤或了解肿瘤供血及血管受压情况。怀疑有空蝶鞍或脑脊液鼻漏者，可用碘水 CT 脑池造影检查。

（1）CT：CT 对微腺瘤的发现率约为 50%，小于 5mm 的肿瘤发现率仅为 30%，做薄层扫描（1～2mm），发现率可有所提高。微腺瘤的典型表现为垂体前叶侧方的低密度灶或少许增强的圆形病灶；垂体高，女性大于 8mm，男性大于 6mm，鞍膈抬高；垂体柄向肿瘤对侧偏移；鞍底局部骨质受压变薄。大腺瘤增强扫描常均匀强化。瘤内可见出血、坏死或囊性变，该区不被强化。鞍区 CT 薄层扫描加冠状、矢状重建可显示蝶窦中隔与中线间的关系，从而使术者避免在凿开鞍底时偏离中线损伤颈内动脉等组织，减少手术并发症；还可显示鞍底前后左右的大小，对于明显向颅内、海绵窦扩展，或呈侵袭性生长的肿瘤，术中保证鞍底够大，增大显微镜侧方观察范围，利于肿瘤全切。

（2）MRI：MRI 是目前诊断垂体瘤的首选方法。微腺瘤垂体上缘膨隆，肿瘤呈低信号，垂体柄向健侧移位，垂体增强动态扫描可显示微腺瘤与正常组织的边界，增强前后证实微腺瘤的准确率为 90%，直径小于 5mm 的发现率为 50%～60%。大腺瘤可显示瘤体与视神经、视交叉以及与周围其他结构如颈内动脉、海绵窦、脑实质等的关系。术前 MRI 有助于了解肿瘤的质地以及肿瘤与颈内动脉或基底动脉的关系。对于向鞍上或颅内明显扩展或明显侵袭海绵窦的肿瘤，根据 MRI 判断肿瘤质地，选择手术入路，可提高手术切除的范围。

（三）治疗

垂体腺瘤的治疗目的在于：控制激素水平、恢复垂体功能、缩小或消除肿瘤、解除颅内占位引起的症状体征等。目前常用的治疗方案包括手术治疗、药物治疗和放射治疗。各治疗方案各有优缺点，手术可快速解除肿瘤对周围组织的压迫，并有效地减少激素分泌，但对已侵犯到鞍旁、海绵窦的垂体腺瘤，手术常不能全切，且风险大、并发症较多；立体定向放射治疗常用于不能耐受手术或是拒绝手术者；放射治疗可控制肿瘤生长，恢复激素水平，但持续时间长，有导致垂体功能减退、放射性脑坏死、脑神经损伤，甚至诱发继发性恶性肿瘤的可能；药物治疗并发症少，但起效慢，终生服药，费用昂贵。

1. 手术治疗　如下所述：

（1）经颅手术：经颅手术切除垂体腺瘤很早就应用于临床，现已是非常成熟的术式。适用于：①明显向额颞叶甚至颅后窝发展的巨大垂体腺瘤。②向鞍上发展部分与鞍内部分的连接处明显狭窄的垂体腺瘤。③纤维化、质地坚硬，经蝶窦无法切除的垂体腺瘤。临床上常用手术入路有经额入路、经颞入路、经翼点入路及眉上锁孔入路。随着显微镜及内镜技术的不断发展，经颅手术现在主要用于不适合经蝶手术的患者，如巨大垂体腺瘤、侵袭性的肿瘤、需要联合入路及分期手术的患者。

（2）经鼻蝶手术：经蝶手术入路适用于：①突向蝶窦或局限于鞍内的垂体腺瘤。②向鞍上垂直性生长的垂体腺瘤。③蝶窦气化程度良好的垂体腺瘤患者。手术方式主要包括显微镜下经鼻蝶和内镜下经鼻蝶手术，是目前治疗垂体腺瘤最常用的手术入路，约96%的患者可经蝶窦入路手术切除。以前，伴有甲介型或鞍前型蝶窦的垂体腺瘤患者，因术中定位、暴露鞍底困难，曾被列为经蝶入路手术的禁忌证，或需额外设备于术中定位鞍底，但随着手术技术发展及设备的创新，CT 仿真内镜重建能显示蝶窦浅、深部结构的三维解剖图像，可模拟经蝶入路手术过程。

神经内镜下经鼻蝶切除术是近20年国内外新出现并迅速推广的一项微创垂体腺瘤切除技术，较以往显微镜手术存在明显的优点：①减少了手术对鼻中隔中上部及鼻腔底黏膜的损伤，术后很少发生鼻中隔穿孔。②不造成鼻中隔骨性骨折，不影响术后鼻外形。③照明条件好，并可放大图像，能更好地显示蝶窦内、鞍内、鞍上等解剖结构，可减少术后并发症的发生。④患者术后反应轻，恢复快。但内镜也有其缺点：内镜缺乏立体层次感，对术者熟练度有较、高的要求，需在鼻腔内寻找参照物；操作空间相对于显微镜手术更狭小，手术操作需要特殊训练。

2. 立体定向放射外科　随着计算机技术和放射物理学的发展，立体定向放射外科（SRS）在垂体腺瘤的治疗中取得了较好的效果，肿瘤无进展率和生物治愈率都较高。SRS 或 FSRT 技术在确保肿瘤靶区剂量的同时，能使瘤外的照射剂量迅速减少，保护靶区周围的重要组织，故尤为适用于瘤体较小的垂体腺瘤。SRS 主要适用于：①直径小于10mm 的垂体微腺瘤。②直径大于10mm，但视力、视野无明显受损的垂体腺瘤，且 MRI 检查肿瘤和视交叉之间的距离应在3mm 以上。③手术残留或复发者。④不能耐受手术者。

3. 综合治疗　如在手术切除大部分肿瘤后行放疗或药物治疗控制肿瘤生长，或于放疗或药物治疗使肿瘤缩小、变软后再行手术，可以起到扬长避短、提高疗效、降低风险的效果。目前，综合治疗也存在一些尚待解决的问题，如放疗与药物治疗的最适间隔时间尚未明确，药物治疗对放疗剂量的影响也尚未明确等，且目前仍无较大的临床研究用于综合治疗的疗效分析。

（王洪波）

第六节　颅内神经鞘瘤

神经鞘瘤来源于施万细胞，又称施万细胞瘤，神经鞘瘤通常发生于脑神经末梢的胶质—施万结，多为良性肿瘤，WHO I 级。各种年龄、不同性别均可发生，患者多为30~40 岁的中年人，无明显性别差异。肿瘤通常为单发，有时可多发，大小不等。有细胞型、丛状型、黑色素型3 种亚型。肿瘤累及不同脑神经，出现不同临床症状及体征。以听神经鞘瘤为多发，其次是三叉神经鞘瘤。

（一）听神经鞘瘤

听神经鞘瘤起源于听神经的神经鞘，多位于上前庭神经，少数位于该神经的耳蜗部，约占颅内肿瘤的 8.43%。听神经鞘瘤开始时多局限于内耳道，引起内耳道直径扩大并破坏内耳门后唇，而后向阻力较小的内耳道外、脑桥小脑角方向发展，故瘤体常为两部分，一部分在内耳道，一部分在内耳道外、脑桥小脑角。肿瘤充满脑桥小脑角池，后可向脑干和小脑方向发展，压迫耳蜗神经核和面神经核。若肿瘤继续增大，向小脑幕上扩展，甚至可达枕骨大孔附近，压迫三叉神经和后组脑神经。肿瘤可压迫脑干和小脑，当第四脑室受压时可导致梗阻性脑积水。约 10% 的听神经瘤为双侧听神经瘤，双侧听神经鞘瘤与神经纤维瘤病 2 型（NF—2）密切相关。

1. 临床表现　临床早期特征为进行性耳鸣伴听力丧失，之后可出现感觉性平衡失调和发作性眩晕。大多数瘤体较小者表现为单侧听力丧失、耳鸣、前庭功能异常；瘤体较大者出现三叉神经、面神经功能异常以及颅内高压的症状；最后肿瘤体积增大，可出现脑干和小脑受压。

（1）听力丧失：听力丧失是听神经鞘瘤最常见的症状，患者出现渐进性、高频感音神经性听力丧失。

（2）耳鸣：常见，于听力下降之前或同时出现，多为单侧持续性高调耳鸣。

（3）前庭功能异常：约 50% 的患者会出现前庭功能失调，表现为眩晕、平衡功能障碍。早期瘤体较小，患者眩晕症多见；晚期瘤体大，患者平衡功能障碍多见。

（4）三叉神经功能异常：约 50% 的患者出现三叉神经功能异常，以角膜反射消失最常见，其他症状如面颊部、颧骨隆突处感觉麻木或麻刺感。三叉神经症状与肿瘤体积密切相关，听神经瘤直径在 1cm 以下者几乎不出现三叉神经症状，直径在 3cm 以上者 48% 出现三叉神经症状，特大肿瘤者还可出现咀嚼肌薄弱甚至萎缩。

（5）面神经功能异常：常于晚期出现，瘤体较小的患者很少有此症状。患者常出现面部肌肉抽搐、麻痹。

（6）其他症状：肿瘤占位效应可导致颅内高压、脑积水、脑干和小脑受压症状。颅内高压表现为渐进而持久的头痛、恶心、呕吐、感觉迟钝等。脑干受压出现患侧上、下肢功能障碍。小脑受压出现步态紊乱、共济失调。

2. 辅助检查　如下所述：

（1）神经耳科学检查。

①一般听力检查：出现气导大于骨导并一致下降，双耳骨导比较试验偏向健侧，提示内耳病变；纯音听阈检查表现为以高频为主的听力减退，气导与骨导听力曲线一致或接近一致。若肿瘤压迫内耳道血管，影响耳蜗血液循环，可产生重振现象。

②语言听力检查：神经性耳聋不仅出现纯音听阈下降，同时还有语言审别能力的下降，即能听到谈话声，而不理解谈话的内容。

③前庭功能检查：目前多采用微量冷水试验法。大多数正常人在耳内注入 0.2ml 的冰水后可出现水平性眼震。若注入量达 2ml 仍未出现反应，则认为注水侧前庭功能丧失。肿瘤越大，前庭功能障碍越严重。

④听觉脑干诱发电位：它是反应脑干内听觉过程神经机制的客观指标。声音由外界传入内耳后，用头皮电极记录耳蜗至脑干的电生理反应。诊断听神经瘤主要依靠波幅和峰潜伏期改变：无反应；仅有 I 波；仅有 I～II 波；I～V 波间潜伏期延长。

（2）影像学检查：内耳道 X 线平片包括通过眼眶显示岩锥的前后位或后前位、汤氏位、斯氏位、颅底位，其中以斯氏位最好，前后位和汤氏位可发现约 75% 的听神经瘤，其他不能增加诊断率。CT 能发现约 80% 的听神经瘤，直径在 1.5cm 以下的肿瘤很难发现。MRI 可提供肿瘤的早期诊断，特别是内耳道内的小肿瘤。

3. 诊断及鉴别诊断　中年以上患者出现耳鸣、耳聋、眩晕、平衡障碍等表现，影像学显示脑桥小脑角（CPA）占位时，应考虑听神经瘤。NF—2 型听神经瘤具有一定特点：最常见于青年人，双侧发病多于单侧。双侧肿瘤可同时发生，也可先后发生，两侧肿瘤的大小和听力可明显不同。需与以下疾病相鉴别。

（1）脑膜瘤：脑为桥小脑角第二好发的肿瘤。脑膜瘤的特点为：肿瘤钙化、岩骨侵蚀或增生，且CT 比 MRI 更明显。33%～75% 的患者听力丧失，与内耳门之间存在一定距离，且跨过内耳门而不进入。在所有磁共振（MR）序列中几乎均为等信号，因血管变化，在 T_2 上呈高信号。增强后，脑膜瘤比听神经瘤均匀。

（2）表皮样囊肿：由进入神经管的上皮细胞聚集而成，在颅内最常见于脑桥小脑角。特点为：沿蛛网膜下隙生长且压迫周围脑组织。CT 上呈水样均匀影像，MRI 上呈典型沿蛛网膜下隙见缝就钻的表现。听力、前庭功能障碍均不明显。

（3）三叉神经鞘瘤：以三叉神经症状起病，早期无耳鸣、听力下降等症状。内耳道无扩大，可向颅中、后窝两个方向发展。

4. 治疗　对大型肿瘤，尤其有脑干、小脑明显受压症状者，只要无手术禁忌证，不论年龄大小都应争取手术切除。对于中小型肿瘤，选择治疗方式应考虑肿瘤的大小、年龄、症状出现时间的长短、同侧及对侧听力状态、有无合并其他内科疾病、患者的意愿、经济状况等因素，设计个性化的治疗方案。若暂时无法决定，可用神经影像学动态观察。

（1）姑息疗法：对于 65 岁以上、体质虚弱且肿瘤较小的患者，除非肿瘤生长较快，否则密切的临床观察是最好的选择。年轻人采用姑息疗法尚存在争议。

（2）立体定向放射外科治疗：立体定向放射外科治疗听神经瘤具有时间短、无痛苦、手术风险低、神经功能保留较好等优点，但存在某些局限性而不能取代手术：①治疗后占位效应仍存在，不适用于伴有脑积水、脑干受压的患者。②适用于体积较小的肿瘤。③增加了面神经、三叉神经的不必要放射性损伤。④若需要手术介入，可能增加手术难度。

（3）显微神经外科手术治疗：1964 年，House 首次在经迷路入路手术中应用显微镜，听神经瘤手术治疗开始了显微外科时代。近年来，随着神经影像技术、现代显微神经外科技术的不断发展，听神经瘤的手术治疗方式发生了巨大的变化，不但可以完全切除肿瘤，还可保留面神经甚至听神经功能。

①手术入路的选择：听神经鞘瘤手术入路主要包括经枕下开颅乙状窦后入路、经迷路入路和经颅中窝入路。对于大型或巨大型肿瘤，有人还采用经岩骨乙状窦后入路、经岩骨部分迷路切除入路，甚至经岩骨乙状窦前入路。经枕下开颅乙状窦后入路是最常用的入路，优点是该入路显露好，肿瘤与脑干和内听道的关系显示较为清楚，适合切除任何大小的肿瘤，并可保留面神经和耳蜗神经；缺点是手术创伤大，必须暴露、牵拉小脑，手术时间也较长。经迷路入路适用于小肿瘤伴听力完全丧失者，也适用于老年患者。其优点为手术完全在硬膜外操作，对脑干和小脑影响小，危险性低；缺点为听力永久性丧失。经颅中窝入路适用于小肿瘤，手术主要在耳上硬脑膜外操作，优点是可保留听力，缺点是需牵拉颞叶。

②神经内镜在术中的应用：神经内镜适用于保留听力的听神经鞘瘤切除，尤其是直径在 1.5cm 以下的听神经瘤。显微镜下肿瘤全切除，暴露内听道底部时必须打开迷路，这样就会损伤迷路，而使用神经内镜则多可发现并切除内听道内的残留肿瘤。神经内镜辅助显微手术提高了手术的安全性和有效性，但也有学者提出，应用神经内镜并不提高术后听力保留率。

（二）三叉神经鞘瘤

三叉神经鞘瘤起源于三叉神经的颅内段。多发生于三叉神经半月节部，也可发生于三叉神经根部；还可同时累及半月节部和根部，形成哑铃状，跨越颅中、后窝。极个别可破坏颅中窝，向颅外生长。三叉神经鞘瘤占颅内肿瘤的 0.07%～0.33%，占颅内神经鞘瘤的 0.8%～8.0%，好发于中年人，早期症状多不典型，易被忽视。

1. 临床表现　以三叉神经损害为主要表现，患者常有一侧面部麻木或阵发性疼痛，患侧咀嚼肌无力及萎缩。肿瘤生长方向不同，导致不同的邻近脑神经和脑组织受损。若肿瘤位于颅中窝，可损害视神经和动眼神经，导致视力、视野障碍，眼球活动受限，眼球突出等。若肿瘤压迫颞叶内侧面，患者可出现颞叶癫痫、幻嗅等症状。若肿瘤位于颅后窝，可累及滑车神经、面神经、听神经及后组脑神经，出现眼球运动障碍、面瘫、听力下降等症状。若肿瘤压迫、损伤小脑，则可出现共济失调。晚期，肿瘤可推挤脑干，导致对侧或双侧锥体束征、脑积水等。若肿瘤骑跨颅中、后窝，除可引起相关脑神经症状外，因肿瘤紧贴、压迫大脑脚，还可影响颈内动脉，导致对侧轻偏瘫、高颅压和小脑损害等症状。

2. 辅助检查　如下所述：

（1）X线：平片可见典型的肿瘤进入颅后窝的特征性表现，即岩尖前内部骨质破坏，边缘整齐。

（2）CT：肿瘤生长部位不同，CT表现有所差异。若肿瘤位于岩尖部的Meckel囊处，可见患侧鞍上池肿块影有均匀强化效应，若肿瘤中心坏死，瘤内可见不规则片状或条索状强化影以及周边环状强化，并可见岩尖部存在骨质破坏。若肿瘤向颅后窝发展或起源于颅后窝，在C—P角可见尖圆形肿块影，还可见小脑、脑干及第四脑室受压、变形等间接征象。若肿瘤位于颅中窝，有时可出现肿瘤侵入眶内、眼球外凸等CT征象。

（3）MRI：常见岩骨尖部高信号消失，病灶呈长T_1长T_2信号，T_2加权显示病灶信号强度较脑膜瘤高，注射造影剂强化后效应较脑膜瘤弱。

3. 治疗　三叉神经鞘瘤为良性肿瘤，全切后可治愈，手术切除是最佳手段。

（1）开颅手术切除：若患者可耐受全身麻醉和手术，且肿瘤直径在3.5cm以上，应选择开颅手术切除肿瘤，以解除肿瘤压迫，维护神经功能。手术应选择最易接近肿瘤且不对重要神经和血管造成严重损害的入路。常用入路如下：

①经颅眶或经颞下入路：适用于颅中窝的神经鞘瘤，也适用于肿瘤累及海绵窦或颞下窝者。

②经岩骨入路或扩大经岩骨入路：适用于位于海绵窦后部、体积小到中等的肿瘤。

③枕下乙状窦后入路：适用于三叉神经根部的神经鞘瘤。

④小脑幕上下联合、经颞下经乙状窦前入路：适用于跨越颅中、后窝的"哑铃形"大型三叉神经鞘瘤。

（2）伽马刀治疗三叉神经鞘瘤：随着显微外科及颅底手术技术的不断发展，70%以上的三叉神经鞘瘤可做到全切或近全切，但三叉神经功能损伤率为38%~75%，永久性功能障碍发生率为13%~86%。欧美一些学者认为，海绵窦区的肿瘤即使全切后也有可能因窦内残留极少量肿瘤而导致日后复发。近年来，国内外开展了三叉神经鞘瘤放射外科治疗。伽马刀在改善患者临床症状方面，多数患者可获得症状缓解。不能耐受全身麻醉或不愿开颅，且肿瘤直径在3.5cm以下者，可采用伽马刀控制、缩小甚至消除肿瘤。对行开颅手术而未能全切仍有残留的患者，也可采用伽马刀进行立体定向放射治疗。

（范经世）

第七节　其他颅内原发肿瘤

（一）中枢神经系统淋巴瘤

中枢神经系统淋巴瘤是原发于中枢神经系统的恶性淋巴瘤，占恶性淋巴瘤的0.2%~2.0%，少数可转移至中枢神经系统以外其他部分。目前，原发中枢神经系统淋巴瘤发病率逐渐升高，与艾滋病（AIDS）及移植患者人数增多不无关系。幕上以额叶、深部神经核团最常见，其次是脑室周围；幕下以小脑半球最常见。2007年，WHO未给出明确分级。

1. 临床表现　患者主要表现为后背疼痛、不规则发热、不同程度脊髓受压引起的神经功能障碍、癌性脑膜炎、癫痫、颅内压增高以及葡萄膜炎和亚急性脑炎伴室管膜下浸润等特征性综合征。

2. 辅助检查　如下所述：

（1）CT：广泛性溶骨破坏，或局限性溶骨破坏边缘硬化，椎旁软组织肿胀。

（2）MRI：病灶呈不均匀长T_1、长T_2信号，增强后病灶强化明显，病灶呈"握雪状"，胼胝体区病灶呈"蝴蝶状"为该病典型表现。病灶周围出现"绒毛样"或"火焰样"水肿对诊断也有帮助。

（3）脑脊液检查：仅当病灶无明显占位效应时可行，一般检查结果均有异常，但无特异性。常见异常有蛋白升高、细胞计数升高等。约 10% 的患者细胞学检查可见淋巴细胞。

（4）其他检查：询问病史、查体、实验室检查，中枢神经系统淋巴瘤患者均应检查是否存在隐匿性全身淋巴瘤，进行眼科检查以便发现可能存在的葡萄膜炎。

3. 治疗　治疗方案的选择取决于神经组织受压程度。若脊髓受压明显且存在神经功能障碍，应首选手术治疗；若脊髓受压不明显或无神经系统阳性体征，应首选放疗。恶性淋巴瘤对放疗和化疗非常敏感。近来文献多主张采取以甲氨蝶呤为主的化疗方案。对不能耐受放、化疗的患者，激素可控制症状，但由于该病对激素极其敏感，使用激素后肿瘤可消退，给诊断带来困难，所以诊断未明确、未行立体定向穿刺检查前应尽量避免使用激素。

手术全切或部分切除肿瘤进行减压并不能改善患者预后，其主要作用在于肿瘤活检，大多采用立体定向技术。活检证实后的标准治疗是全脑放射治疗，剂量通常低于原发脑肿瘤，180 ~ 300cGy/d，总剂量 4000 ~ 5000cGy。非艾滋病患者，放疗联合化疗的生存期长于单纯放疗。

（二）生殖细胞肿瘤

生殖细胞肿瘤是来源于生殖细胞的肿瘤，包括生殖细胞瘤、胚胎瘤、内胚窦瘤、畸胎瘤、绒毛膜上皮癌、混合性生殖细胞肿瘤，其中 2/3 为生殖细胞瘤。颅内生殖细胞性肿瘤通常生长于脑中轴线附近，绝大多数生长于松果体区，部分生长于鞍区、基底节区及脑中线其他部位。

1. 临床表现　绝大多数松果体区生殖细胞瘤的首发症状为颅内高压，其后有四叠体受压症状，少数可有性征发育紊乱。个别患者以四叠体受压症状为首发，其后出现颅内高压症状。

（1）颅内压增高：松果体区肿瘤突向第三脑室后部可阻塞导水管腔，向前下发展可使导水管狭窄及闭锁，导致早期发生梗阻性脑积水及颅内压增高，出现头痛、呕吐、视盘水肿、意识状态改变、展神经麻痹等症状。小儿患者颅内高压可见头颅增大、前囟张力增高等。

（2）邻近脑组织受压：肿瘤破坏上丘和顶盖区，引起眼球活动障碍，两眼上视不能，瞳孔对光反射障碍。若肿瘤侵犯皮质顶盖束，则出现 Parinaud 综合征，表现为两眼上视不能；若肿瘤侵犯上丘后半部，则出现两眼下视不能。若肿瘤侵犯导水管周围，包括导水管前部和第三脑室后下部，则出现 Sylvian 导水管综合征，除了上视不能外，还可伴有瞳孔对光反射改变、眼球会聚功能麻痹或痉挛、眼球震颤等症状。肿瘤较大时可压迫上丘及内侧膝状体，出现双侧耳鸣及听力减退，但儿童阳性率较低，可能与表述不正确或检查不合作有关。肿瘤直接侵犯或瘤细胞沿脑脊液播散种植于丘脑，或肿瘤阻塞导水管，或第三脑室前部扩大而影响丘脑下部，则出现尿崩症、嗜睡、肥胖等症状。颅内高压或肿瘤直接侵犯脑干，可引起意识障碍；下丘脑后半部或中脑前半部及腹侧受损，可引起嗜睡、癫痫、单侧锥体束征、双侧锥体束征等。

（3）内分泌失调：突出表现为性征发育紊乱，多有性早熟，以男孩松果体区畸胎瘤为甚。原因为儿童及青春前期，松果体区非松果体细胞肿瘤破坏了松果体腺的正常分泌，使其性征发育提前，出现性早熟。也可出现性征发育停滞，甚至不发育。

（4）瘤细胞种植：松果体区的生殖细胞瘤细胞可种植于椎管内而发生脊髓症状，出现神经根痛或感觉障碍。

2. 辅助检查　如下所述：

（1）CT：畸胎瘤在 CT 上呈多房、密度不均的肿块，可有囊变，并可显示来自第三胚层的骨骼、牙齿、脂肪以及钙化等。胚胎癌的 CT 表现与生殖细胞瘤相似，但常见钙化，且囊变多见。

（2）MRI：MRI 能发现远处传播，且较 CT 敏感，目前是判断有无远处播散转移的首选检查方式。生殖细胞瘤、绒毛膜上皮癌和胚胎癌等因常有出血，MRI 信号强度多变或呈混浊信号。畸胎瘤多房，故信号不均，可见囊变和钙化。因正常松果体腺无血 - 脑屏障，能被造影剂强化，故出现强化松果体结构并不一定为异常表现。

（3）脑血管造影：一般生殖细胞瘤的供血血管在造影片上较少显影，若出现明显肿瘤新生血管，提示肿瘤恶性倾向。

（4）脑脊液细胞学检查：生殖细胞肿瘤具有沿脑脊液向远处传播的特性，故采用脑脊液细胞学检查寻找肿瘤细胞，对病变性质的判断、治疗方案的选择及预后判定均有重要参考价值，有报道称阳性率约 60%，采用微孔过滤脑脊液组织培养技术，瘤细胞检出率明显提高。

（5）内分泌功能检查：检查脑脊液和血浆中黄体激素、促卵泡素、催乳素、生长激素、褪黑激素、睾酮等，对肿瘤性质、疗效的判断以及随访均有重要参考价值。

（6）肿瘤标记物检查：生殖细胞肿瘤标记物，如甲胎蛋白、绒毛膜促性腺激素、胎盘碱性磷酸酶等，在生殖细胞肿瘤患者的脑脊液和血清中均可检测到。卵黄囊瘤可产生甲胎蛋白；绒毛膜上皮癌可产生绒毛膜促性腺激素；生殖细胞瘤可产生胎盘碱性磷酸酶；胚胎癌含有合体滋养层和内胚窦成分，故具有甲胎蛋白和绒毛膜促性腺激素两种标记物。松果体实质细胞肿瘤、胶质瘤等，上述标记物检查均呈阴性。肿瘤标记物的水平与肿瘤组织中所对应的分泌细胞成分的多少呈正相关。脑脊液检查比血清更敏感，血清正常，脑脊液可能升高。

3. 诊断及鉴别诊断　如下所述：

（1）松果体区生殖细胞肿瘤：患者出现四叠体上丘综合征、Sylvian 导水管综合征，以及内分泌功能障碍时，应考虑此区肿瘤。头颅 CT 和 MRI 可明确肿瘤位置，再有临床表现，结合其他检查，特别是脑脊液、血清中肿瘤标记物的检查，可做出初步诊断。松果体区的畸胎瘤几乎全为男性，而胚胎癌大多发生于 20 多岁的男性。松果体区和第三脑室后部肿瘤的生长方式有助于肿瘤类型的判断：生殖细胞瘤常向第三脑室内生长；多数胶质瘤和恶性淋巴瘤浸润脑实质而不侵犯第三脑室；畸胎瘤和脑膜瘤边界清，与脑实质间存在界面，有别于胶质瘤和其他恶性肿瘤。

（2）鞍区生殖细胞瘤：鞍区生殖细胞瘤以尿崩症、视觉障碍及内分泌功能紊乱为特征，部分患者可有颅内高压。主要与好发于鞍区的颅咽管瘤相鉴别：鞍区生殖细胞瘤好发于儿童，成年人极少见，颅咽管瘤在青年也较多见；鞍区生殖细胞瘤颅内高压症状不明显，而颅咽管瘤常阻塞室间孔，出现颅内高压症状；鞍区肿瘤在 CT 上常呈圆形、边界清的高密度影，肿瘤明显均匀一致的强化效应，钙化少见，而颅咽管瘤在 CT 上多呈囊性低密度改变，仅肿瘤包膜呈环形增强，钙化多见。此外，还应与鞍区的垂体瘤、鞍结节脑膜瘤、视神经胶质瘤等相鉴别。

（3）基底节区生殖细胞瘤：基底节区生殖细胞瘤以男性多见，主要特点为偏侧肢体乏力、不全瘫痪。病程进展相对缓慢，病史可迁延数年，病情突然加重常与瘤内出血有关。CT 上常在基底节区呈混杂密度影，形态不规则，占位效应明显，瘤内常有出血。增强可有不规则强化现象，瘤周水肿极不明显。基底节区生殖细胞瘤主要与好发于该区的胶质瘤和转移瘤相鉴别。基底节区胶质瘤以成人多见，无明显性别差异，病程较短，且呈进行性加重，CT 可见明显瘤周水肿。基底节区转移瘤以老年人多见，神经症状起病快、进展迅速、症状较重，CT 呈小病灶、大范围水肿特点。

4. 治疗　因生殖细胞肿瘤放疗敏感度高，故成人首选放疗。其中，生殖细胞瘤更是放疗可治愈的肿瘤。在儿童，多采用化疗加放疗加化疗的方法以减少放疗的远期不良反应。除畸胎瘤以外的非生殖细胞瘤性生殖细胞肿瘤，首选化疗。成熟畸胎瘤最好的治疗方法是手术全切，恶性畸胎瘤应最大程度切除肿瘤，术后辅以放疗，剂量 40Gy/次，然后再行化疗。一般生殖细胞瘤放疗总量为 45~50Gy，全脊髓放疗量为 20~30Gy。3 岁以下不主张放疗，5 岁为成人剂量的 75%，8 岁以后与成人相同。

颅内生殖细胞肿瘤病理类型多样，其中在生殖细胞瘤的治疗已取得较高生存率的现状下，目前的研究方向多侧重于减少放疗照射剂量及缩小照射范围方面。

（范经世）

参考文献

[1] 张亚卓，等. 内镜神经外科学 [M]. 北京：人民卫生出版社，2012.

[2] 何永生，黄光富，章翔. 新编神经外科学 [M]. 北京：人民卫生出版社，2014.

[3] 王忠诚，张玉琪. 王忠诚神经外科学 [M]. 武汉：湖北科学技术出版社，2015.

[4] 赵继宗，周定标. 神经外科学 [M]. 北京：人民卫生出版社，2014.

[5] 周良辅. 现代神经外科学 [M]. 上海：复旦大学出版社，2015.

[6] 李新钢，王任. 外科学（神经外科分册）[M]. 北京：人民卫生出版社，2016.

[7] 焦德让，刘暌. 中枢神经系统难治性病变外科治疗与思考 [M]. 北京：人民卫生出版社，2015.

[8] 张建宁. 神经外科学高级教程 [M]. 北京：人民军医出版社，2015.

[9] 雷霆. 神经外科疾病诊疗指南 [M]. 北京：科学出版社，2015.

[10] 皮特. 神经重症监测技术 [M]. 北京：人民卫生出版社，2015.

[11] 程华，李脊. 图解神经外科手术配合 [M]. 北京：科学出版社，2015.

[12] 杨树源，张建宁. 神经外科学 [M]. 北京：人民卫生出版社，2015.

[13] 赵德伟，陈德松. 周围神经外科手术图解 [M]. 辽宁：辽宁科学技术出版社，2015.

[14] 李晓兵. 神经外科疾病诊疗新进展 [M]. 西安：西安交通大学出版社，2014.

[15] 郭剑峰. 临床神经外科诊断治疗学 [M]. 上海：科学技术文献出版社，2014.

[16] 赵继宗. 神经外科 [M]. 北京：中国医科技出版社，2014.

[17] 张赛，李建国. 神经创伤学新进展 [M]. 北京：人民卫生出版社，2014.

[18] 景慎东. 实用临床神经外科诊疗学 [M]. 西安：西安交通大学出版社，2014.

[19] 张天锡. 神经外科基础与临床 [M]. 上海：第二军医大学出版社，2013.

[20] 易声禹，只达石. 颅脑损伤诊治 [M]. 北京：人民卫生出版社，2014.

[21] 段国升，朱诚. 神经外科手术学 [M]. 北京：人民军医出版社，2011.

[22] 王咏红. 常见心脑血管危重疾病的防治 [M]. 南京：江苏科学技术出版社，2013.

[23] 饶明俐，林世和. 脑血管疾病 [M]. 北京：人民卫生出版社，2012.

[24] 杨华. 神经系统疾病血管内介入诊疗学 [M]. 北京：科学出版社，2016.

[25] 江基尧. 现代颅脑损伤学 [M]. 第2版. 上海：第二军医大学出版社，2010.

[26] 周良辅. 现代神经外科学 [M]. 上海：复旦大学出版社，2011.

[27] 张天锡，赵卫国. 神经外科学 [M]. 上海：上海交通大学出版社，2014.